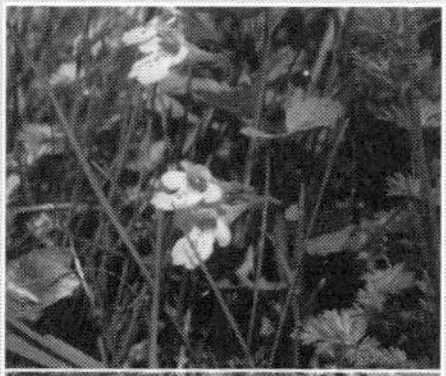
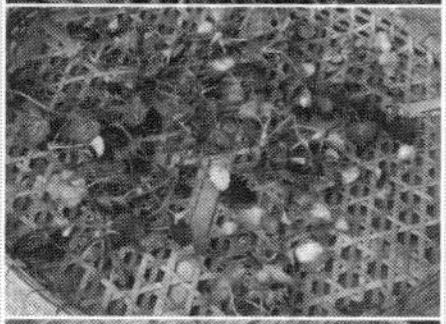
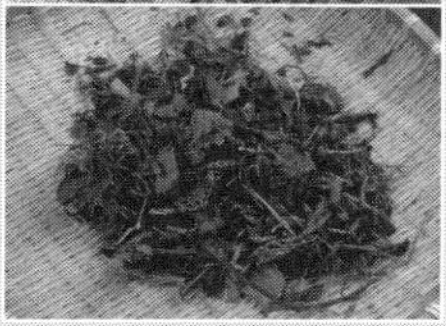

よく効く
手づくり野草茶

境野 米子
Sakaino Komeko

創森社

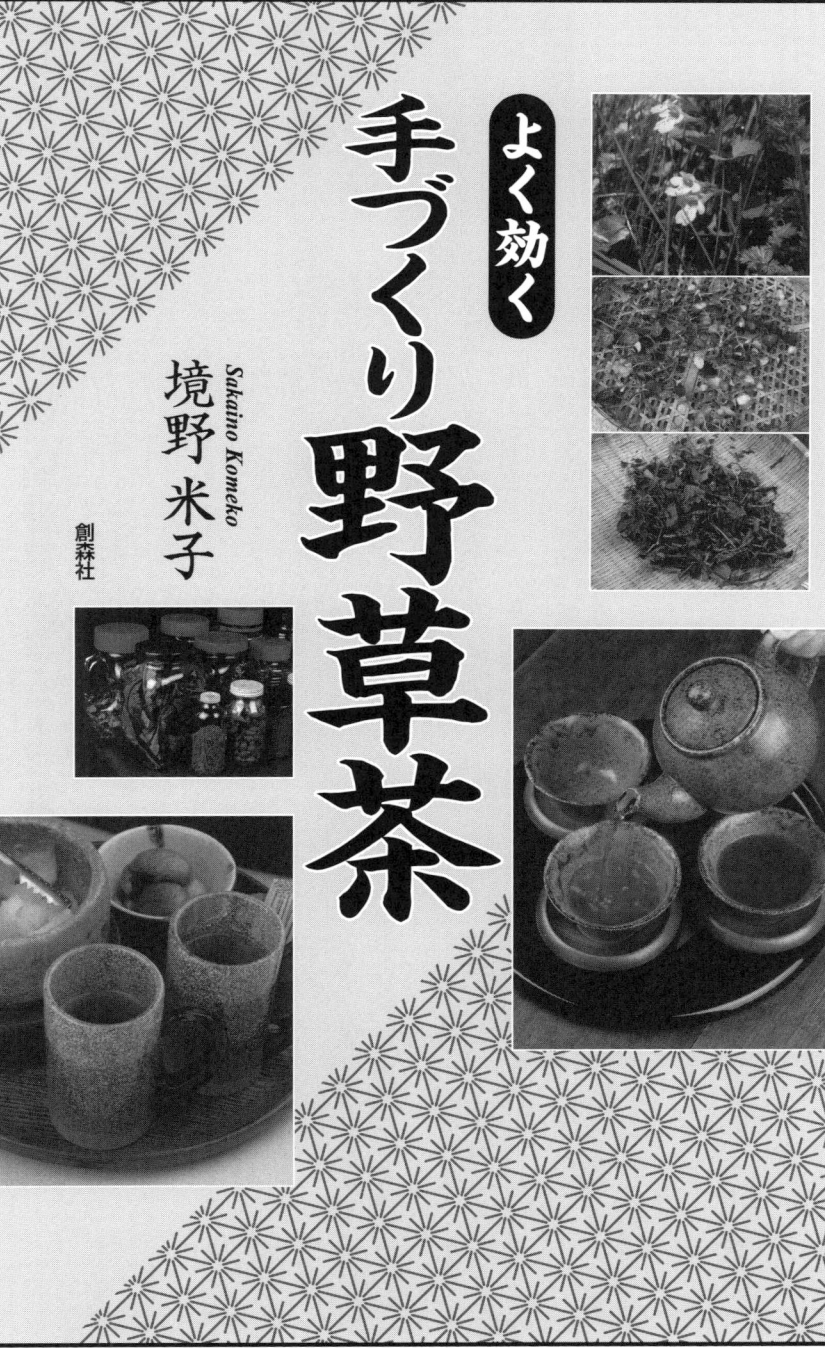

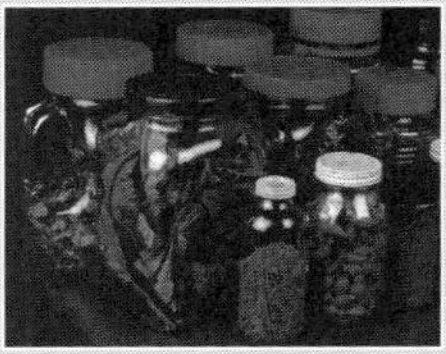
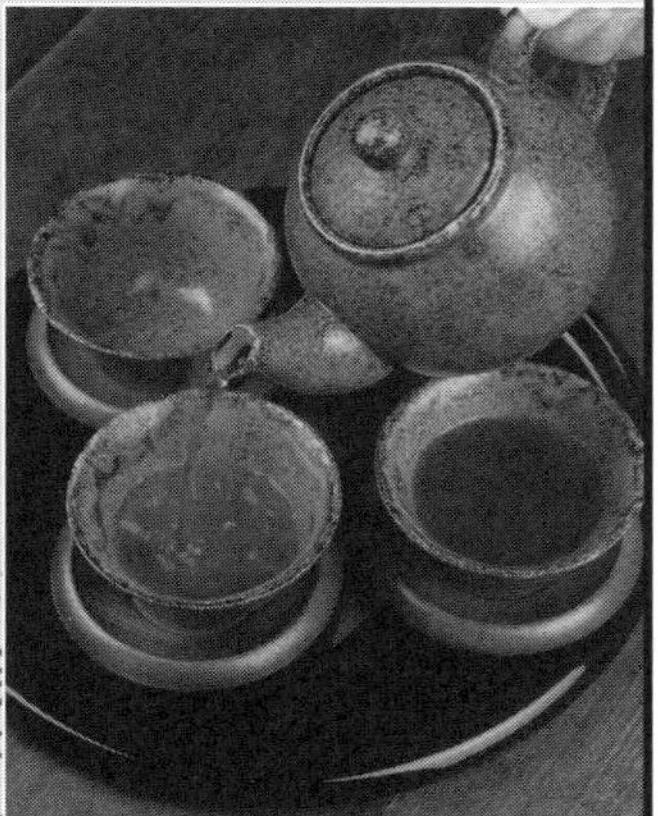
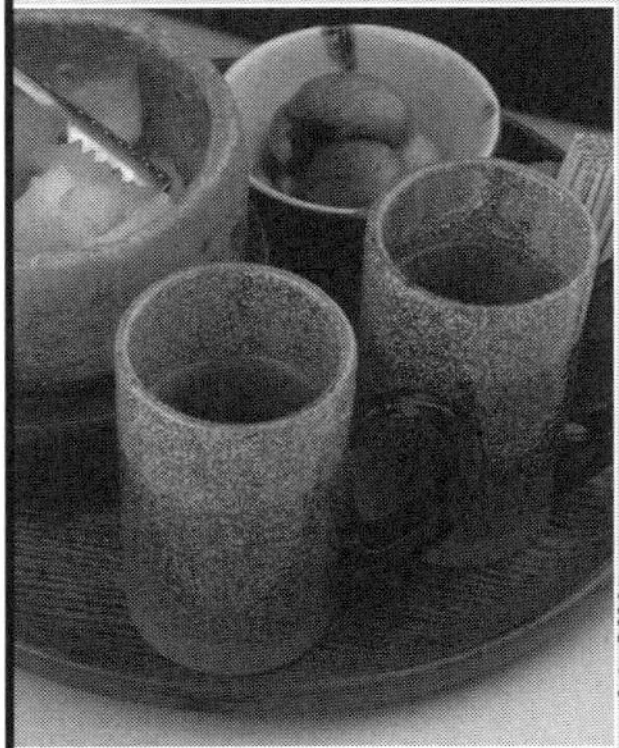

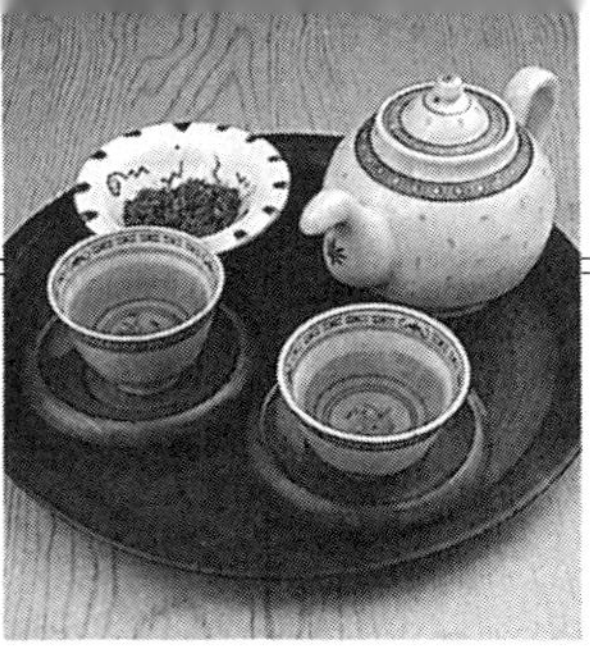

摘んで野草・薬草・ハーブ茶～序に代えて～

51歳の私にだって、将来の夢や、なりたいものがあります。

「何になりたいの？」

なんて誰も聞いてくれないけれどさ。今こそ、本当になりたいものが見つかって、誰にでもちゃんと言えるのに、残念でなりません。私に会ったら、いの一番に聞いてくださいね。

「魔女です！」

アニメ映画『魔女の宅急便』の女の子、キキのお母さんのように、薬草の力を借りて病気を治せる魔女になりたいのです。でも魔女は、「血」がものをいう世界、会社を継ぐようなわけにはいかないようです。ですから足もとにひっそりと生きている野草、何の考えもなく捨てている皮や種、身の回りにさり気なく咲いている花々が、私たちの体を治し、癒(いや)し、免疫力を高めていく力があることを知ってもらえる本をつくることにしました。

＊

魔女志望は１９９４年からです。お茶の材料があふれている山里で暮らし始めたことがきっかけでした。約１５０年前に建てられた古民家で、ひとりで暮らしていた86歳のおばあちゃんは、近所の人たちに、

「糖尿なら、カキドオシやタラノキの皮を煎じて飲みなさい」

「腎臓？　ドクダミを飲みなさい。おしっこがよく出るよ」

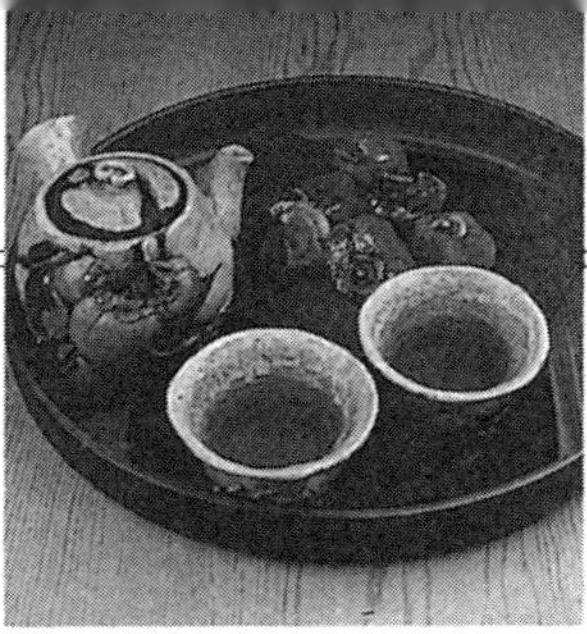

と教えていました。
おばあちゃんの民家を土地ごと譲り受けた私は、
「野草も薬草も全部おいてきたから、使ってね」
と言われました。

＊

春になると、庭のあちこちから次々に芽を出す野草たちに誘われ、摘んでは干し、摘んでは干しているうちに、膠原(こうげん)病を発病しました。両手の10本の指がふくれ上がり、ボタンがけもできない、靴下がはけない、茶碗が持てない状態でした。

「今の医学では治せません。治せる薬はありません」

と診断され、それならと、食事は玄米、野菜、豆腐、お茶は摘んでおいた野草茶をガブガブ飲みました。野草茶が五臓六腑(ごぞうろっぷ)にしみました。体中の血液が浄化されていくような、心地よさを感じました。タダの野草がこんなにもおいしいものかと驚きました。そしてすっかり元気になりました。

私たちの祖先は、医者や薬屋がなかった時代に、野草たちのエネルギーをもらって健康管理をしていました。そんな知識の集積を受け継がないのはもったいない。魔女になってほうきに乗ったつもりで、野草茶、薬草茶、ハーブ茶を全国津々浦々にまで届けたい、と思っているのです。

山里の再生民家にて　　境野　米子

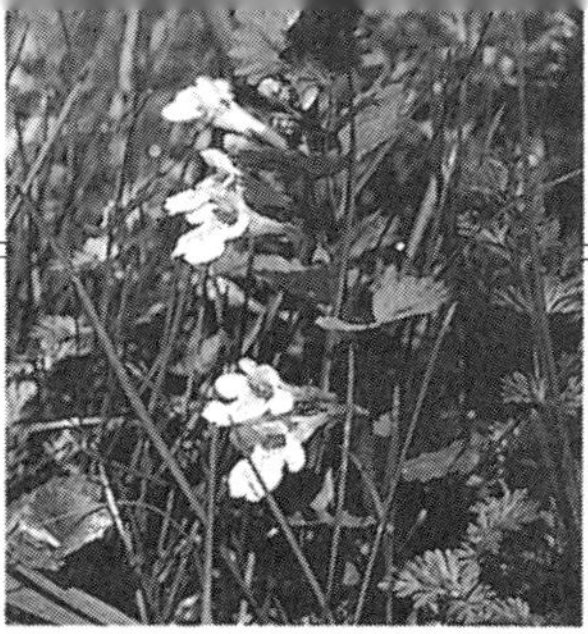

よく効く手づくり野草茶●目次

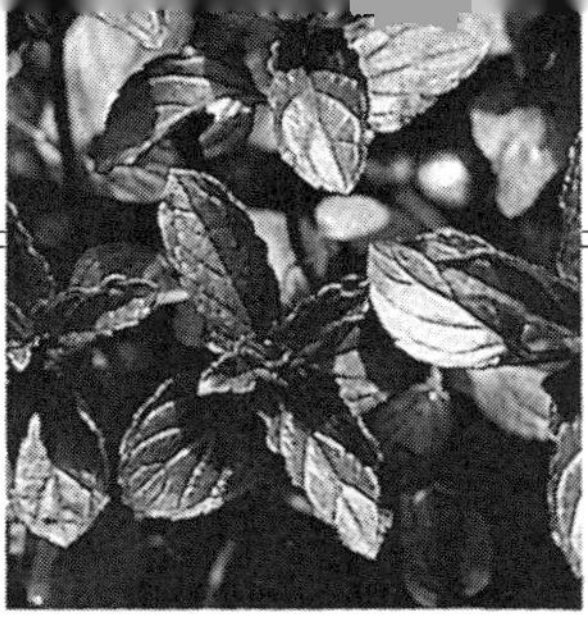

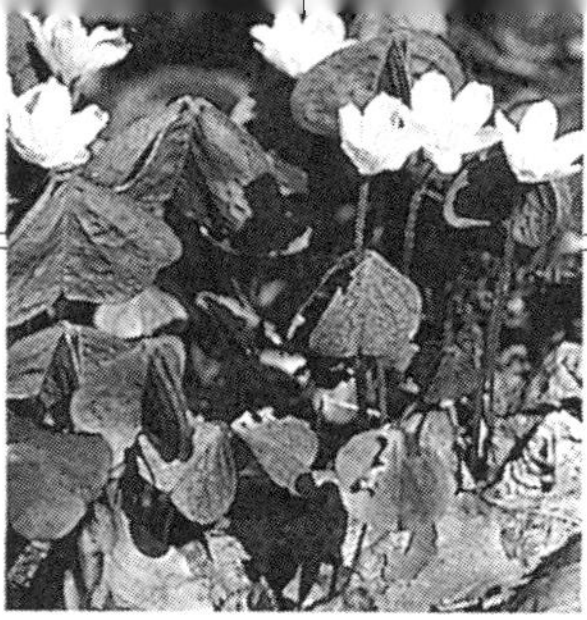

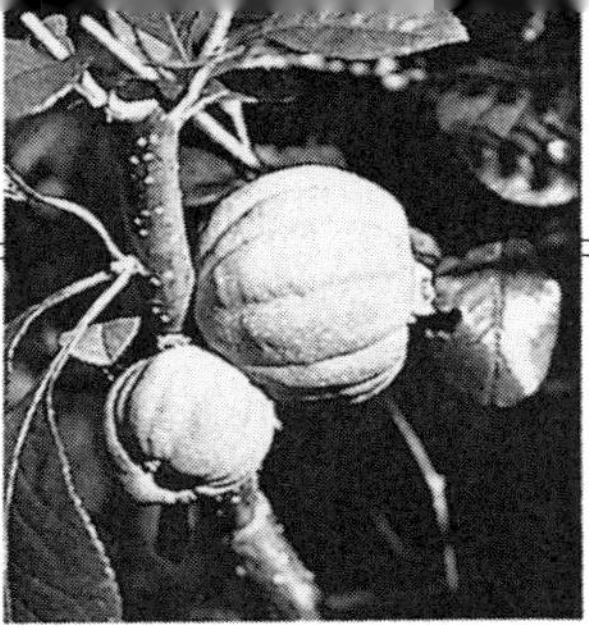

＊本書は小社刊『「遊び尽くし」よく効く野草茶ハーブ茶』（１９９９年）を一部改訂し、改題して復刊したものです。

主な参考資料

『ガンと闘う医師のゲルソン療法』星野仁彦、マキノ出版
『薬草の自然療法』東城百合子著、池田書店
『日本薬草全書』水野瑞夫監修、新日本法規出版
『本朝食鑑』人見必大著、平凡社
『ハーブの事典』北野佐久子編、東京堂出版

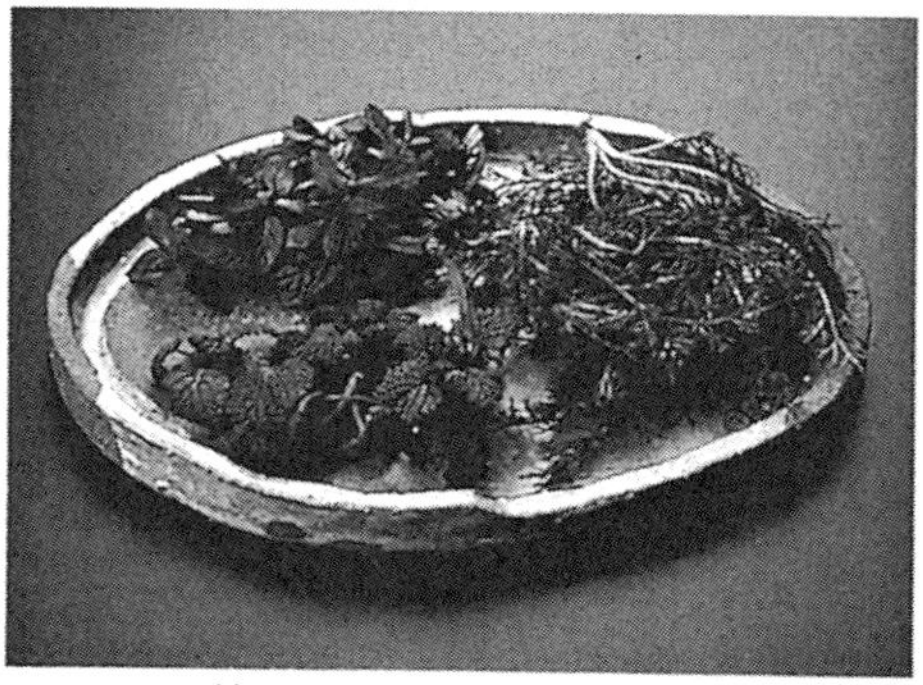

摘みたてハーブ盛り合わせ

デザイン――寺田有恒
ビレッジ・ハウス
撮影――野村　淳
写真協力――角田良一
撮影協力――境野　理
境野　彩
境野　桃
イラストレーション――おさとみ麻美
編集協力――いわかみ麻織
岩谷　徹

HOW–TO HEALTHY TEA

プロローグ

野草茶・ハーブ茶お手のもの

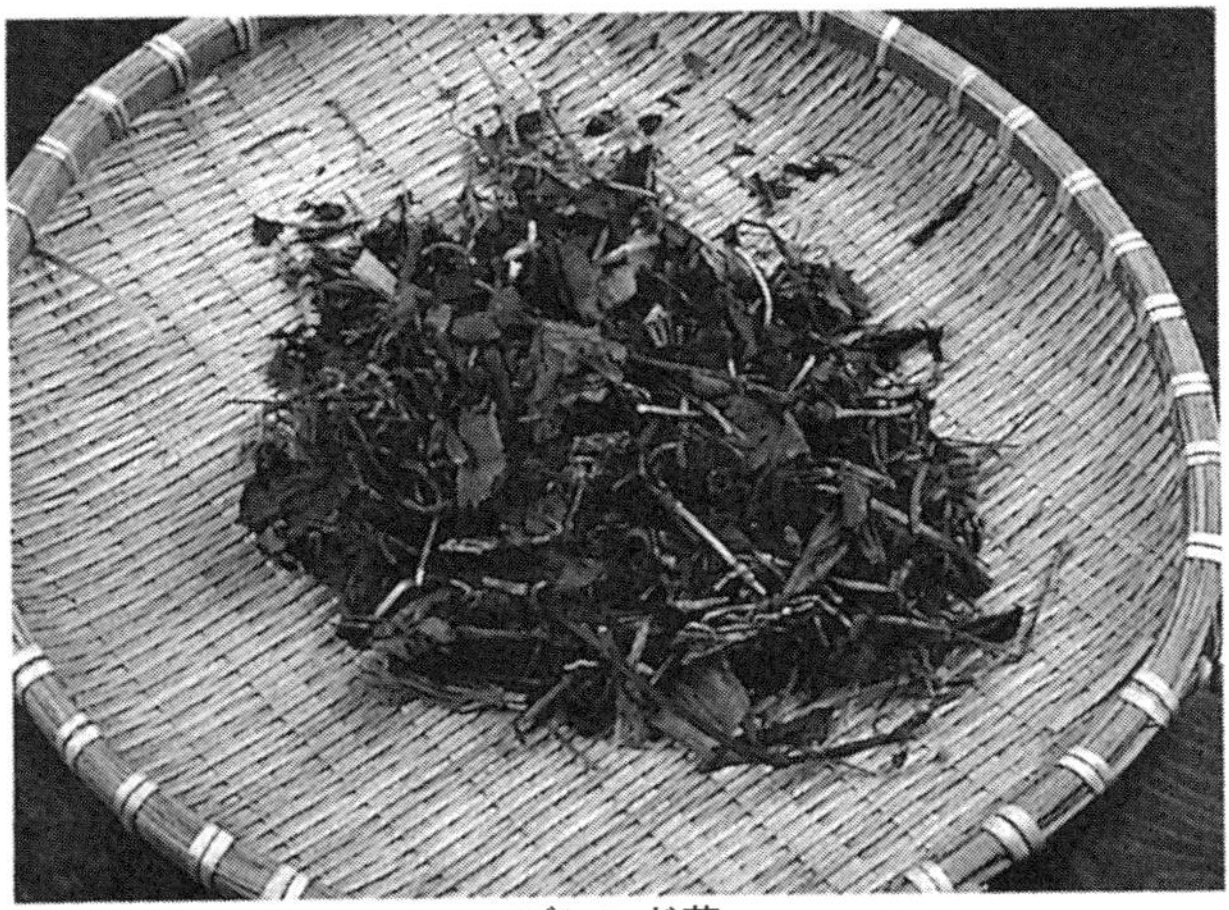

ブレンド茶

●材料の摘み方・採り方の基本

●小さな草と親密に

野草茶を飲み始めて、一番もうかったと思えることは、足もとにひっそりと咲く小さな草たちと親しくなれたことです。一つひとつが個性的で、あるがままで美しく、可憐で、たくましく、見事に「みんな違って、みんないい」のです。ついスケッチしたくなります。そうすると、

「なんだ、その格好は」

と、夫から大笑いされるのですが、拡大鏡で花の中をのぞき込みたくなってしまいます。葉の葉脈を追いかけたくなってしまいます。親指姫のように花や葉の上で遊びたいと欲が出ます。

そんな風にのめり込んで野草茶をつくっていると、当たり前のつくり方、最も自然な飲み方を会得してきます。それは単品のお茶を一年中飲むのは不自然だということです。

多くの人が、1種類の薬草だけを多量に摘むことが繰り返されれば、栽培されるようになり、野菜と同じように自然のエネルギーから遠のいていくでしょう。もう野草ではなくなります。

●多種類の薬草を摘もう

私たちの体は、気分が変われば体調も変わります。女性であれば生理の前後では体が違います。風邪だって、熱が出ているときと下がってからでは、飲む薬は違って当たり前です。

そもそも漢方薬は、単品の薬草を飲むのではなく、体質や症状に合わせて多様に処方されるのが普通です。まして、家族みんなで飲むお茶ともなれば、単品のお茶ではなく、多種類の野草を混ぜたブレンドティーがおすすめです。

そのためには、四季折々にあちこちで摘むことが大切です。オオバコがあれば1株でもよいから採ってみてください。ヨモギの葉数枚でよいのです。クマザサも数枚、スギナも少しと、そんなふうに近くで集められる野草から始めてください。

何もなければ、薬屋やスーパーなどで市販されている柿の葉茶やドクダミ茶に、いった玄米や麦茶を加え、さらにベニバナを足してなど自分流のブレンドティーを工夫しましょう。

この本では、お茶に不向きな毒性が強い植物は掲載しませんでした。よく調べないで「○○はガンに効く」など と、素人考えで毒性の強い野草を煮詰めて飲むことはおすすめできません。

●毎日続けて飲む

野草茶、薬草茶、ハーブ茶は、病気を治す効き目が強いことが特徴ではありません。作用が優しいことが特徴です。大地や太陽の恵みから離れ、人工

的になりすぎた今日の食物からはとることができなくなってしまった微量成分を補ってくれるのが野草茶、薬草茶、ハーブ茶なのです。

ですから毎日おいしく、続けて飲むことが大切だと思うのです。何年かしたら、風邪ひとつ引かない元気な体になっていた、これが目指すところではないでしょうか。そうすれば環境にも優しい採り方ができるはずです。

さて、人間でも一番免疫力が強く、血気盛んな年代があるように、草にも有効成分が多い時期と少ない時期があります。できれば有効成分が多いときに摘みたいものです。

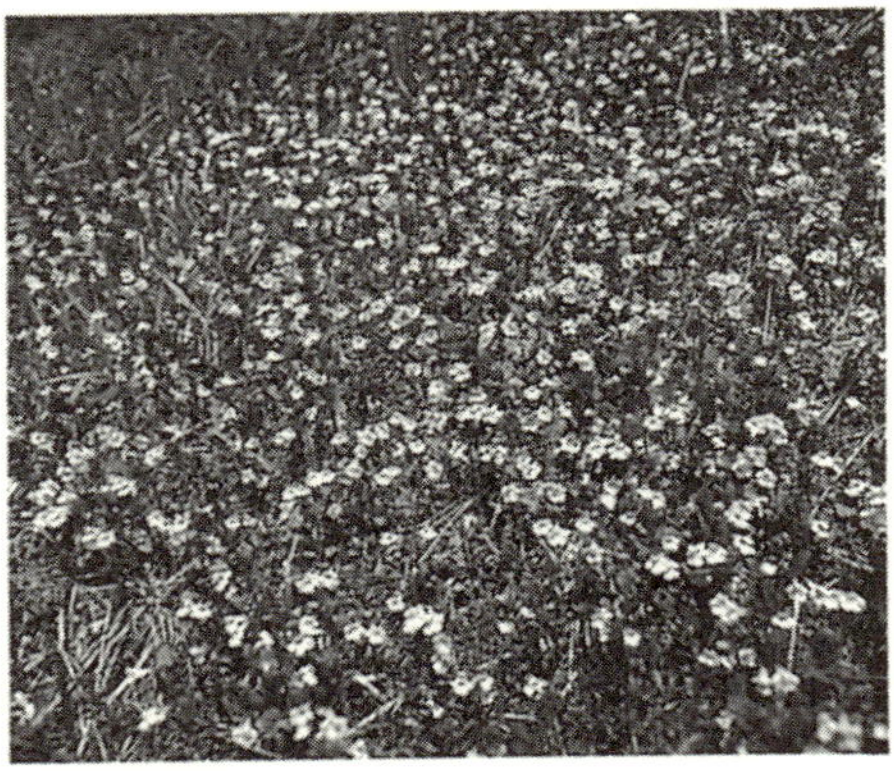

カキドオシ

有効成分は、だいたい花が咲いたときが一番多く、このときが摘む適期です。また枯れるときは、有効成分は根にたまります。

【有効成分が多い時期】

地上部全部・葉・茎　花が咲いているとき

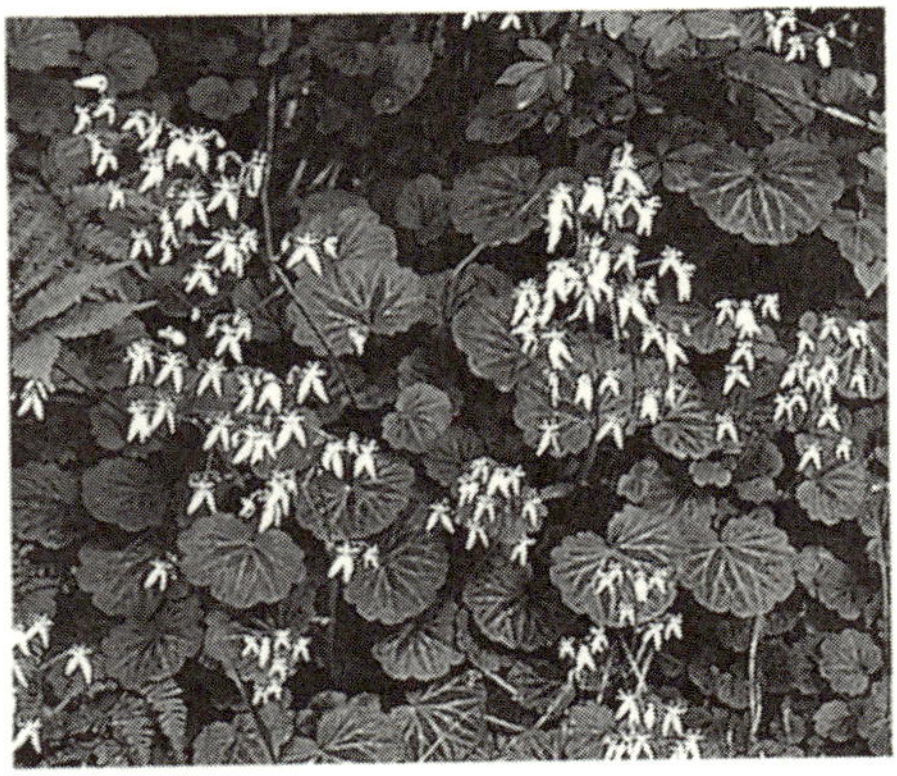

ユキノシタ

根　地上部が枯れる11月から翌2月頃

根の皮　3月頃

花　開花寸前のつぼみか開花直後

枝　葉が落ちたらすぐ

木の皮　皮がはがれやすい6～7月

果実　やや未熟で青みが残っているうち

種　完全に熟してから

【身近な野草の季節】

春　カキドオシ、アカザ、イカリソウ、スギナ、ミント、カモミール、レモンバーム、ハハコグサ

夏　ユキノシタ、オトギリソウ、ドクダミ、柿、オオバコ（地上部）、ベニバナ、クコ（葉）、センブリ、ツユクサ、シソ、ヨモギ（葉）

秋　米、クコ（果実）、センブリ、マタタビ、ボケ（果実）、ヤマノイモ（根）、ハトムギ

冬　ミカン、ナンテン、ニワトコ（根）、アオキ

●干し方と保管のポイント

●干す場所を選ぶ

カビが一番の問題です。とりわけドクダミ、ユキノシタ、スギナなどを干す時期は、梅雨と重なるので注意が必要です。苦労して採ったものが全部カビたこともありました。毎年利口になって、いろいろ工夫をするようになりました。

わが家は高層ビルではなく、干す場所が地面に近いので湿気対策が必要でした。たとえば、軒下に根元を束ねてつるしたところ、束ねた根元からカビてしまいました。

わが家は庭と山の斜面から採るので、摘む場所が特定されています。それで泥の汚れのないものは洗わないで、ゴミや枯れた葉などを取り、大ザルに広げて干します。

飲むときに5分は煮出しますから、洗うのは、泥やほこりがついていたり、汚れが目だつものだけです。採る場所、干す場所などを工夫しながら、わが家流のノウハウをつくってください。

●干す日数と干し方

干す日数は葉、茎で、だいたい1週間です。茎はポキポキ折れ、葉はカサカサと、カラカラになるまで干してください。生乾きでポリ袋に入れると、中でカビてしまいます。

乾燥後は使いやすい大きさに切り、紙袋やポリ袋に入れ、缶に入れて冷暗所に保管します。保存は1年が目安です。それ以上保存するときは、袋から出して再び日に当てます。私は古くなった野草は風呂用に回しています。

野草を干すのは、普通は陰干しです。日に当てると鮮やかな緑は失われ、香りもなくなり、有効成分が破壊されてしまいます。日に当てるのは、根・茎・幹・皮・果実だけです。

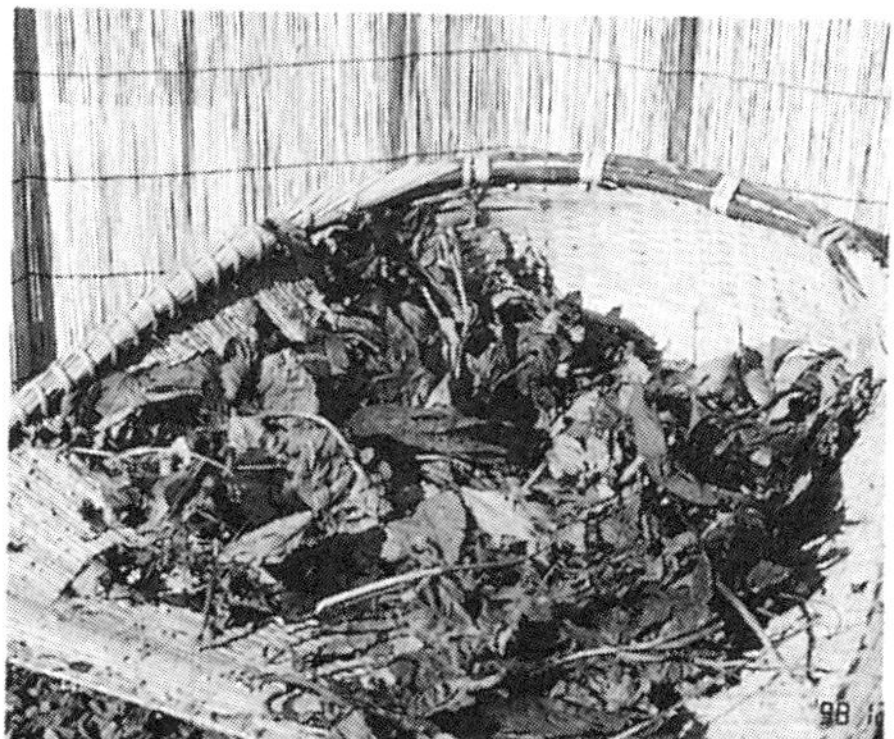
ニワトコを干す

[干すポイントまとめ]

①条件のよい材料は、かならずしも洗わなくてもよい（泥やほこりの目だつものは必要に応じて洗い落とす）。

②カラカラに干す。

③保管は冷暗所で。

[干し方]

日干し　根・幹・皮・果実

陰干し　葉・花・つぼみ

[野草・ハーブの干し方いろいろ]

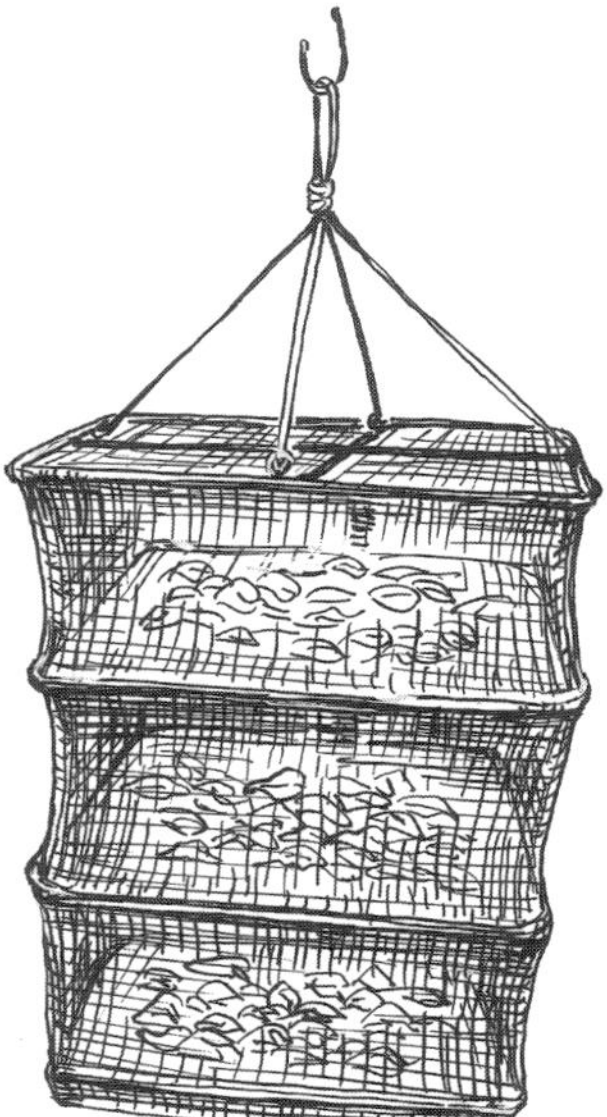

市販の網つきの干し器に入れて干す

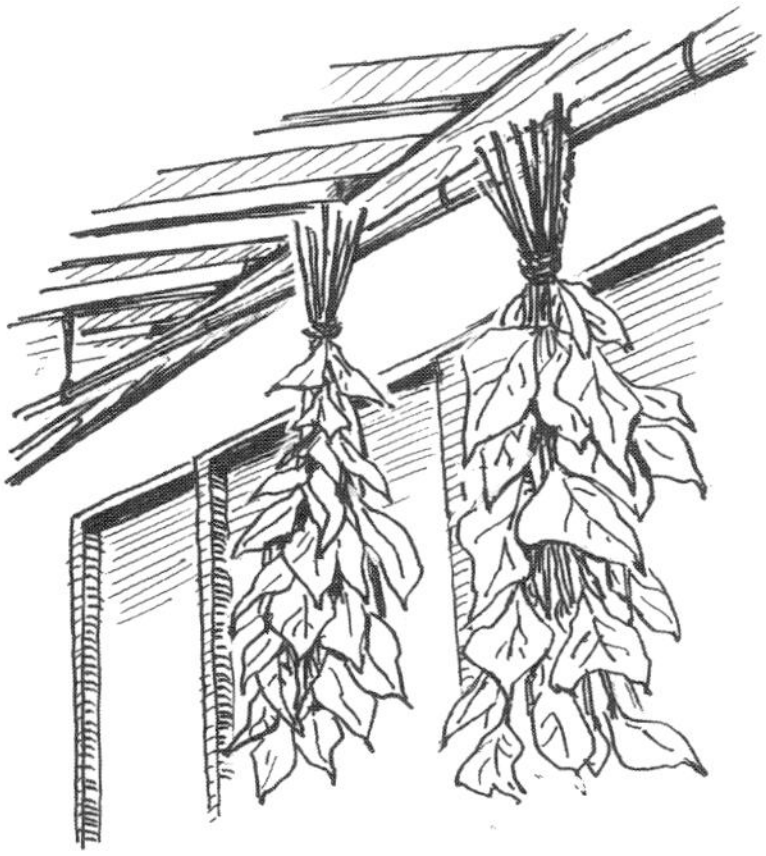

軒先に吊して干す

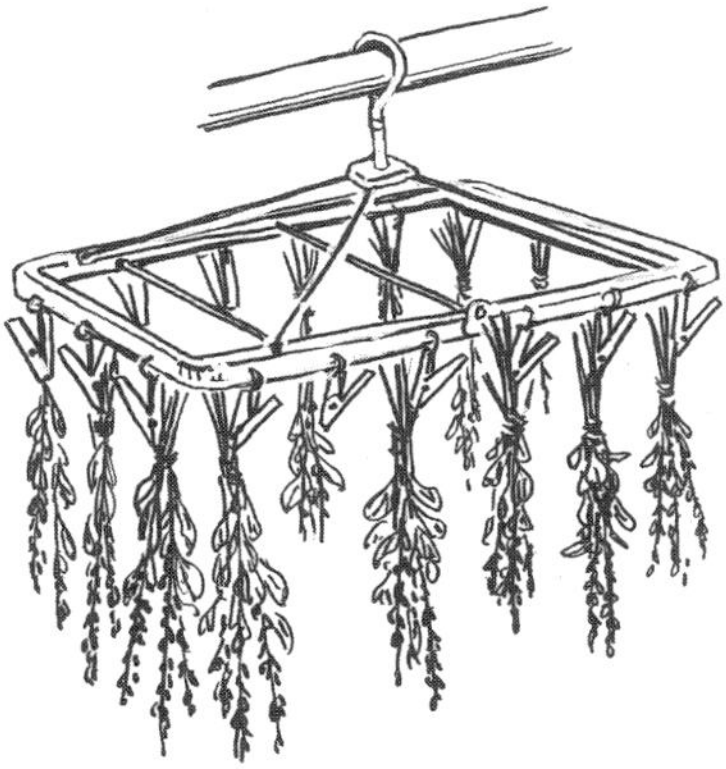

洗濯物干しに吊して干す

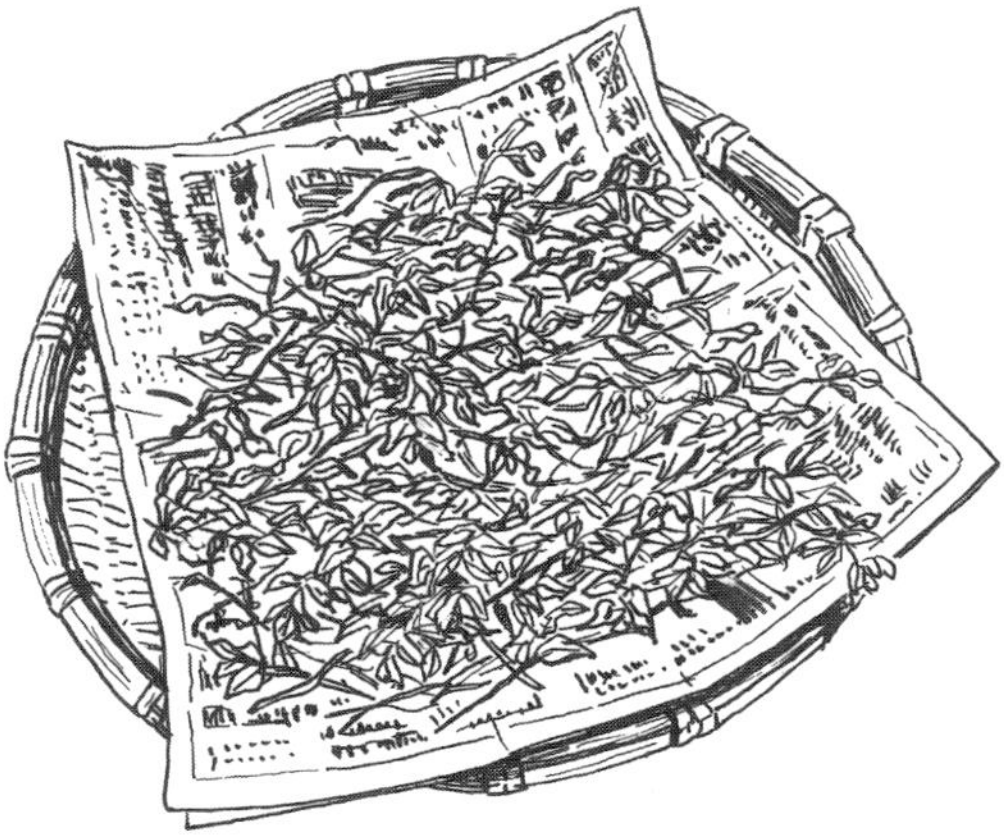

ザルなどに新聞紙を敷き、広げて干す

●おいしくて有効な飲み方のコツ

●ジワリ、ジワリの効き目

野草茶、薬草茶、ハーブ茶はエキスですから、吸収しやすく、消化能力が劣った病人やお年寄り、子どもにも有効です。すぐに効果はなくても、おいしく飲めて、ジワリ、ジワリと効いてきます。飲み方もいろいろありますから、自分に合った方法を選んでください。私はハーブは湯を注いで軽く飲み、野草、薬草は有効成分をしっかり飲む方法で、家族全員がおいしく飲んでいます。

●軽く飲む

細かな葉や小さな葉や生の葉なら、急須に適量（2～5g）を入れ、湯を注いでしばらくおき、色が出たら飲めます。色が出るまで、何回も飲めます（ミント、カモミール、ラベンダーなどのハーブが適しています）。

●有効成分をしっかり飲む

お茶をつくるのは、ステンレスかホウロウ引きのやかん、ガラスのティーポットなど。鉄製や銅製のものは、使いません。

ひとにぎりの野草（10～20g）を入れ、1～2ℓの水を注いで火にかけ、沸騰したら弱火にして5～10分おき、こして飲みます。夏ならこれを冷やして飲みます（ブレンド野草茶、柿の葉茶などほとんどの野草茶）。

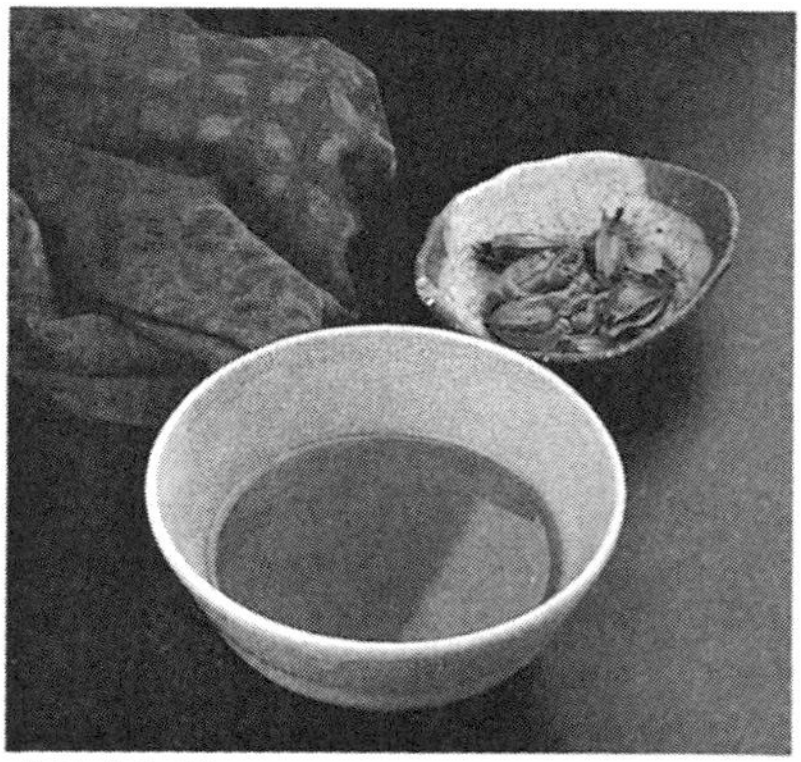

クチナシ茶

●薬として飲む

最も適しているのは土瓶です。薬として飲むときには、土瓶に1日分の野草（5～20g）を入れます。2～3カップの水を注いで火にかけ、沸騰したら弱火にして、水の量が半量になるまで煮詰めます。ほぼ1時間かかります。熱いうちに茶コシでこします。これを3回に分けて空腹時に飲みます（薬効のある野草でつくります）。

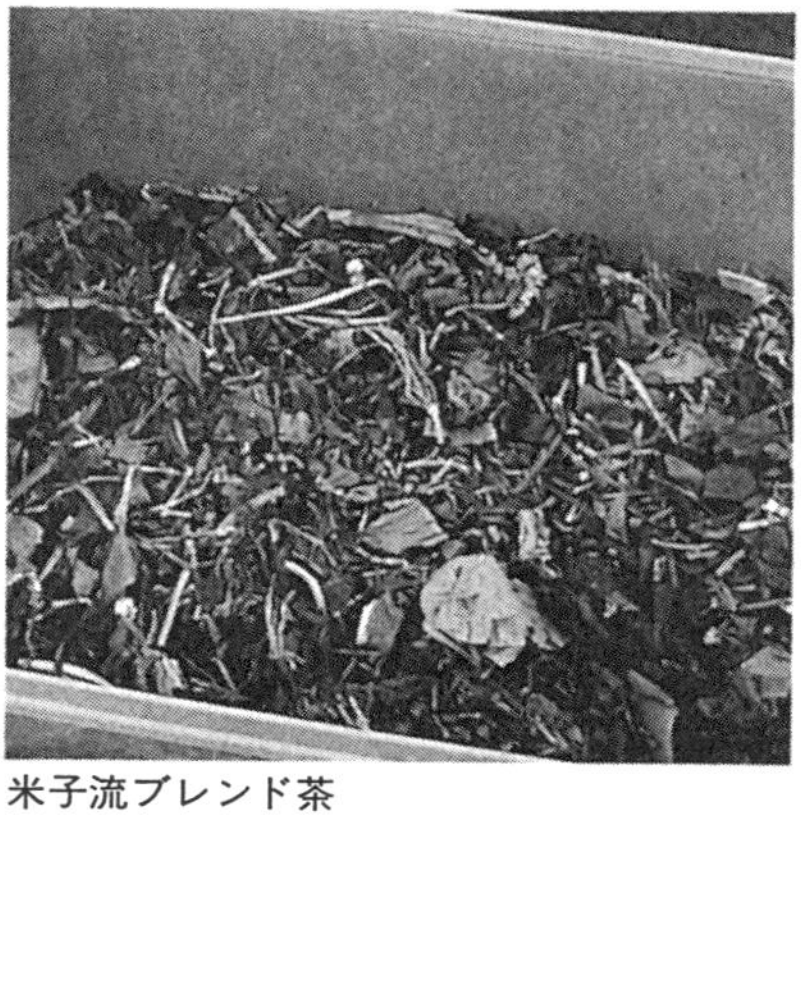

米子流ブレンド茶

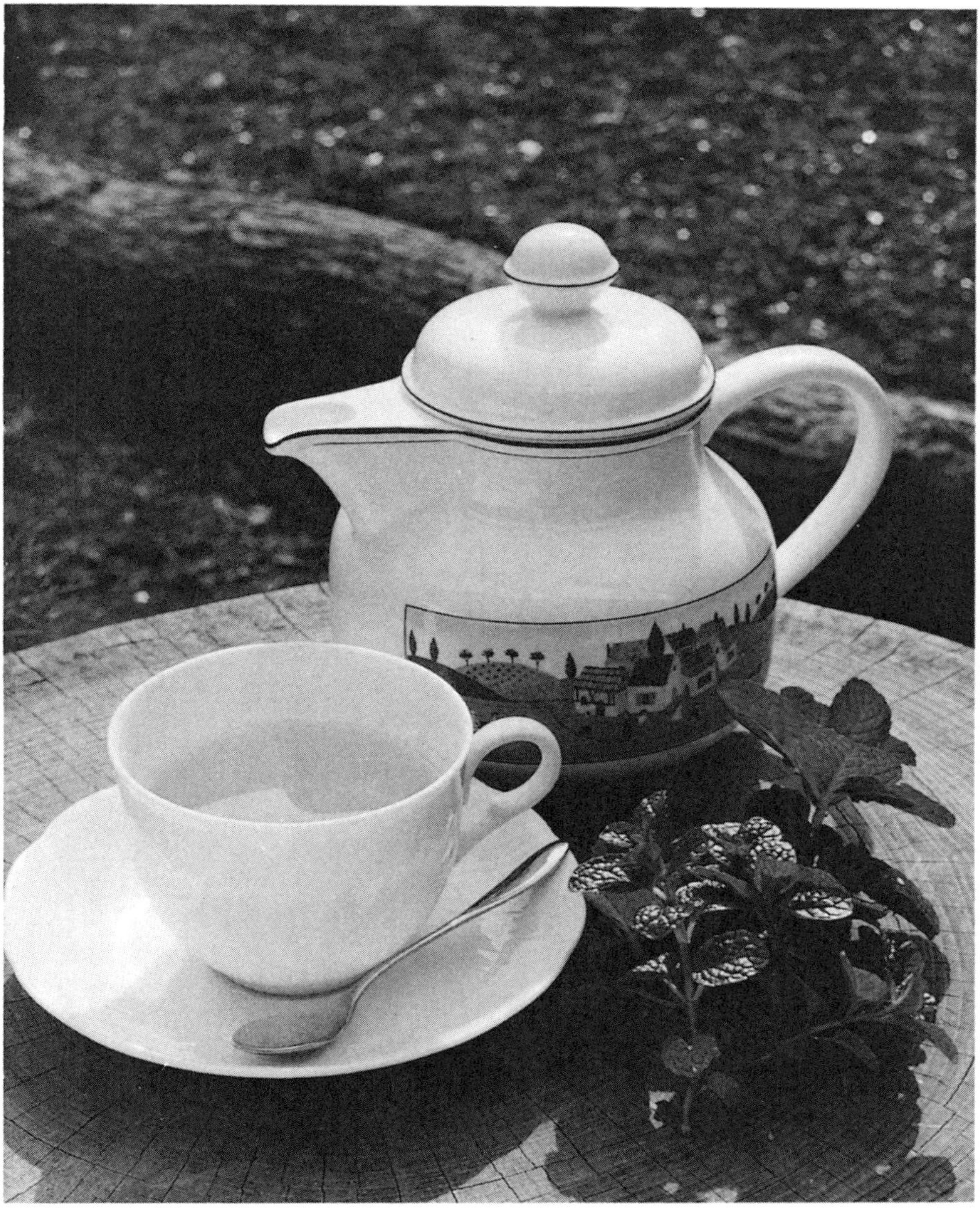

ミントのハーブ茶を軽く飲む

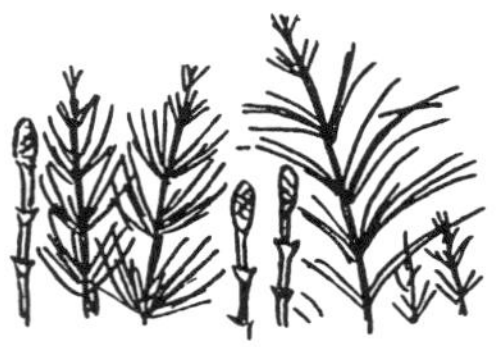

◆コラム　手づくり茶レッスン①

最大限に薬効を引き出す方法

約4000年の歴史を持つ漢方が、注目を浴びています。厳しい自然条件のなかで、身の回りにある素材を十二分に生かし、人間が持っている自然治癒力を高める知恵の集積には、学ぶものがたくさんあります。

さて植物から、最大限に栄養や薬効を引き出す方法をご存じですか？　以前、気功の先生から、タマネギの皮でつくる漢方薬を教えてもらいました。高血圧や心臓、肺の弱い人に効果があるというのですが、誰でも捨ててしまう茶色のタマネギの皮を、ただコトコトと時間をかけて煮るのです。

漢方薬の「煎じる」（煮詰める）とはこのことです。たいがいの野草は、半量になるまで煮詰めて薬効成分を引き出します。これを強火で沸騰させれば短時間で半量に煮詰めることができます。しかしこれでは、薬効成分は分解して半減、あるいは揮発してなくなってしまいます。トロトロとできるだけ弱い火で加熱することが、野草の持っている有効成分を最大限に引き出すコツなのです。

これは野菜を煮る場合も同じです。栄養を最大限に引き出すならば、ジャガイモもニンジン、ダイコンも、やはりトロトロと時間をかけて煮ることなのです。そしてそれは立派な野菜茶になります。

しっぽのところや外側の葉、皮などをコトコトと煮て、野菜茶をつくりたいものです。

日本の抹茶を飲む作法には、美しい形があります。お茶を大事に飲む形だと思います。野草茶も心をこめて、草の命をいただく思いで、煮詰めて飲みたいものです。

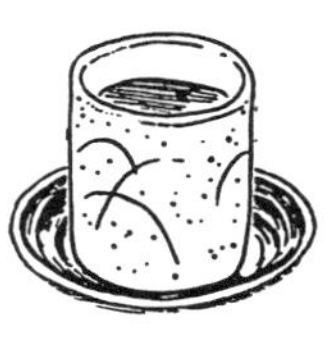

やすらぎの野草茶

GRAFFITI

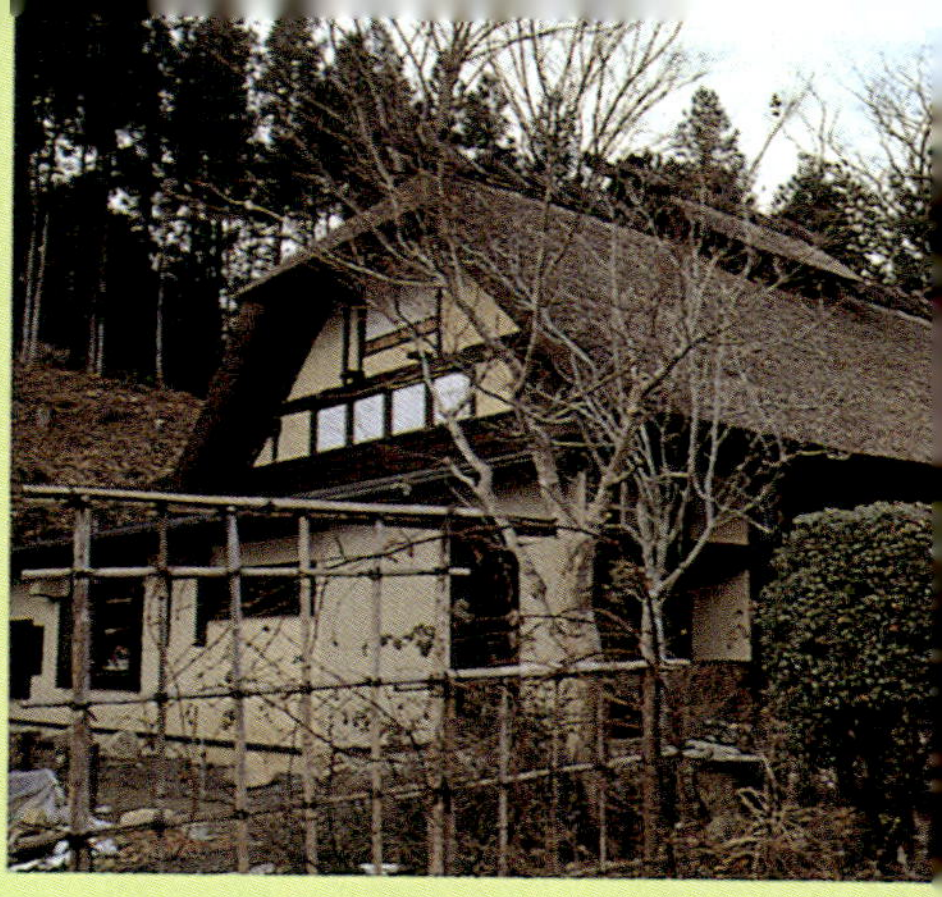

再生した民家で手づくり茶を楽しむ

ツユクサ茶

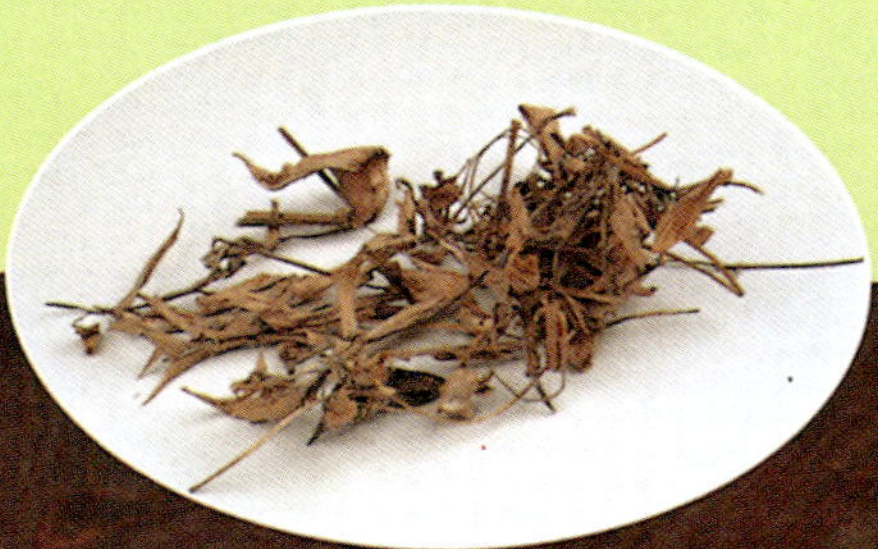

ツユクサの茶葉

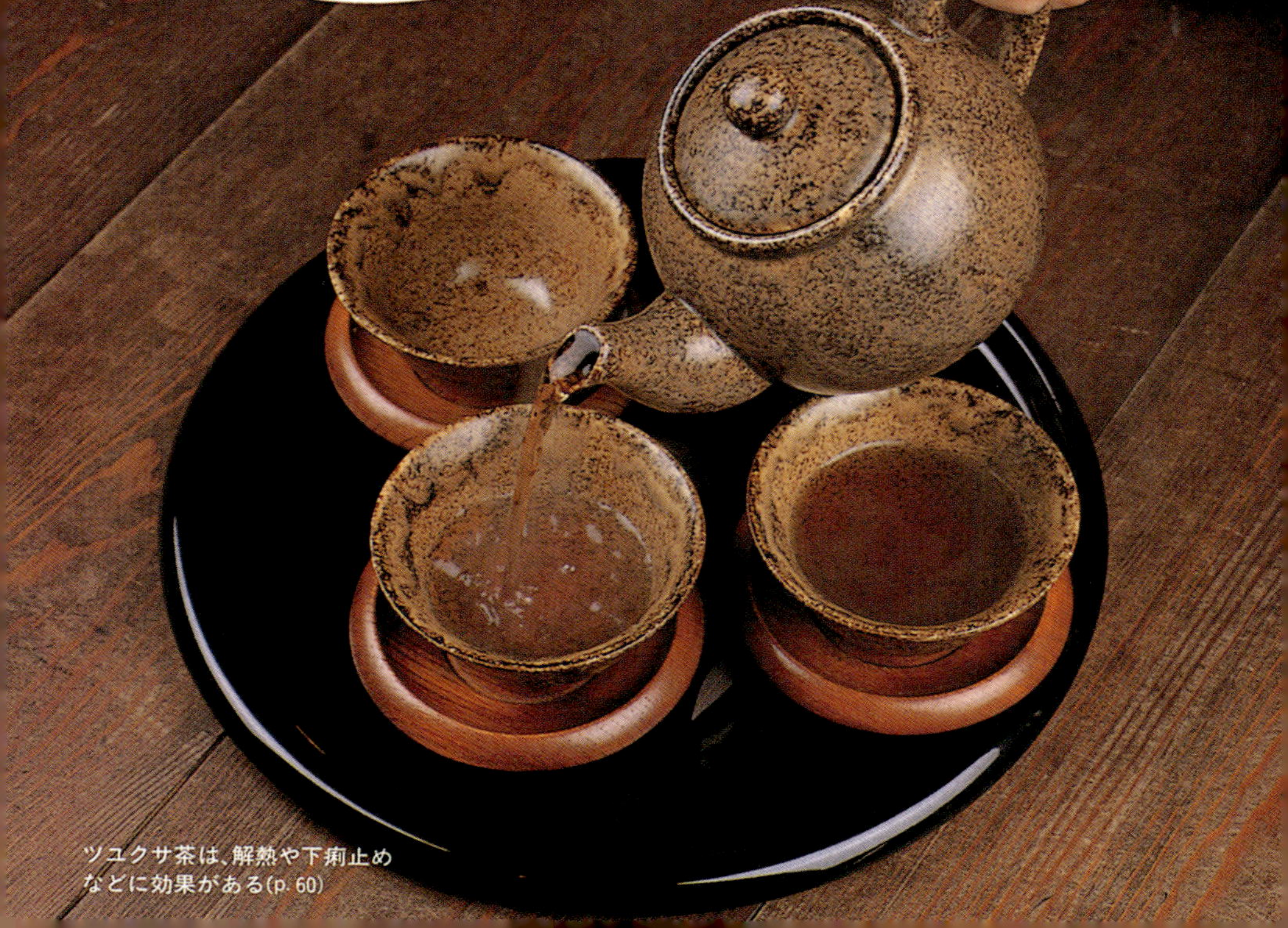

ツユクサ茶は、解熱や下痢止めなどに効果がある(p. 60)

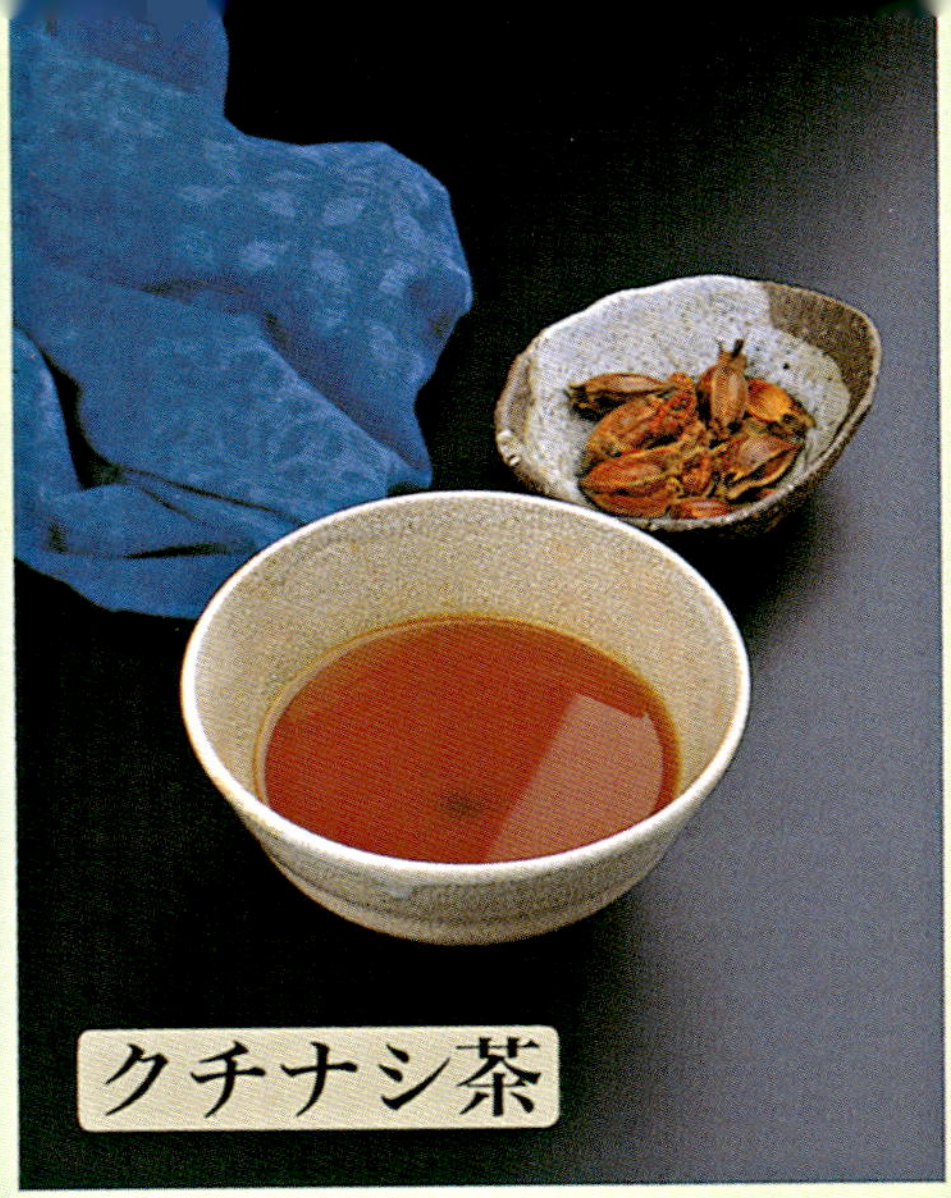

クチナシ茶は疲労回復、健胃整腸の効用がある(p. 108)

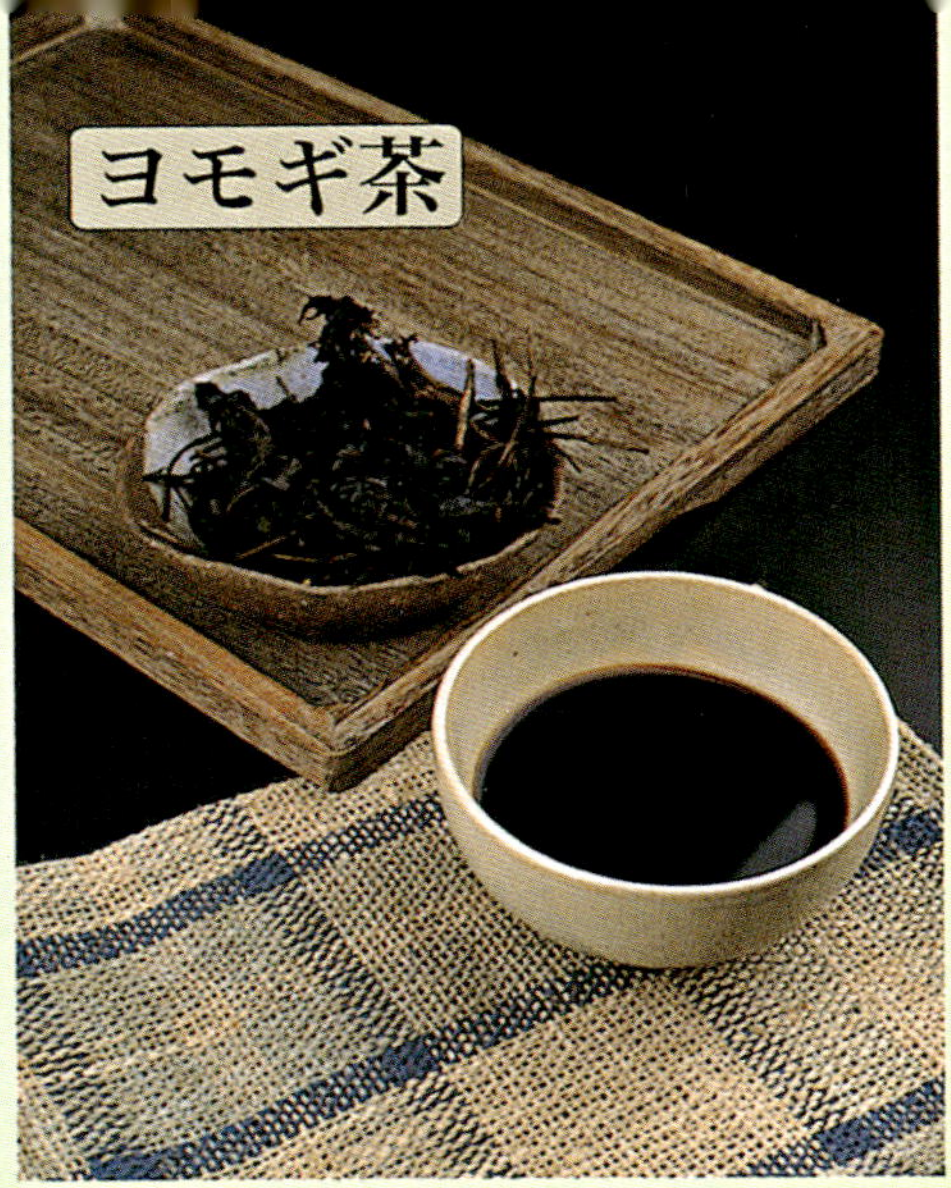

ヨモギ茶はビタミン類、カリウムが豊富(p. 28)

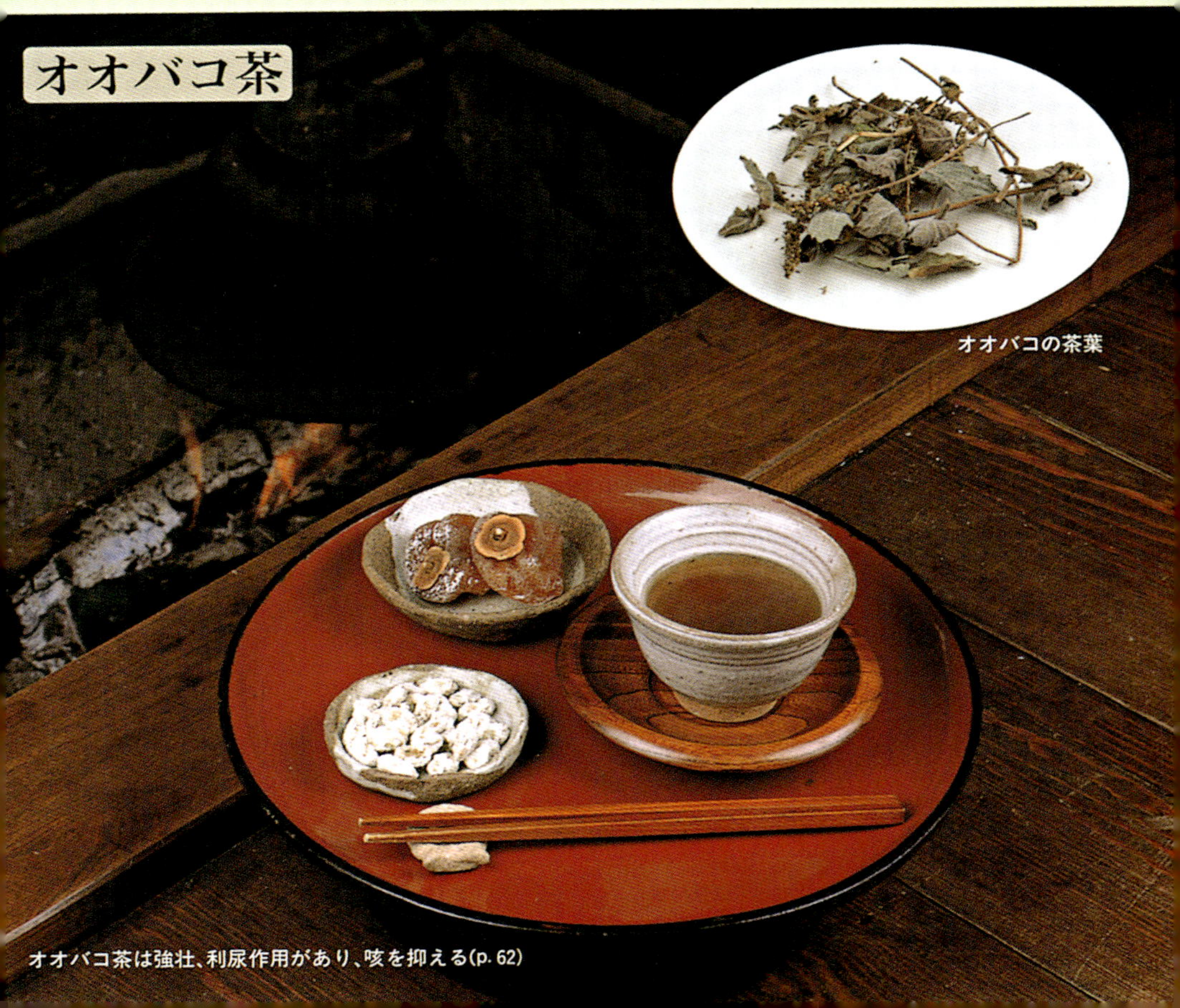

オオバコの茶葉

オオバコ茶は強壮、利尿作用があり、咳を抑える(p. 62)

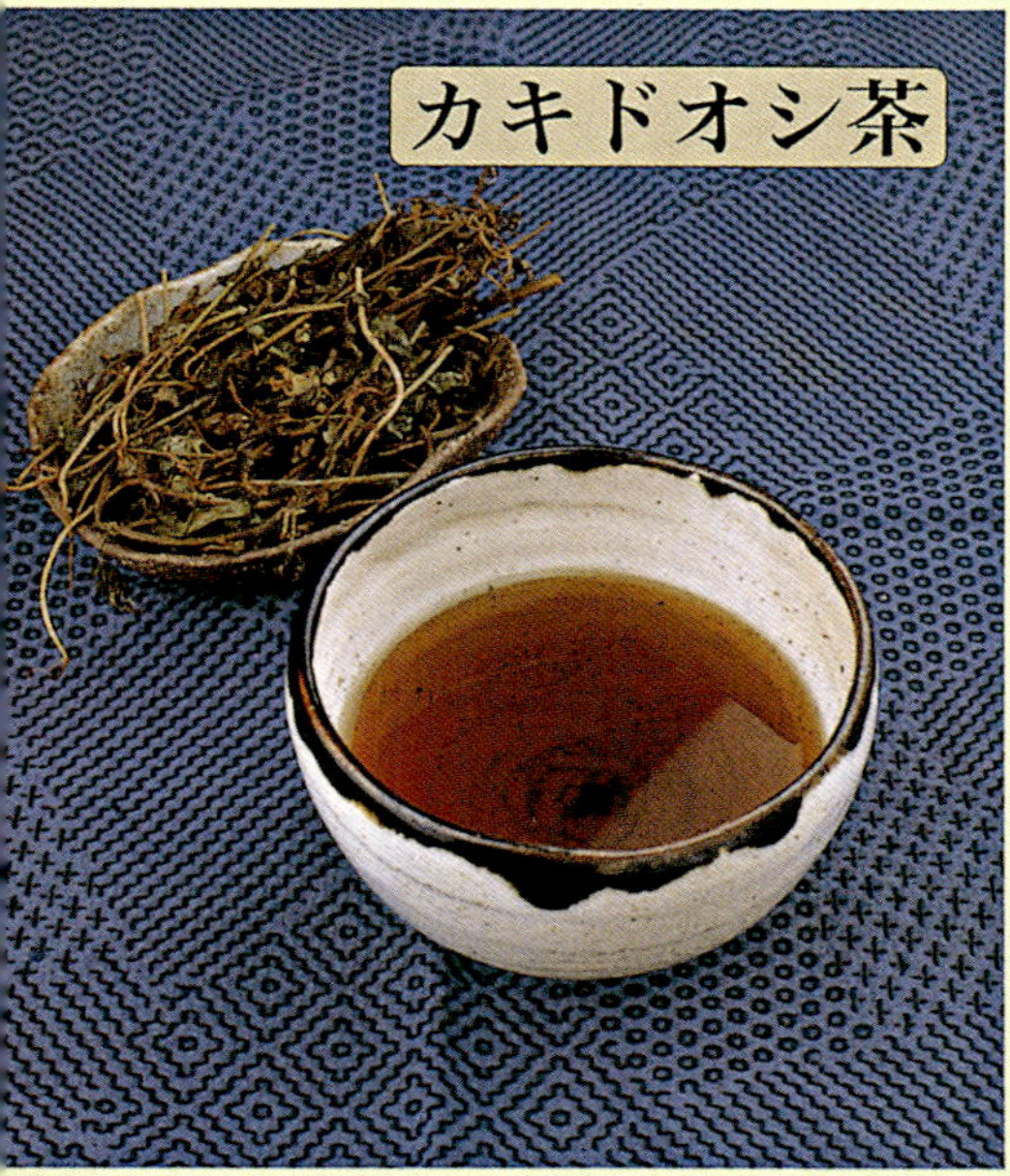

糖尿病予防などに薬効のあるカキドオシ茶(p. 38)

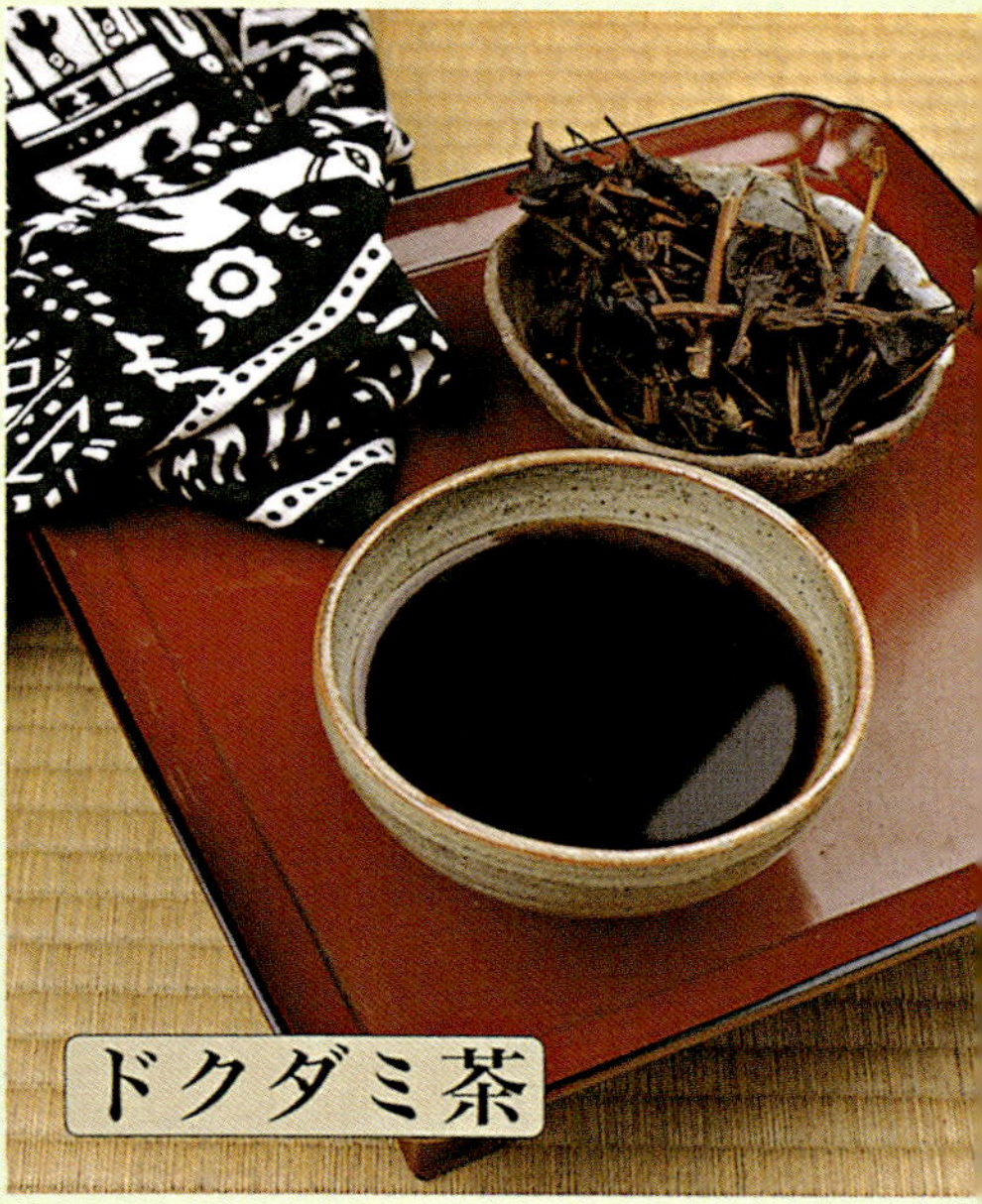

ドクダミ茶は高血圧予防などに効果的(p. 42)

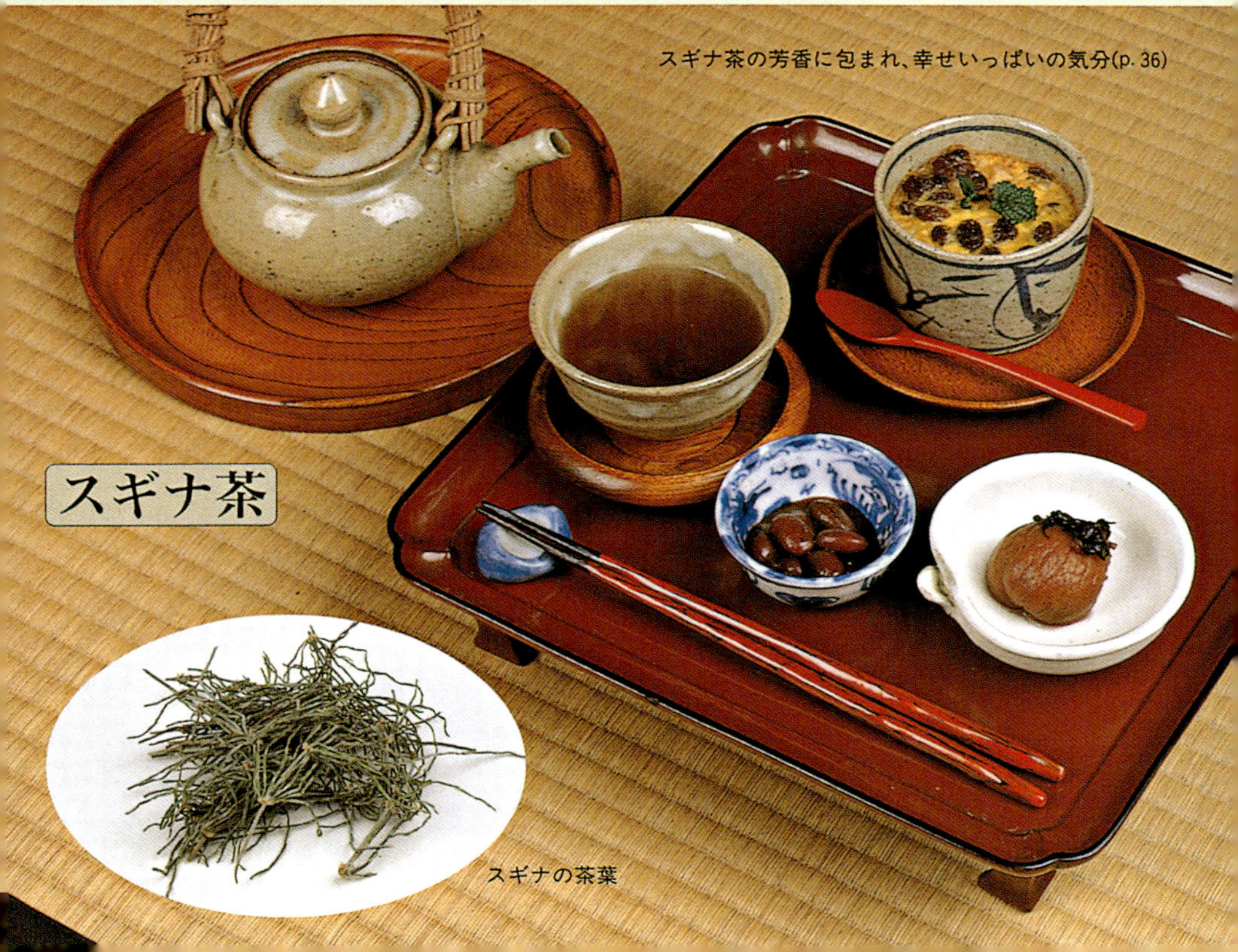

スギナ茶の芳香に包まれ、幸せいっぱいの気分(p. 36)

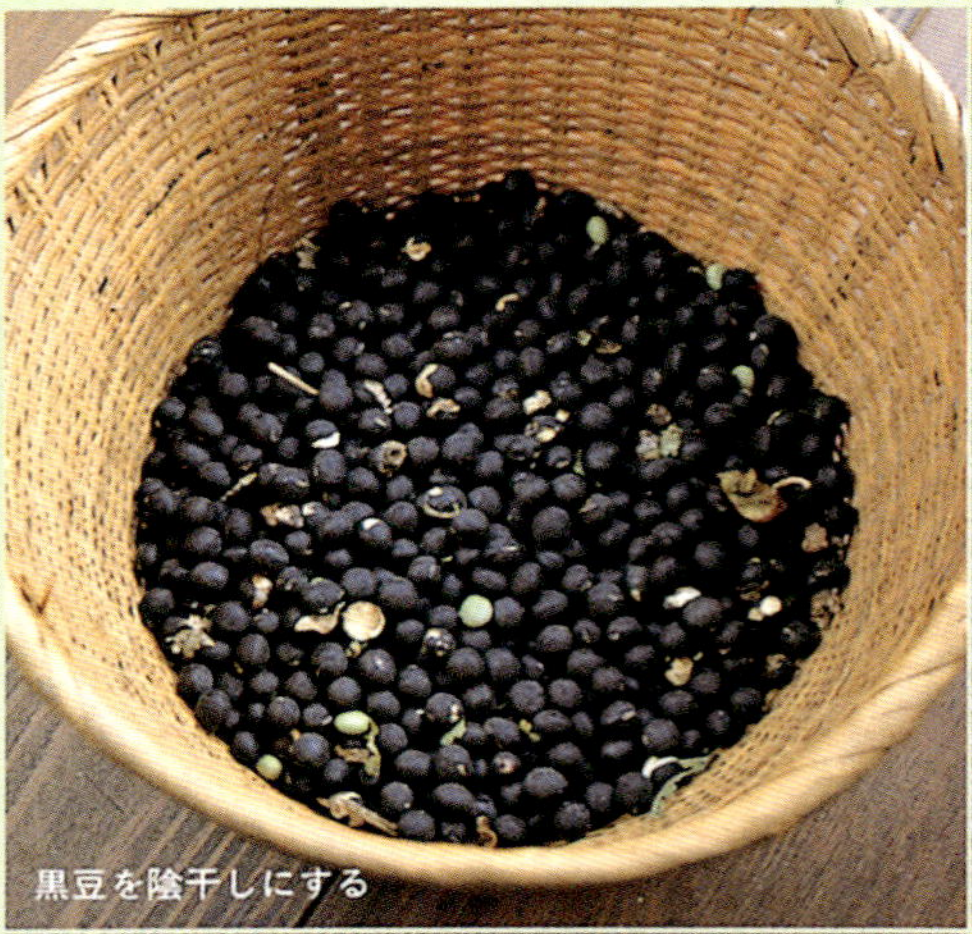
黒豆を陰干しにする

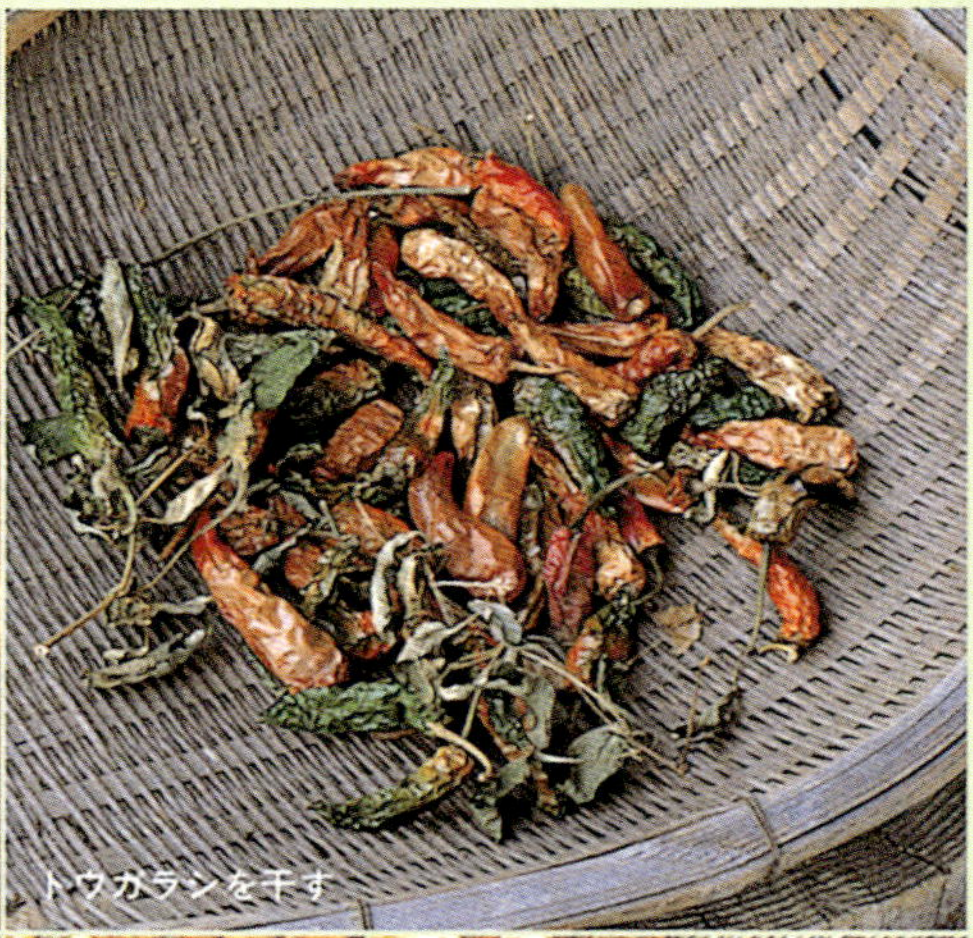
トウガランを干す

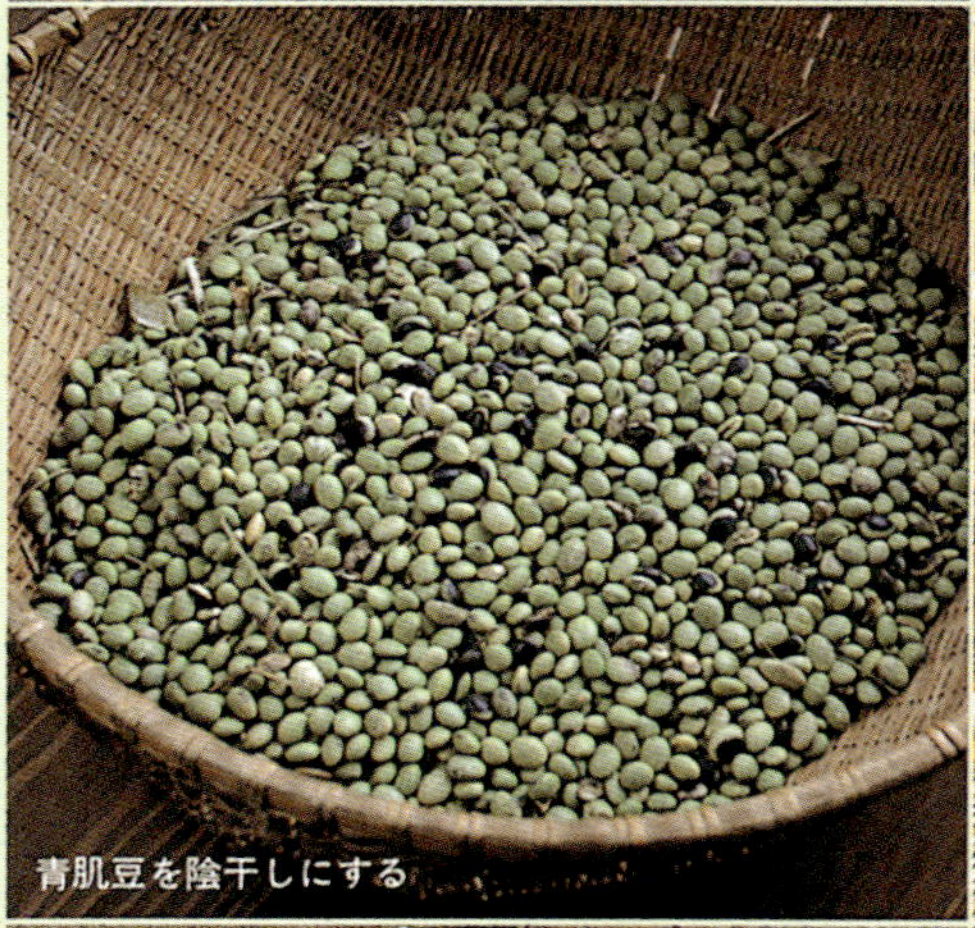
青肌豆を陰干しにする

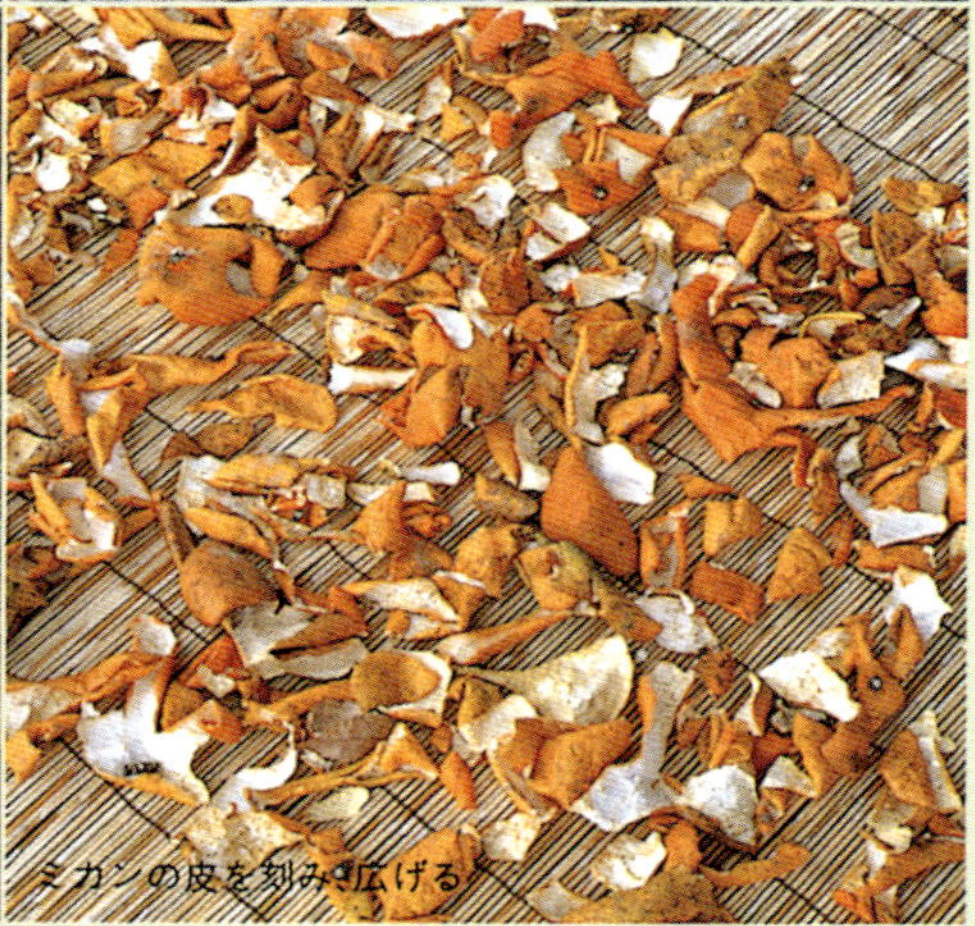
ミカンの皮を刻み広げる

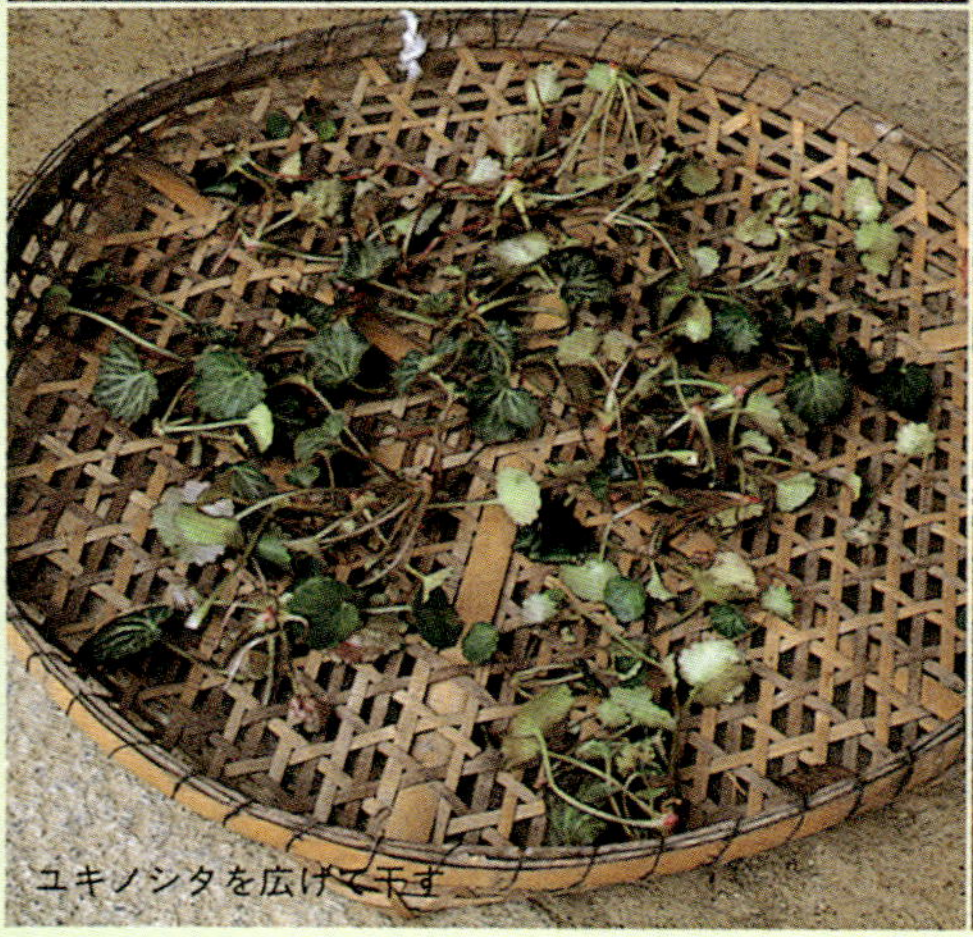
ユキノシタを広げて干す

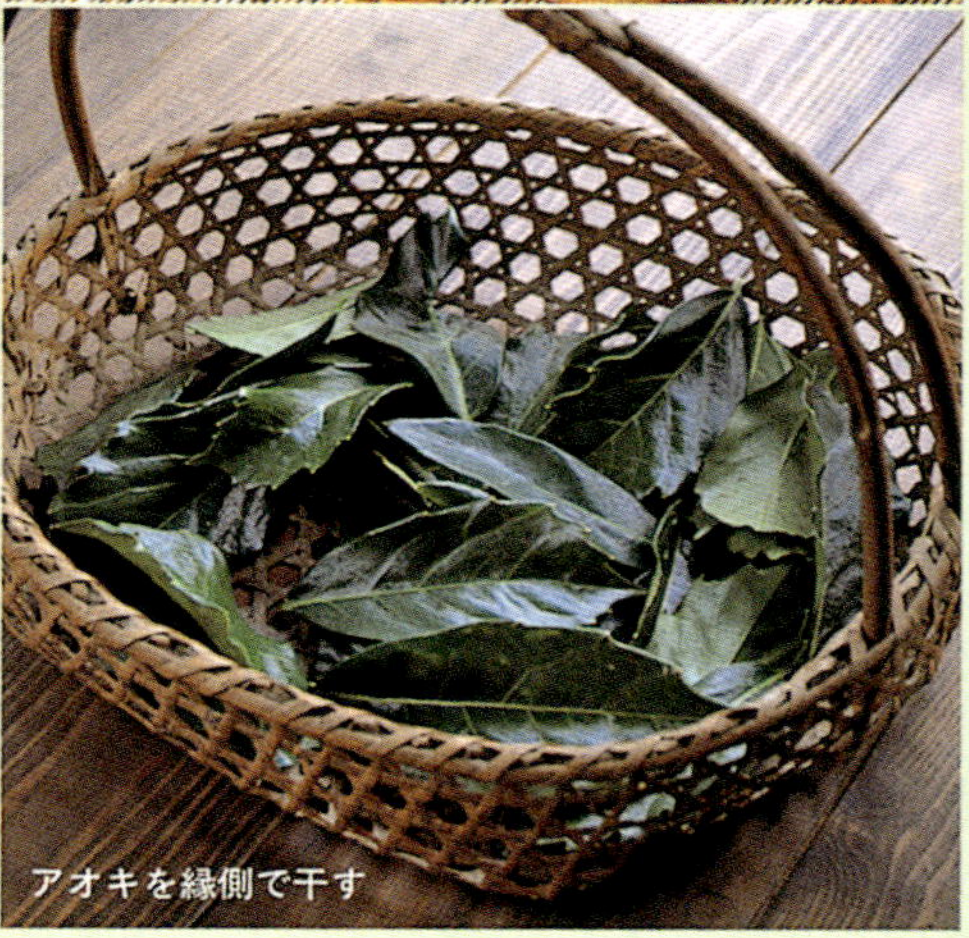
アオキを縁側で干す

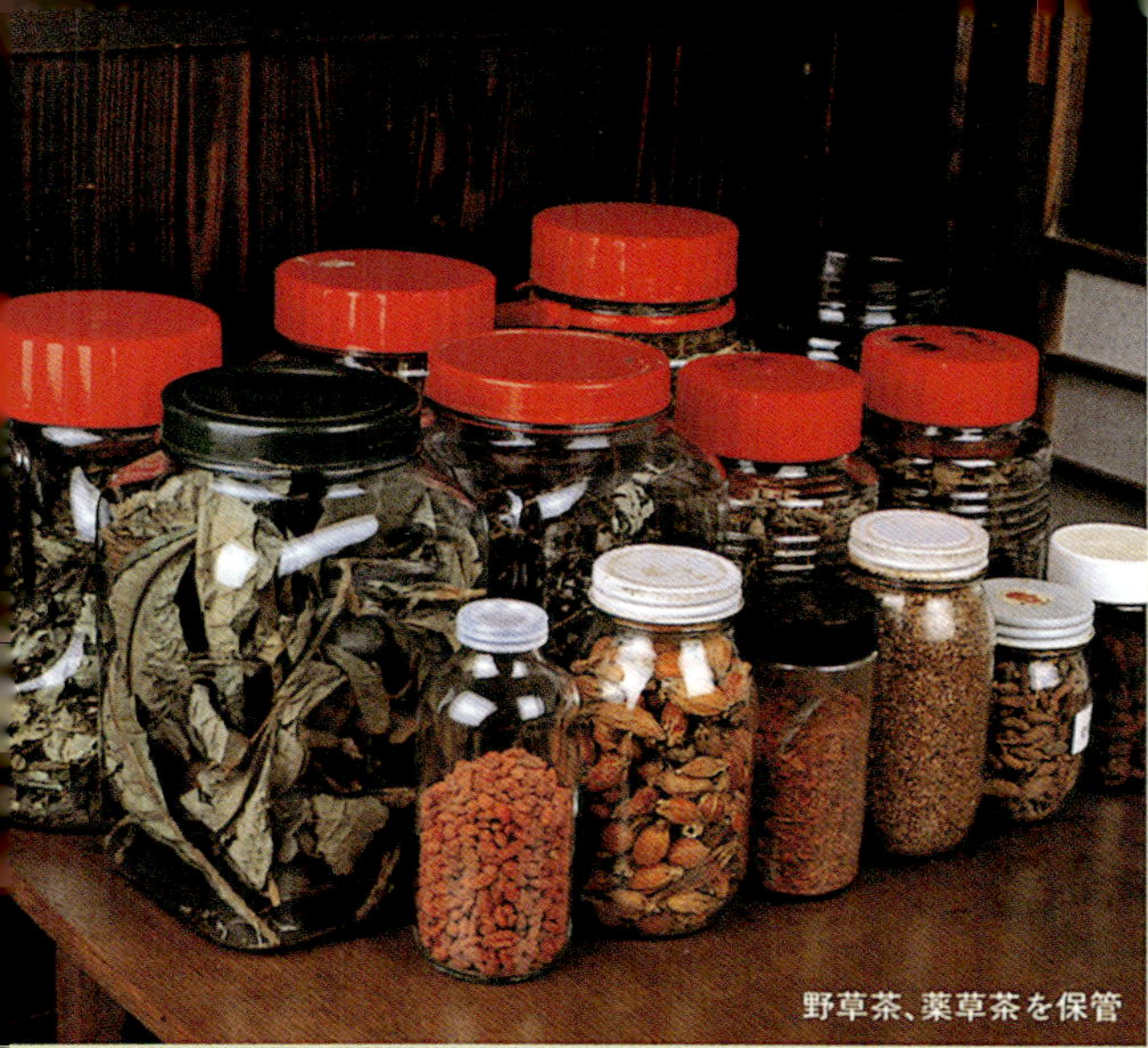

野草茶、薬草茶を保管

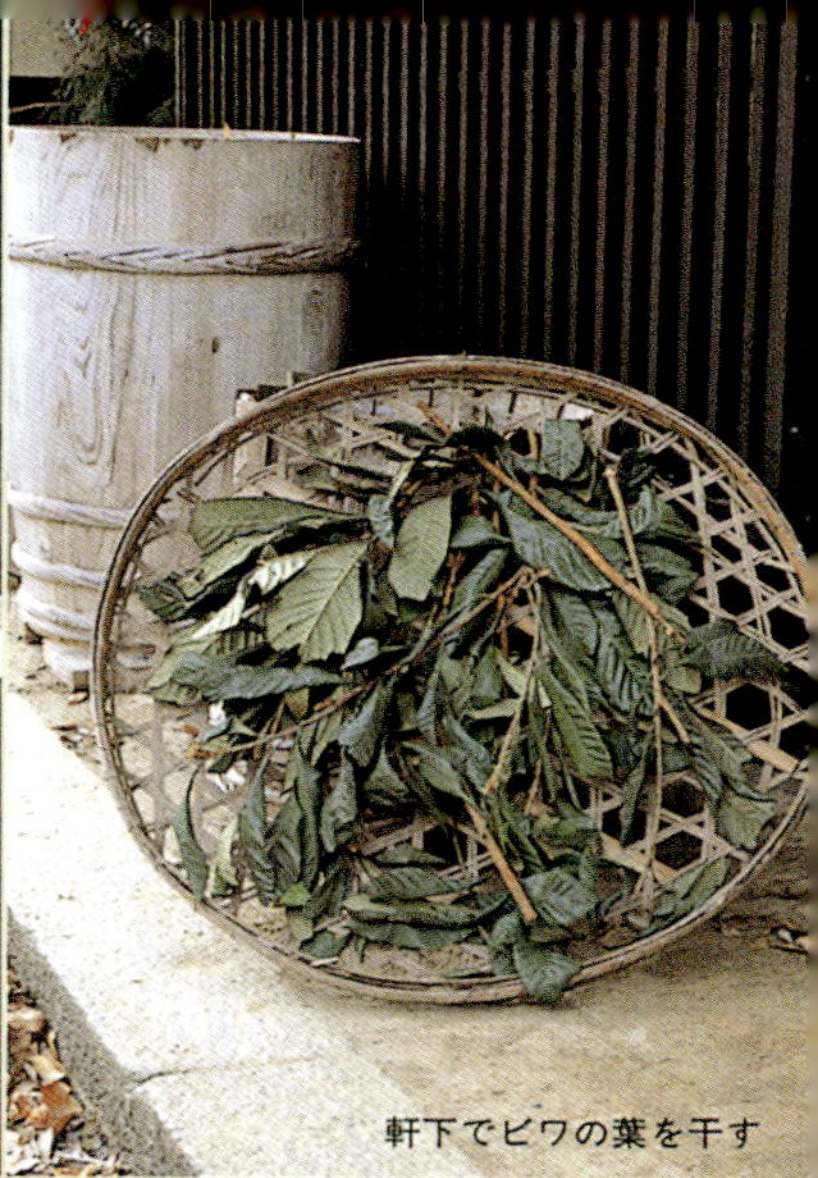

軒下でビワの葉を干す

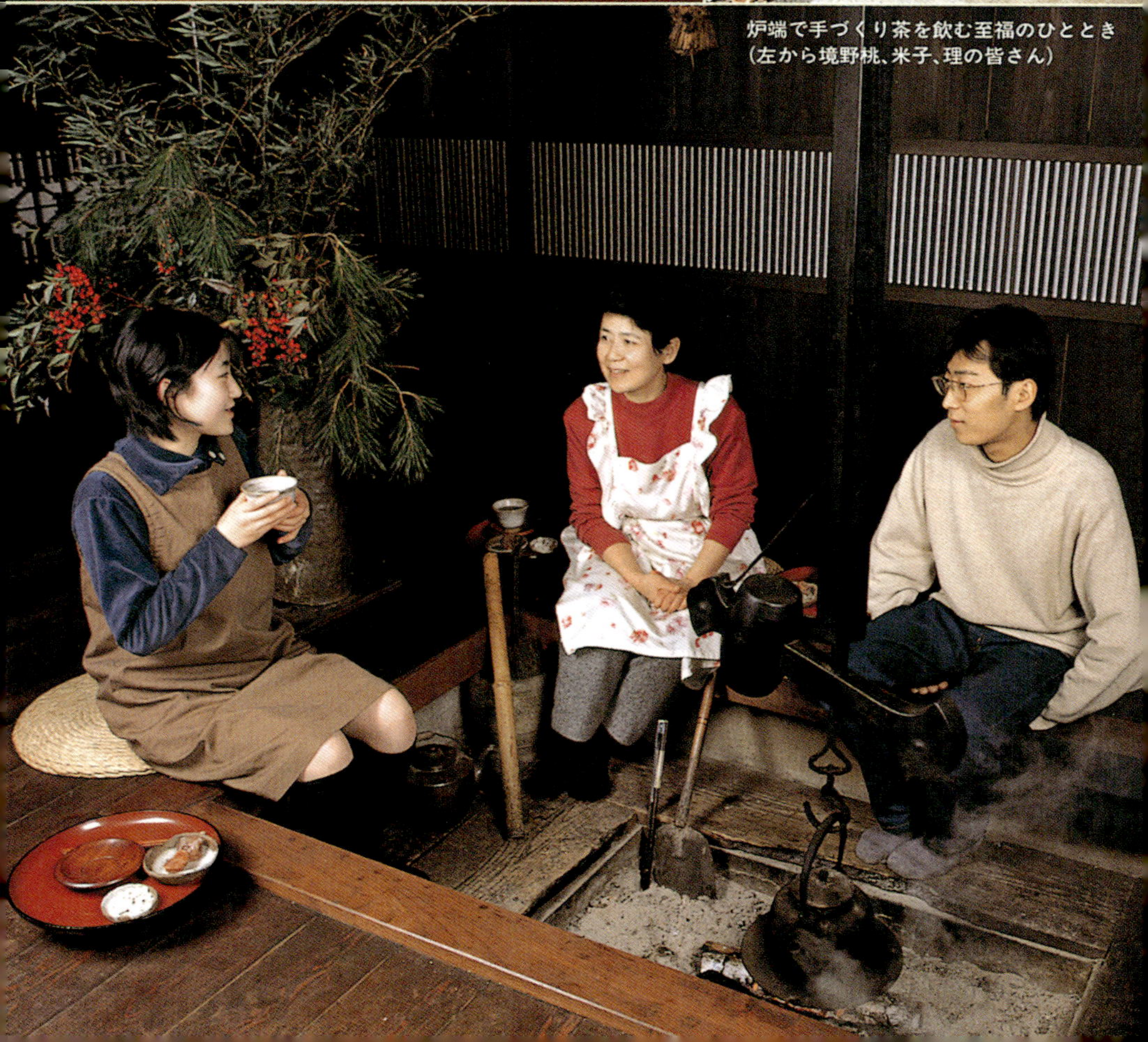

炉端で手づくり茶を飲む至福のひととき
（左から境野桃、米子、理の皆さん）

手づくり茶の材料GUIDE

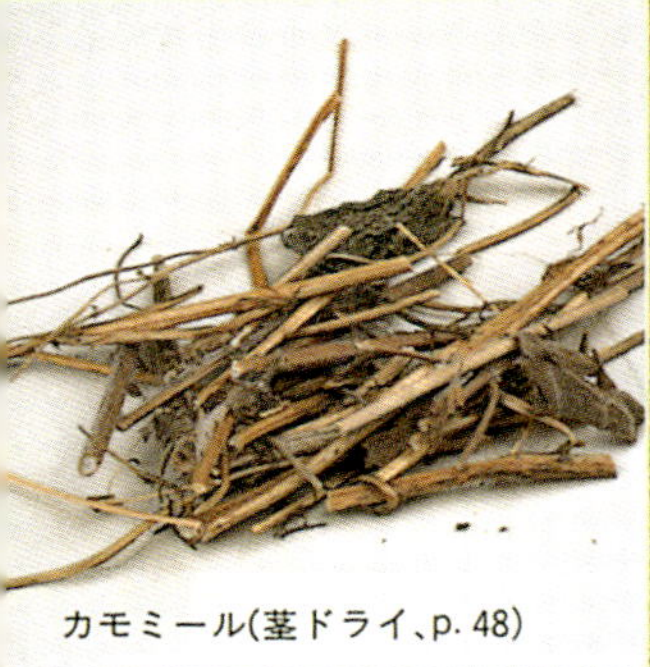
カモミール(茎ドライ、p. 48)

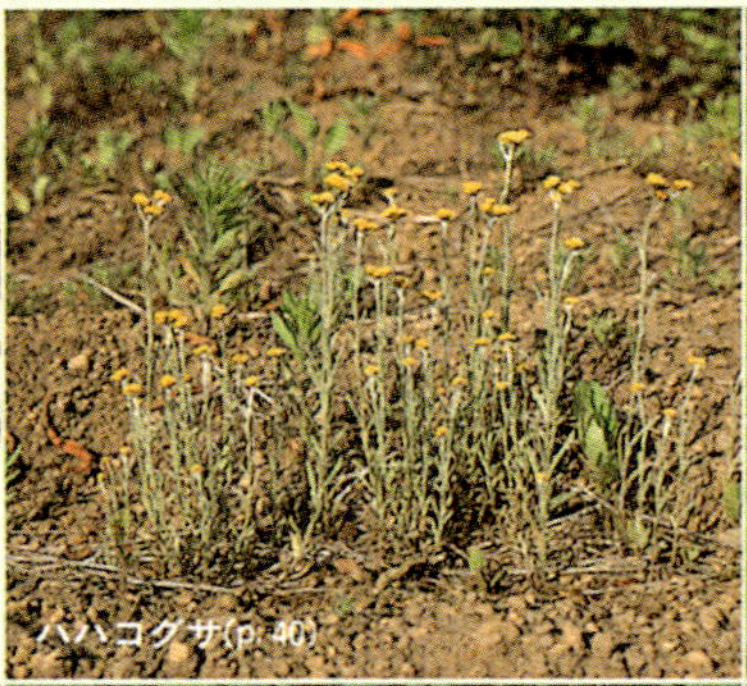
ハハコグサ(p. 40)

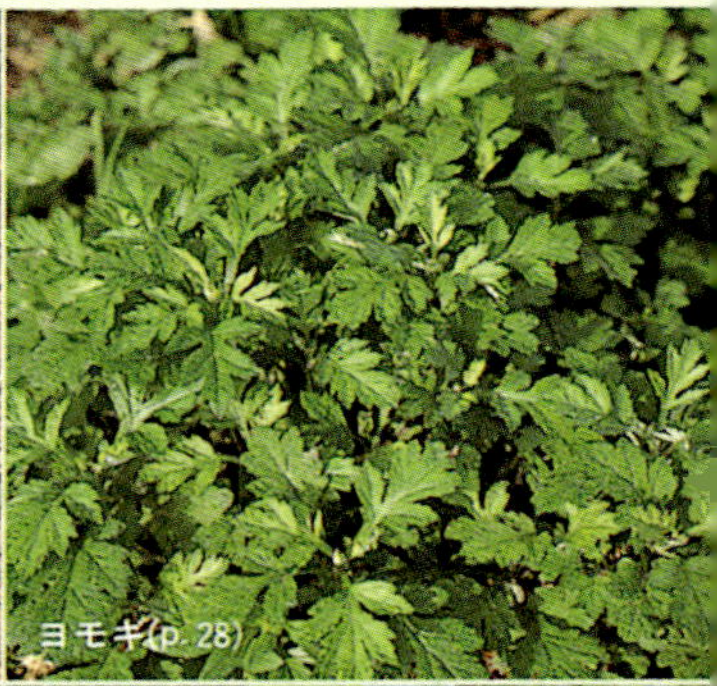
ヨモギ(p. 28)

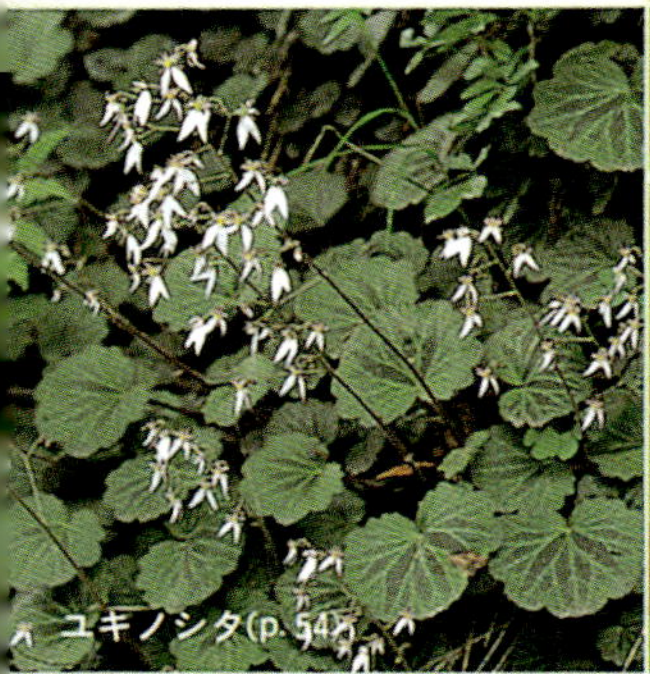
ユキノシタ(p. 54)

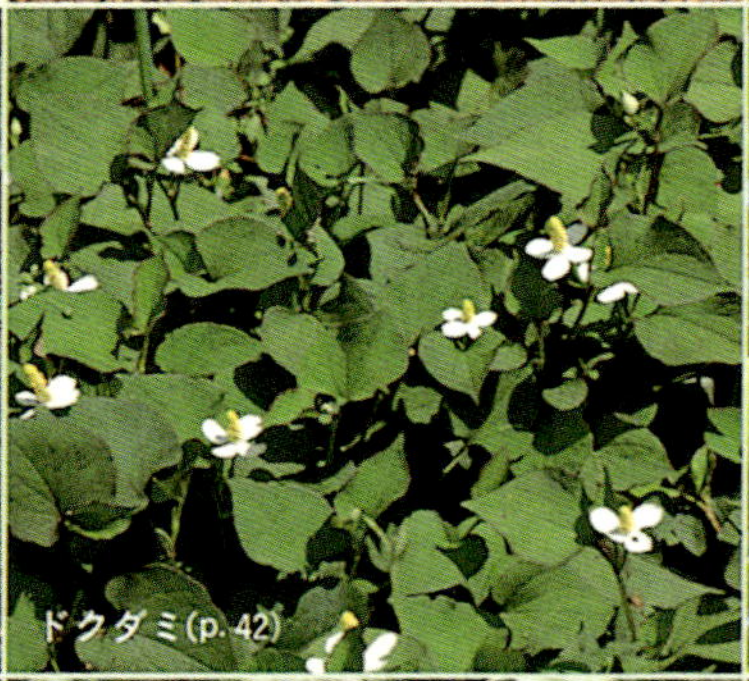
ドクダミ(p. 42)

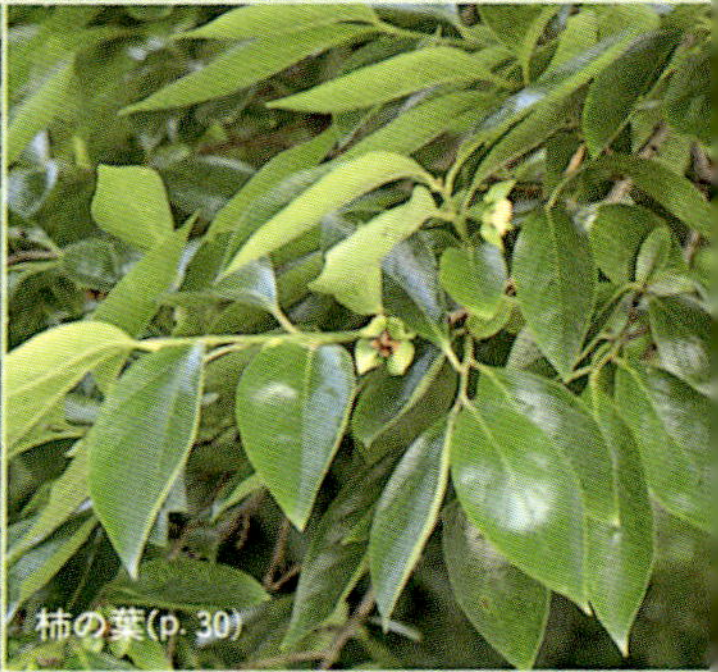
柿の葉(p. 30)

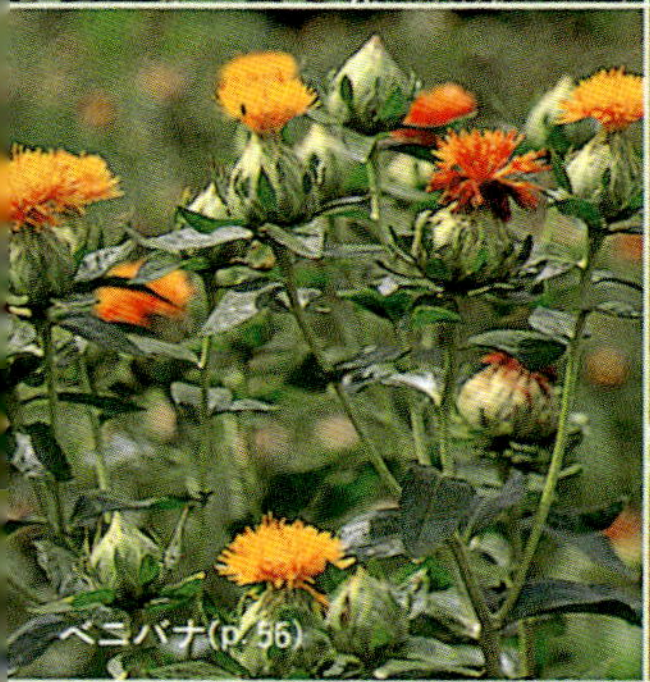
ベニバナ(p. 56)

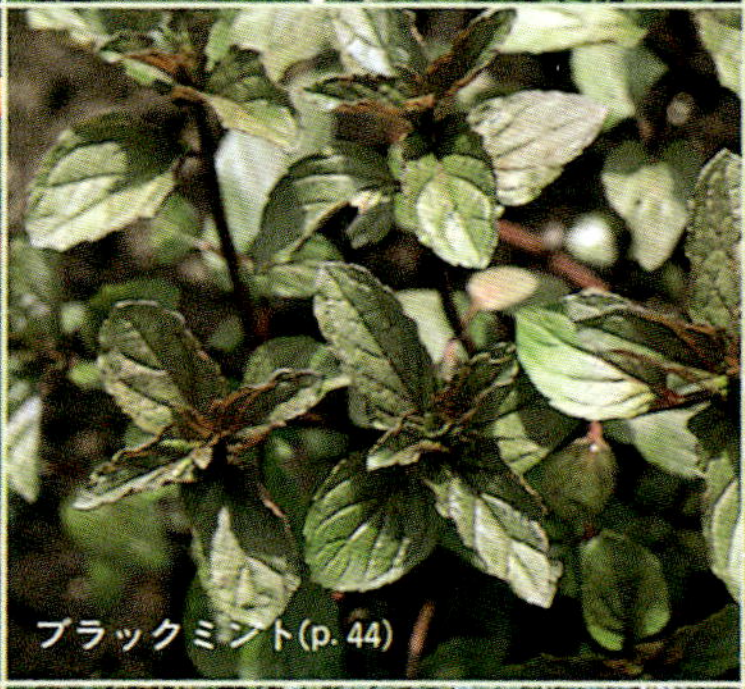
ブラックミント(p. 44)

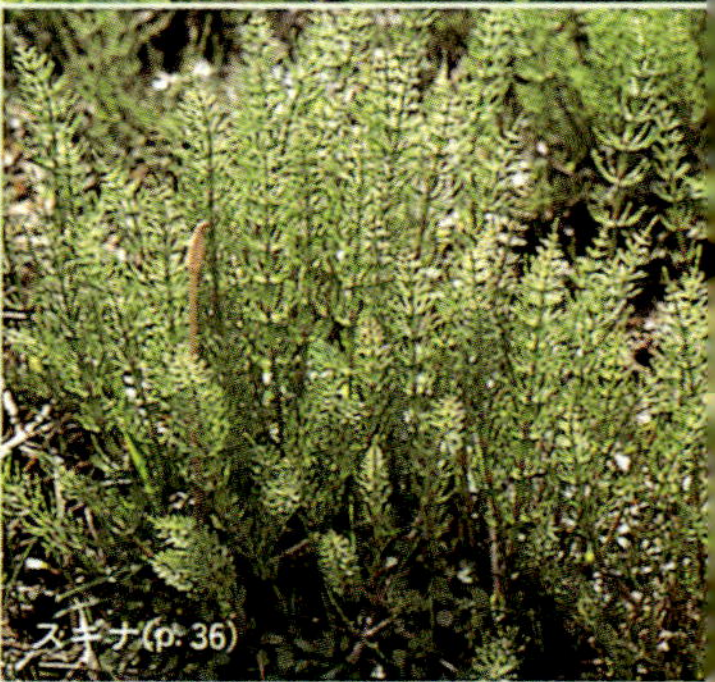
スギナ(p. 36)

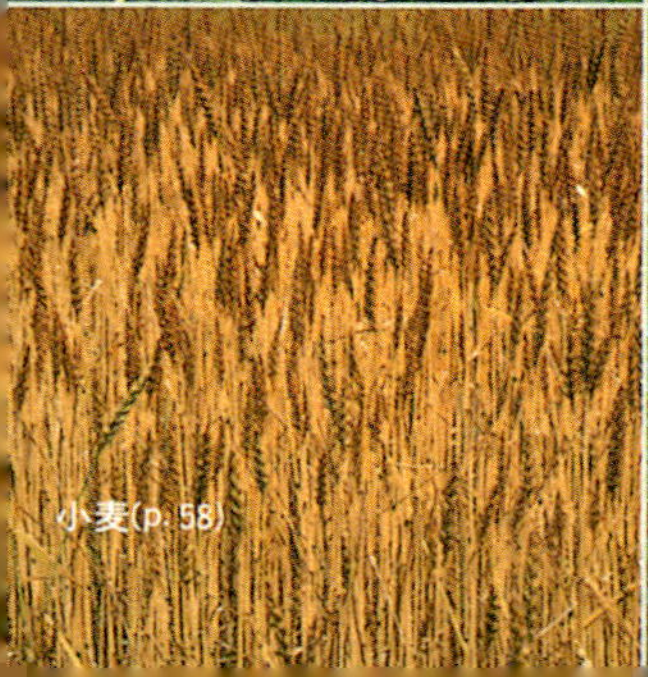
小麦(p. 58)

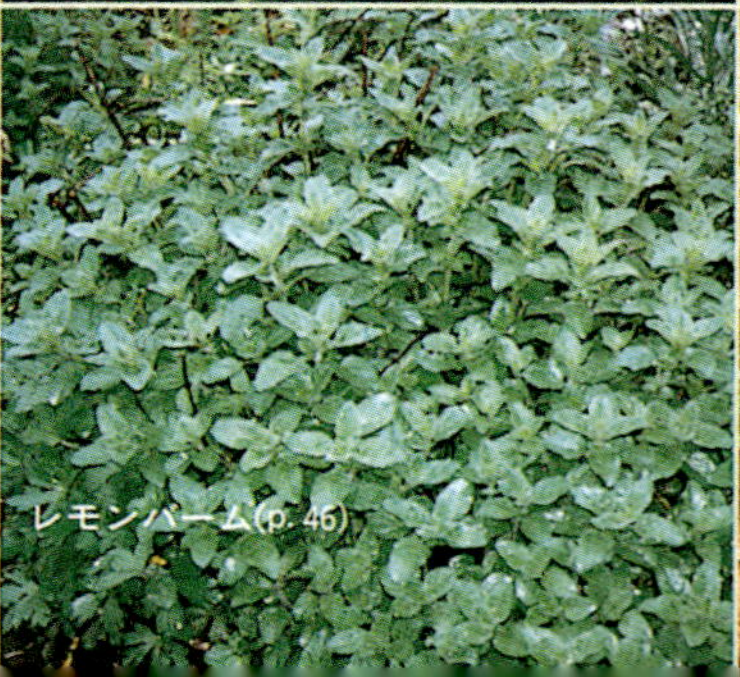
レモンバーム(p. 46)

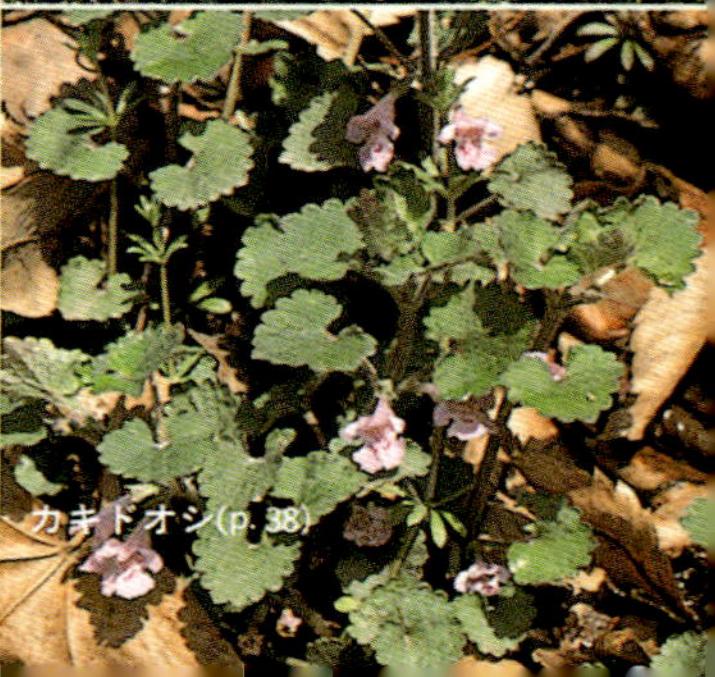
カキドオシ(p. 38)

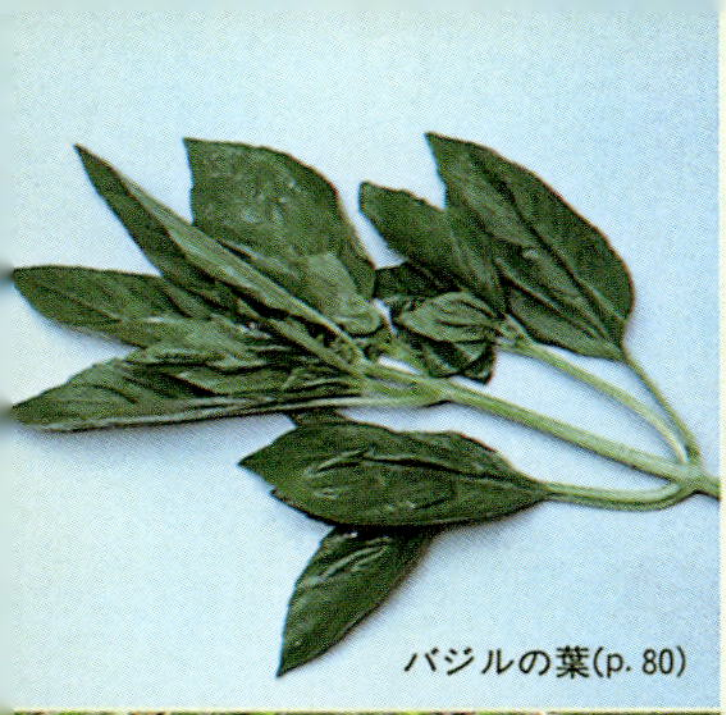
バジルの葉(p. 80)

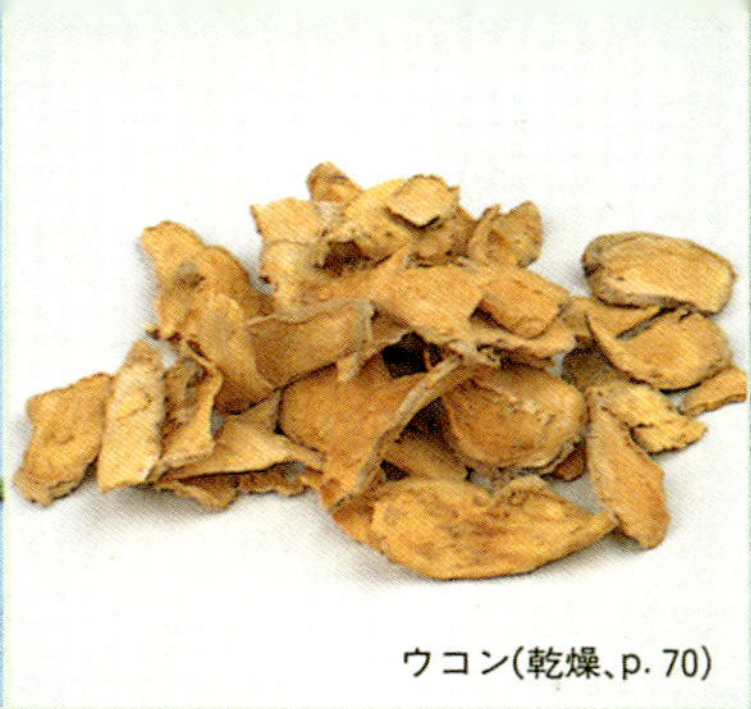
ウコン(乾燥、p. 70)

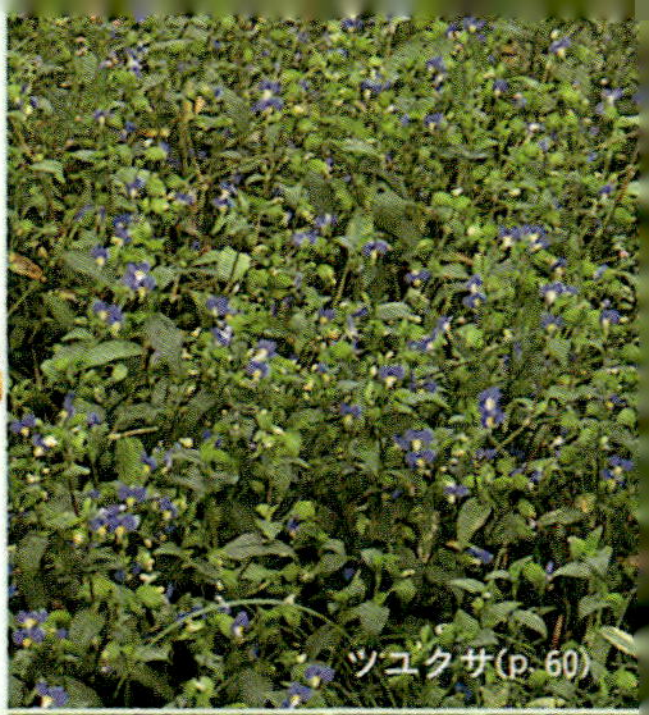
ツユクサ(p. 60)

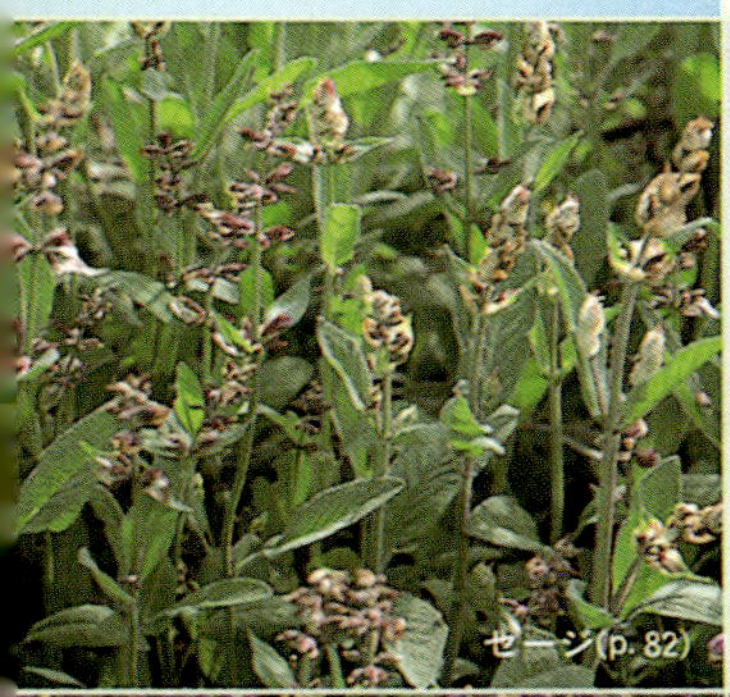
セージ(p. 82)

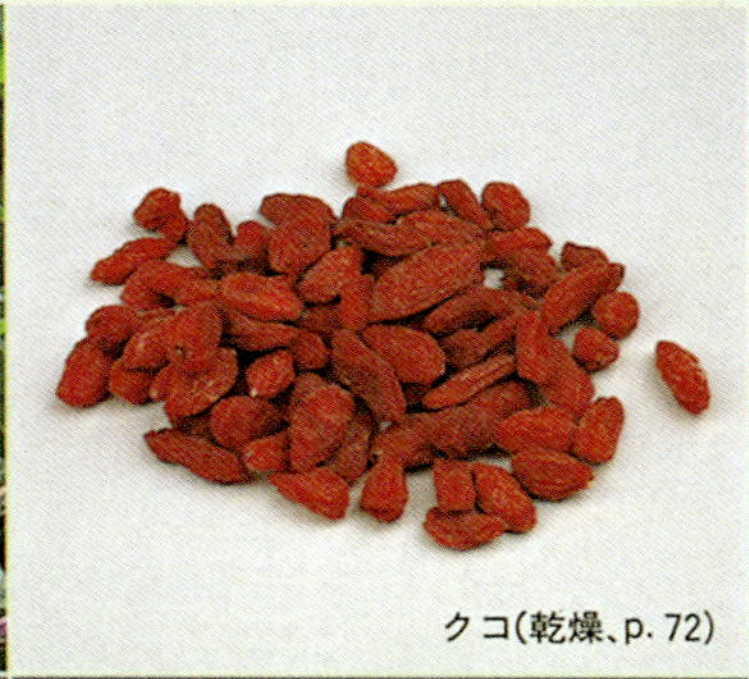
クコ(乾燥、p. 72)

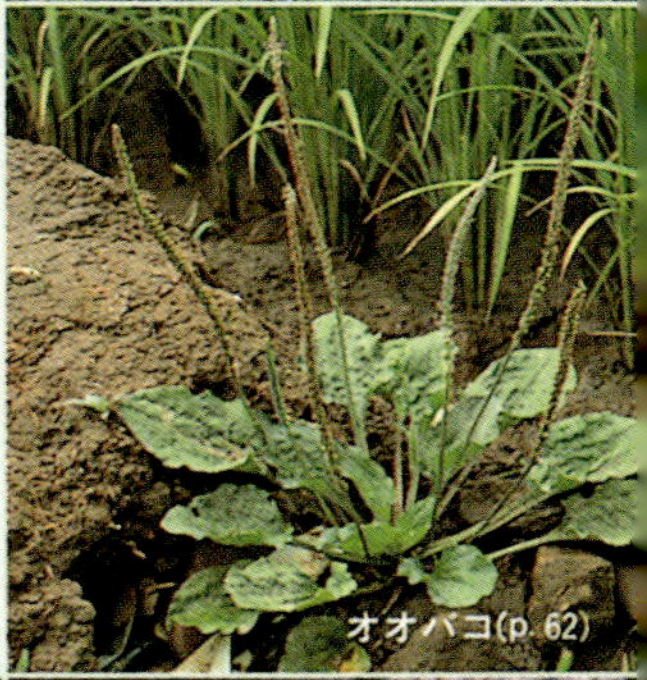
オオバコ(p. 62)

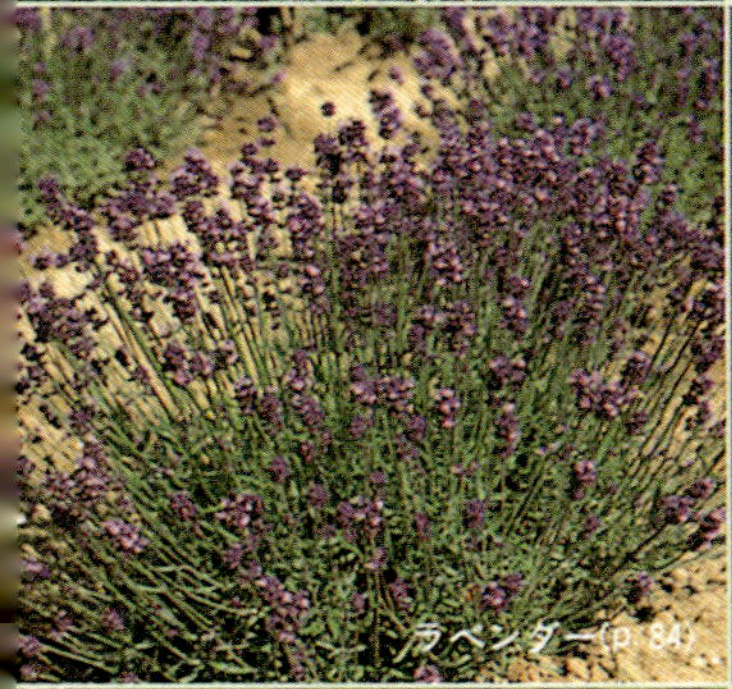
ラベンダー(p. 84)

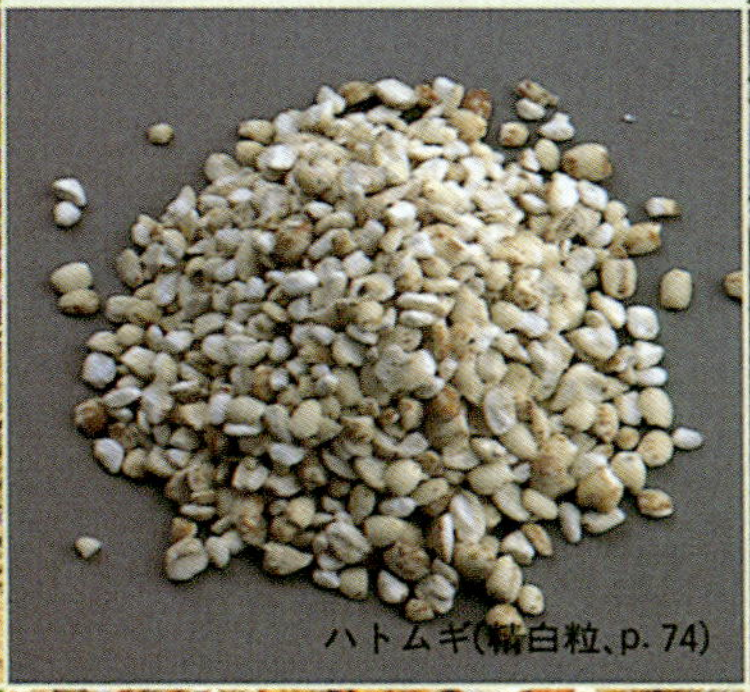
ハトムギ(精白粒、p. 74)

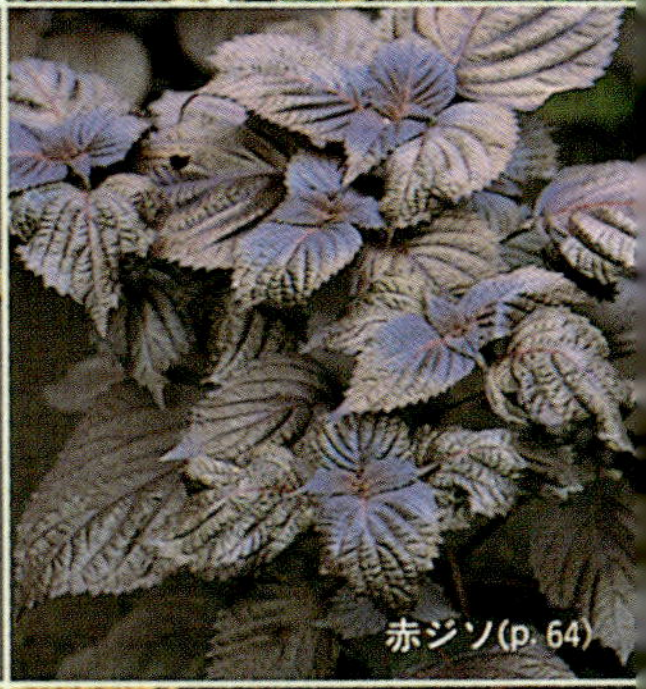
赤ジソ(p. 64)

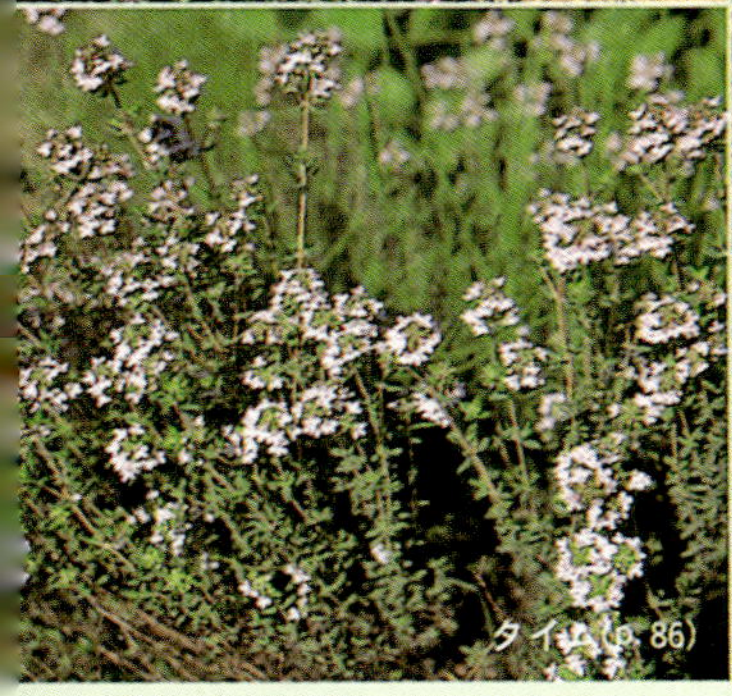
タイム(p. 86)

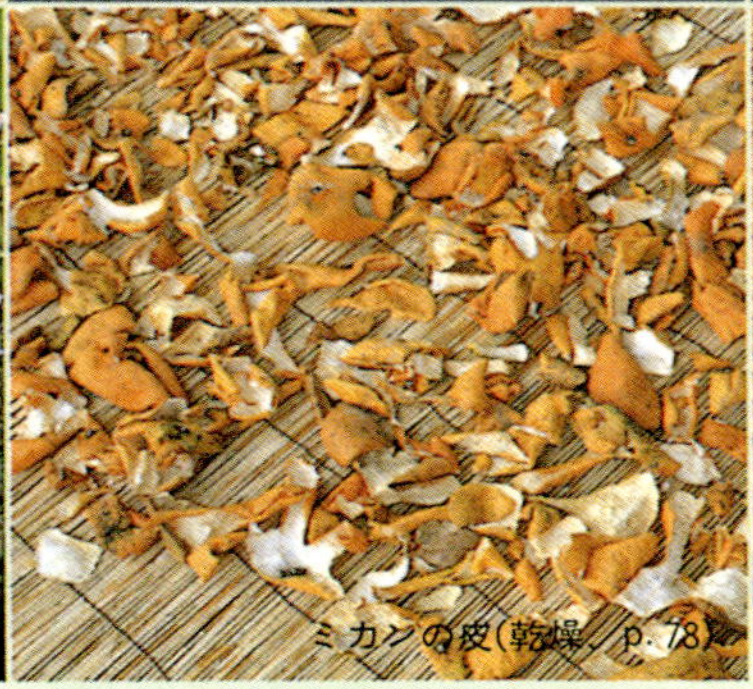
ミカンの皮(乾燥、p. 78)

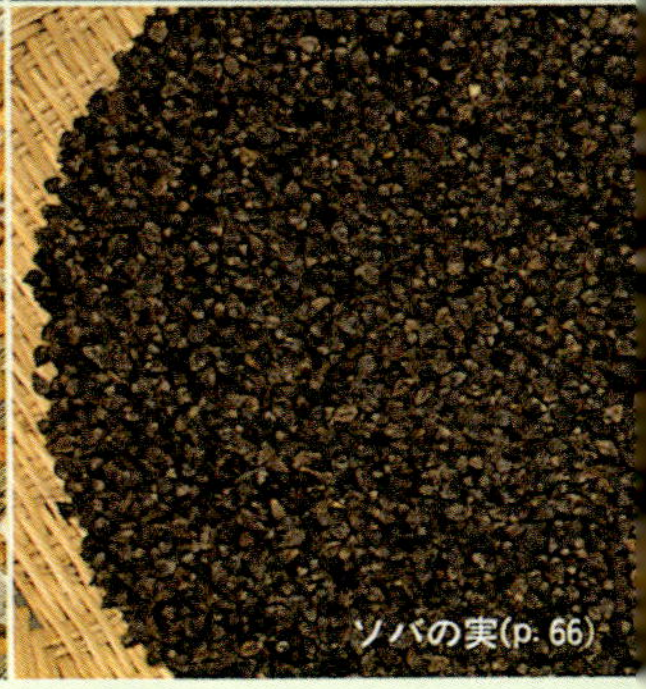
ソバの実(p. 66)

ハーブ茶
SELECTION

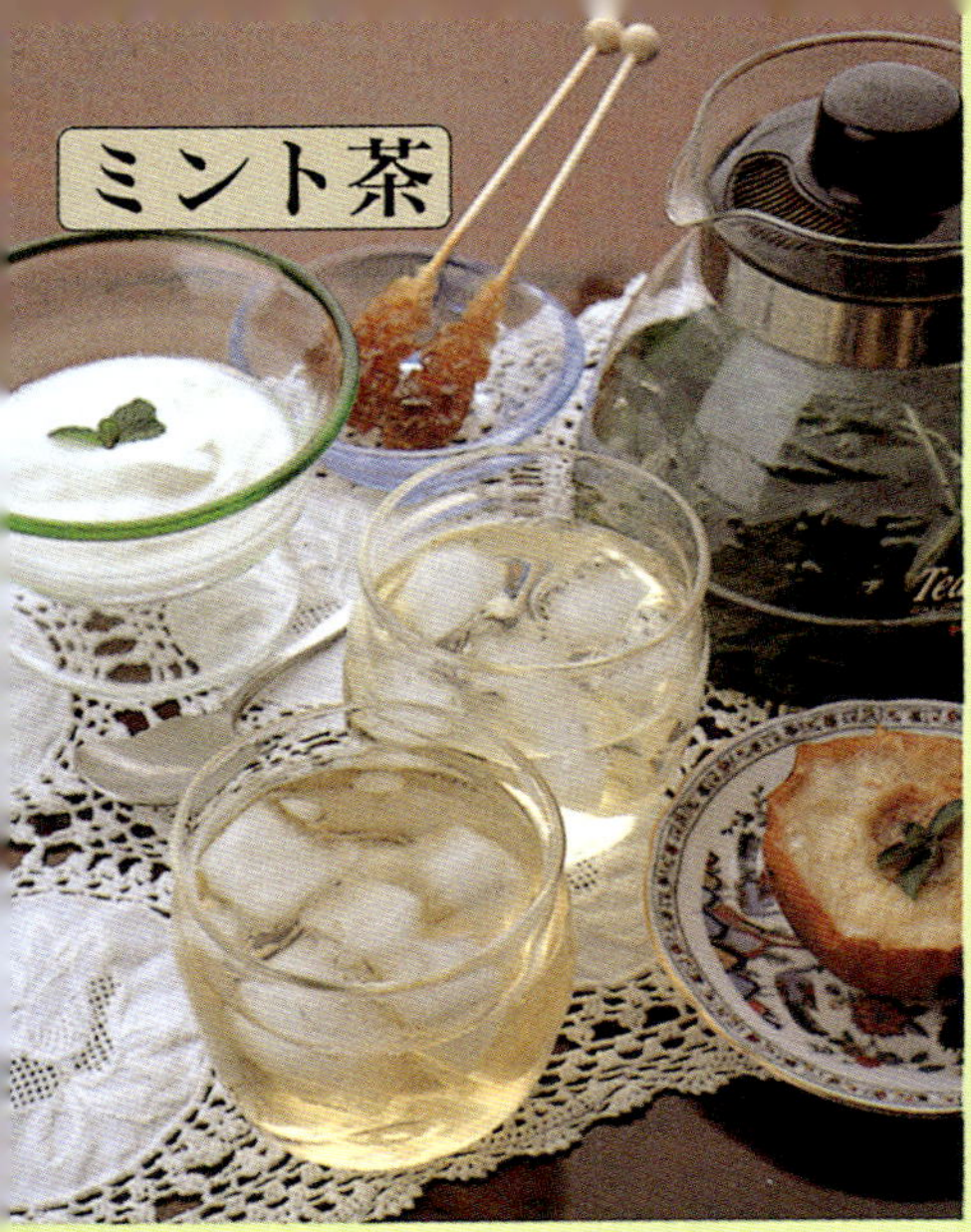

ハッカの香りがし、清涼感を運ぶミント茶(p. 44)

ラベンダー茶は頭痛を和らげ、心を静める(p. 84)

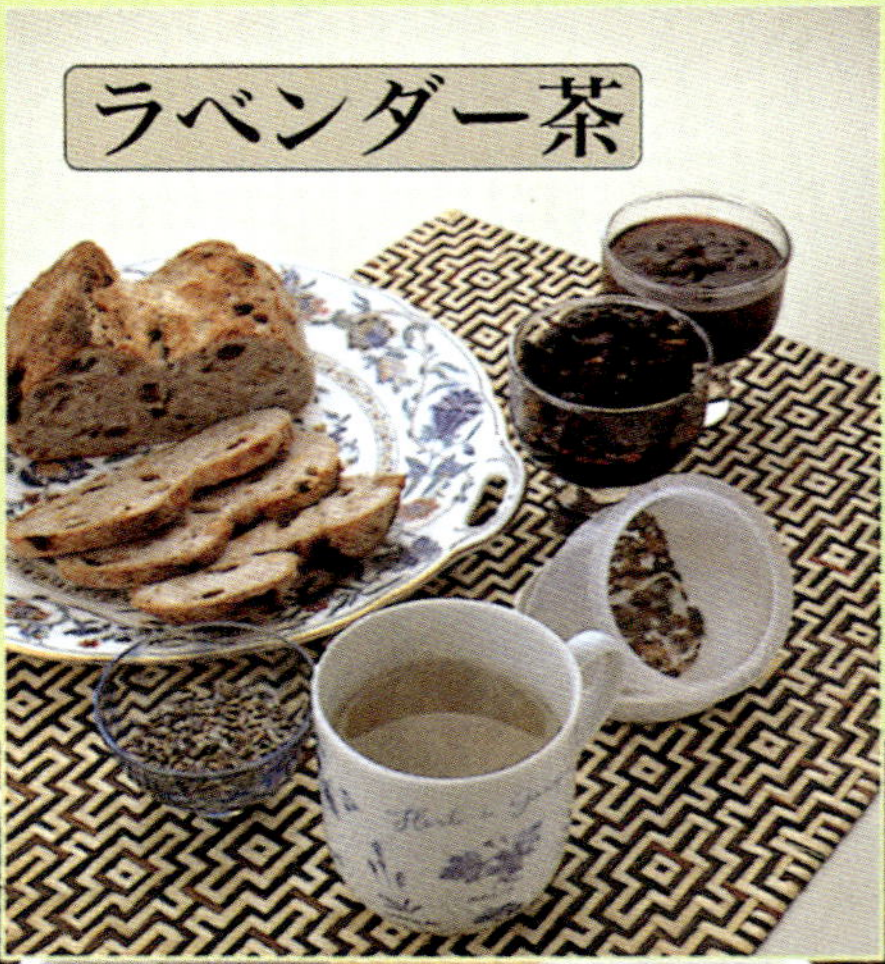

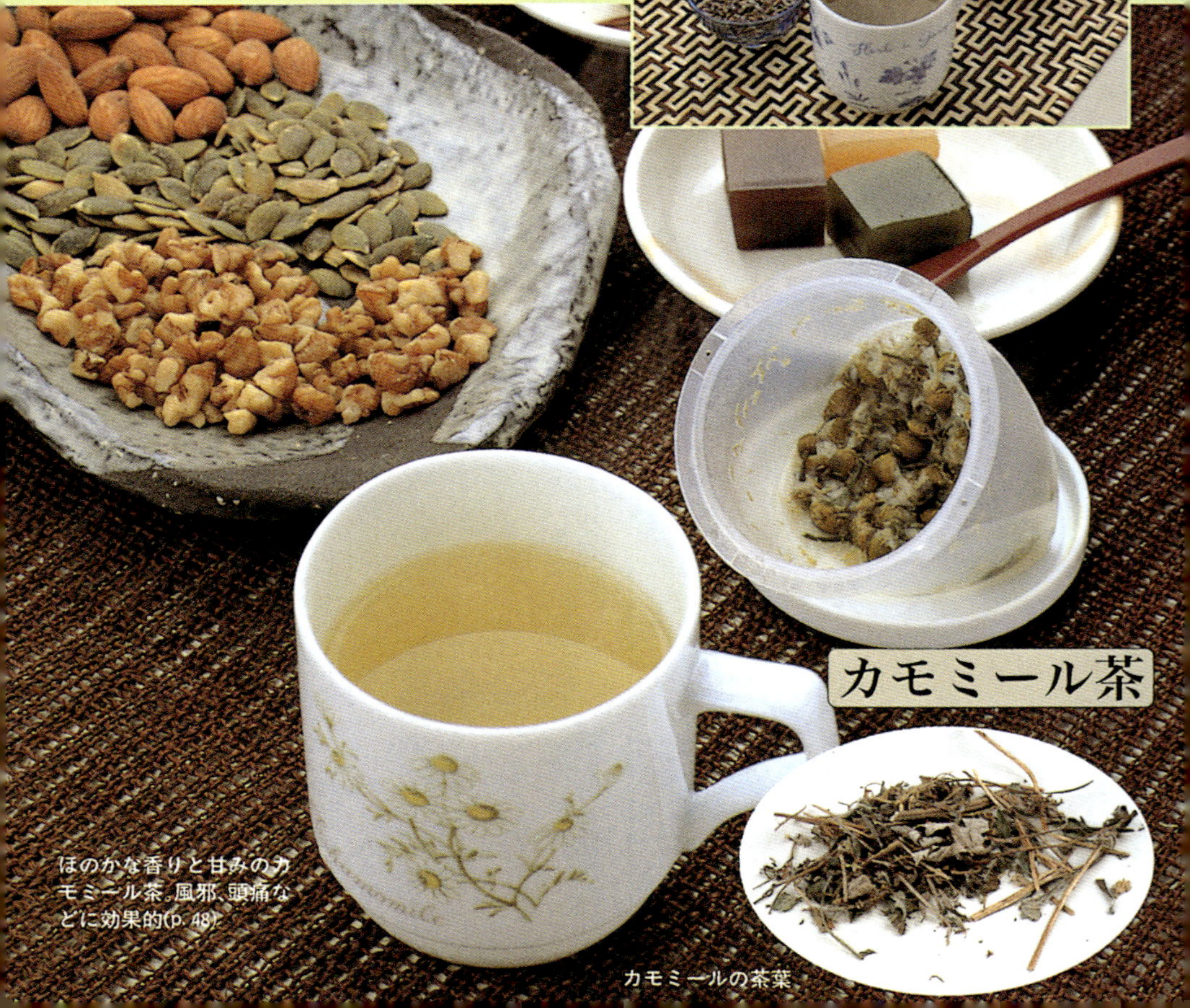

ほのかな香りと甘みのカモミール茶。風邪、頭痛などに効果的(p. 48)

カモミールの茶葉

HOW-TO HEALTHY TEA

第1章

私のお気に入り野草茶・ハーブ茶

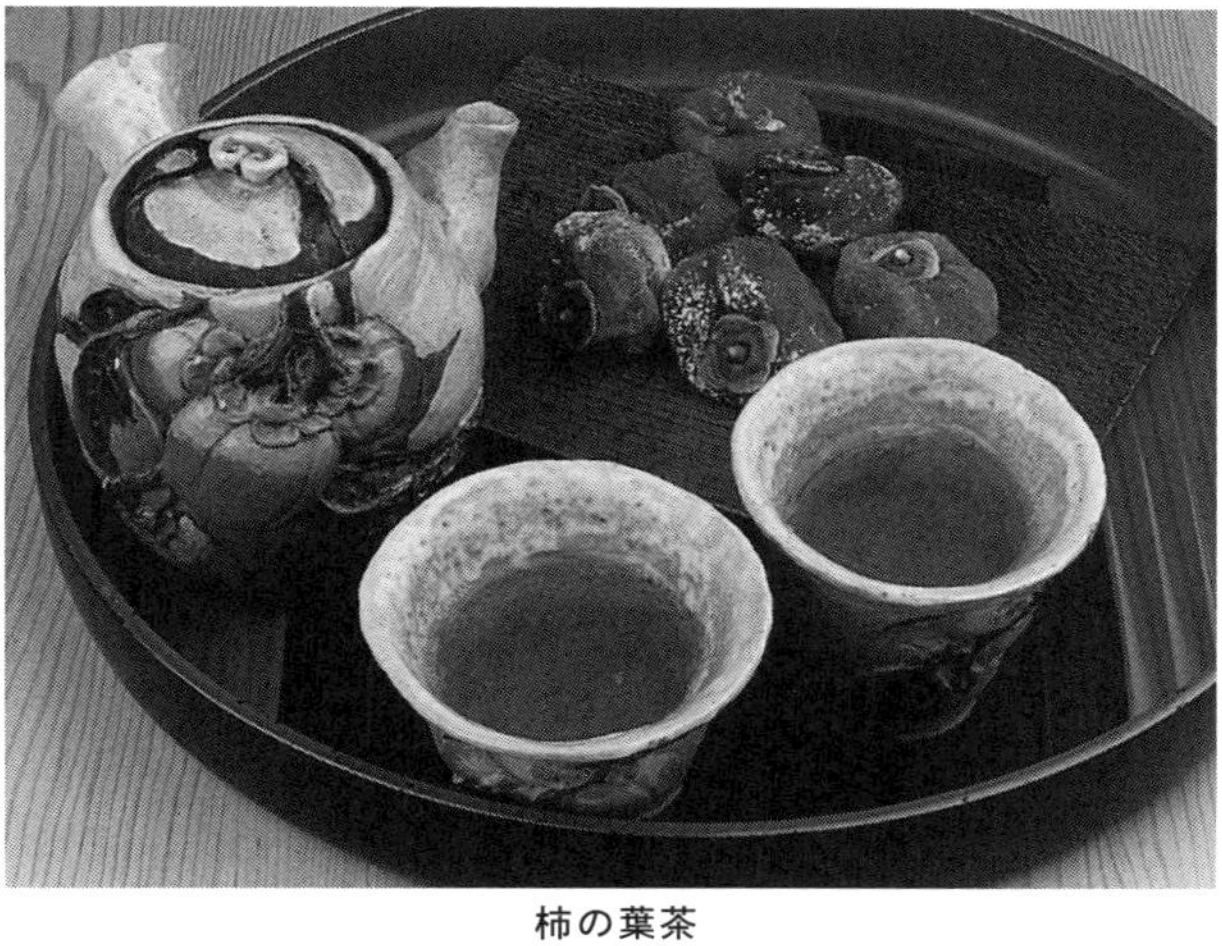

柿の葉茶

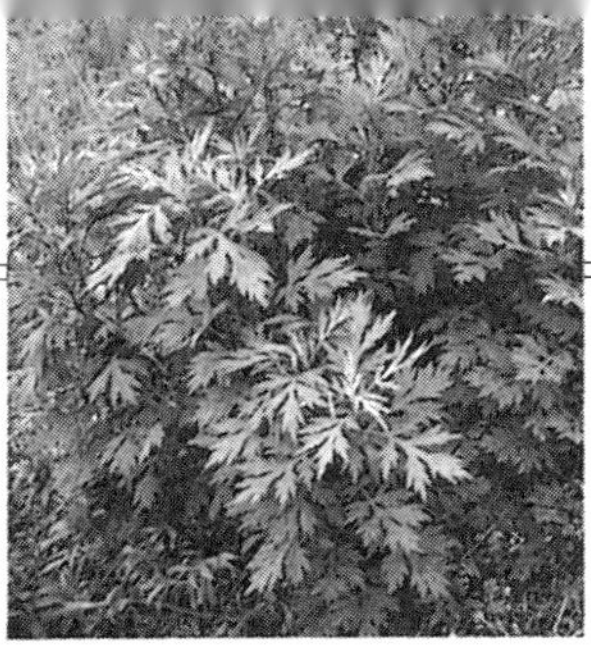

●私のお気に入り野草茶・ハーブ茶

「ガンには食物や野草茶が有効」

と言ったら、笑う人のほうが多いでしょうね。私だって信じませんでした。食物や野草が大切だと思っていても、ガンを治す力があるとまでは考えませんでした。しかし私の深く尊敬する医師、星野仁彦氏のガンとの闘いを知れば、皆さんも食物や野草茶、薬草茶の有効性を確信するようになると思います。

彼は、8年前に大腸ガンが見つかり、手術で除去しましたが、7か月後に肝臓に2か所の転移が見つかり、5年生存率がゼロとわかり絶体絶命。崖っぷちに立たされて、ゲルソン療法と呼ばれる食事療法を始めました。

朝はイモと野菜ジュース、昼は玄米と野菜ジュース、夜は穀物と野菜といった、精白していない完全栄養の穀物、イモ、ゴマ、海草、野菜を食べ、食事からではとれない微量成分を野草茶、薬草茶、ハーブ茶で補う療法です。まったく食べなかったのは、肉、魚、乳製品、卵、油脂類、砂糖、塩です。この食べてはいけない食物の中で、とりわけ実行が難しいのは塩でしょう。

わが家でも早速つくってみましたが、夫は、

「ガンになって死んだほうがましだ」

と言いましたからね。つまり塩がダメということは、味噌、しょうゆもダメということで、味気なさをかなり覚悟しなければなりません。しかし星野氏はこれを奥様との二人三脚で見事乗り切りました。毎月のレントゲンやエコーなどの検査結果も良好で、ついに8年たち、『ガンと闘う医師のゲルソン療法』

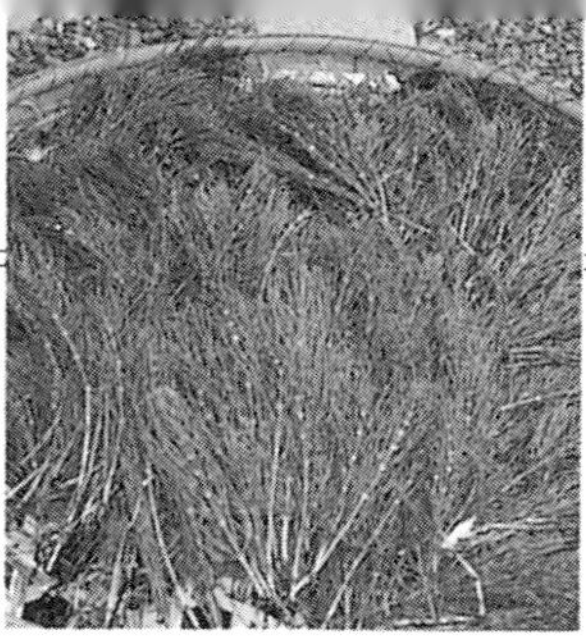

(マキノ出版)という本を出版しました。

ゲルソン療法は、ドイツのゲルソン博士(1881〜1959年)が提唱した療法です。体の栄養のバランスが崩れると病気になる、だからバランスがよいものを食べ、体の栄養バランスを取り戻せば病気は治るというもの。たしかにイモや玄米、ゴマなどは完全栄養です。土に埋めれば、また芽を出し、より以上の生命を生み出す力、完全な栄養を持っています。しかし今日、食物の生命力が弱くなっていることが指摘されています。ハウスで育った野菜の栄養価の低さが、よい例でしょう。

そこで役に立つのが野草茶、薬草茶、ハーブ茶です。食物だけではとることができない微量成分を、吸収しやすい形で体に入れることができます。

さて、ゲルソン食や野草茶だけで、ガンと闘えるでしょうか。私は星野氏の勝利は半分は奥様の力と思えてなりません。もちろん料理が上手です。でも、それればかりではありません。

「まあ、肉や魚なんて必要ないわね。なんていろいろなものが食べられるのでしょう」

と喜び、野草茶のことは、

「こんな体によいものが、全部タダなのよ」

と、子どものようにはしゃぎ、

「5月の連休はリュック担いで、スギナ採りに行くのよ」

などと、ガンになったことが楽しくてしかたがないようなのです。病気と闘うときは、こんな風に喜んで楽しく闘うべしと、深く心に刻みました。

摘んで一服の醍醐味　ヨモギ（キク科）

春の早い時期に、土から顔を出したばかりの白黄緑色のヨモギでつくる草餅は天下一品。かぐわしい香りが体中に春を運んでくれます。よく洗って、熱湯でゆで、水に十分さらしてアク抜きをし、たたくように細かく切ってつくります。市販の草餅とはひと味もふた味も違うんだなあ。

この違いには、多分摘むという喜びのエネルギーが、加算されていると思います。都会から田舎へ越してきて、一番よかったことは、セリやヨモギを摘んで食べる楽しさを教えてもらったこと。

摘むという行為自体が、何ともいえずに楽しいのです。大昔から受け継がれてきた収穫の喜びは、私の血にも健在でした。

ヨモギにはビタミンA、Cが豊富に含まれています。

葉が4、5枚出た頃の春先の若芽は、青汁やジュース材料にもなります。アクが強いので少量を入れます。また、てんぷらにしても美味です。

［薬用部位］ 葉。育ち盛りの6～7月に茎から刈り取り、陰干しします。

［薬効］ 体を温める作用があります。ですから冷えによる腹痛、腰痛、生理不順、痔、吐血に用います。また食欲増進、胆汁分泌促進効果もあります。出血を止める作用もあり、生の葉をもんで、その液汁を傷口につけます。

［つくり方］ 梅雨の晴れ間に40～50㎝ほどに育ったヨモギを刈り取り、陰干しします。乾燥した葉は3㎝長さに刻み、缶に入れて保存します。

［飲み方］ 5ｇを急須に入れ、熱湯を注ぎ、5～6分おいて色がよく出たら飲みます。／少量の乾燥した葉を他の薬草、野草と合わせてお茶にし、ブレンド野草茶（14頁参照）として飲みます。このお茶はおいしくて、家族みんなで飲めます。／乾燥した葉1日量10ｇを、3カップの水で3分の1になるまで弱火でゆっくり煮詰め（煎じ）ます。3回に分けて食前に飲みます。

［利用メモ］ 端午の節句にはショウブと一緒に風呂に入れる習慣がありますが、ヨモギは入浴剤としても一級品です。乾燥した葉200ｇほどを手ぬぐいでつくった袋などに入れて風呂に入れ、水から沸かします。生の葉でもよいでしょう。また、鍋で煮出して汁をつくり、それを風呂に入れる方法もあります。／新鮮な若葉をしぼって青汁やジュースにして飲むのもおすすめです。／葉は、灸に使うモグサの原料にもなります。モグサは、葉を日干しにし、臼ですりつぶし、ふるいにかけて毛だけを集めたものです。

[摘む楽しさプラスのヨモギ茶]

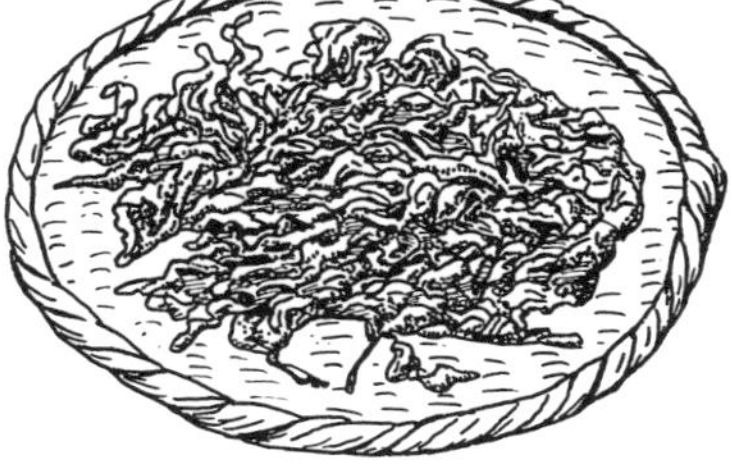

茎から刈り取り、陰干しする。乾燥した茶葉は３㎝長さに刻み、缶に入れて保存

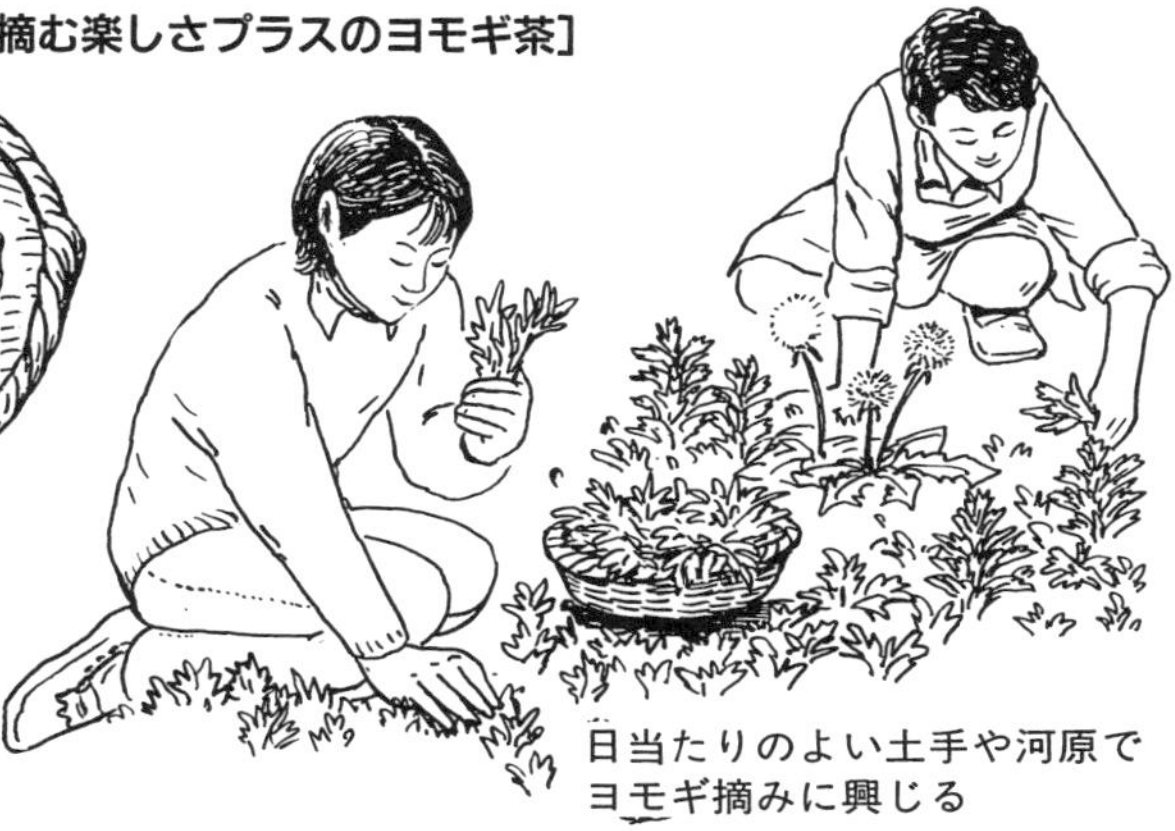

日当たりのよい土手や河原でヨモギ摘みに興じる

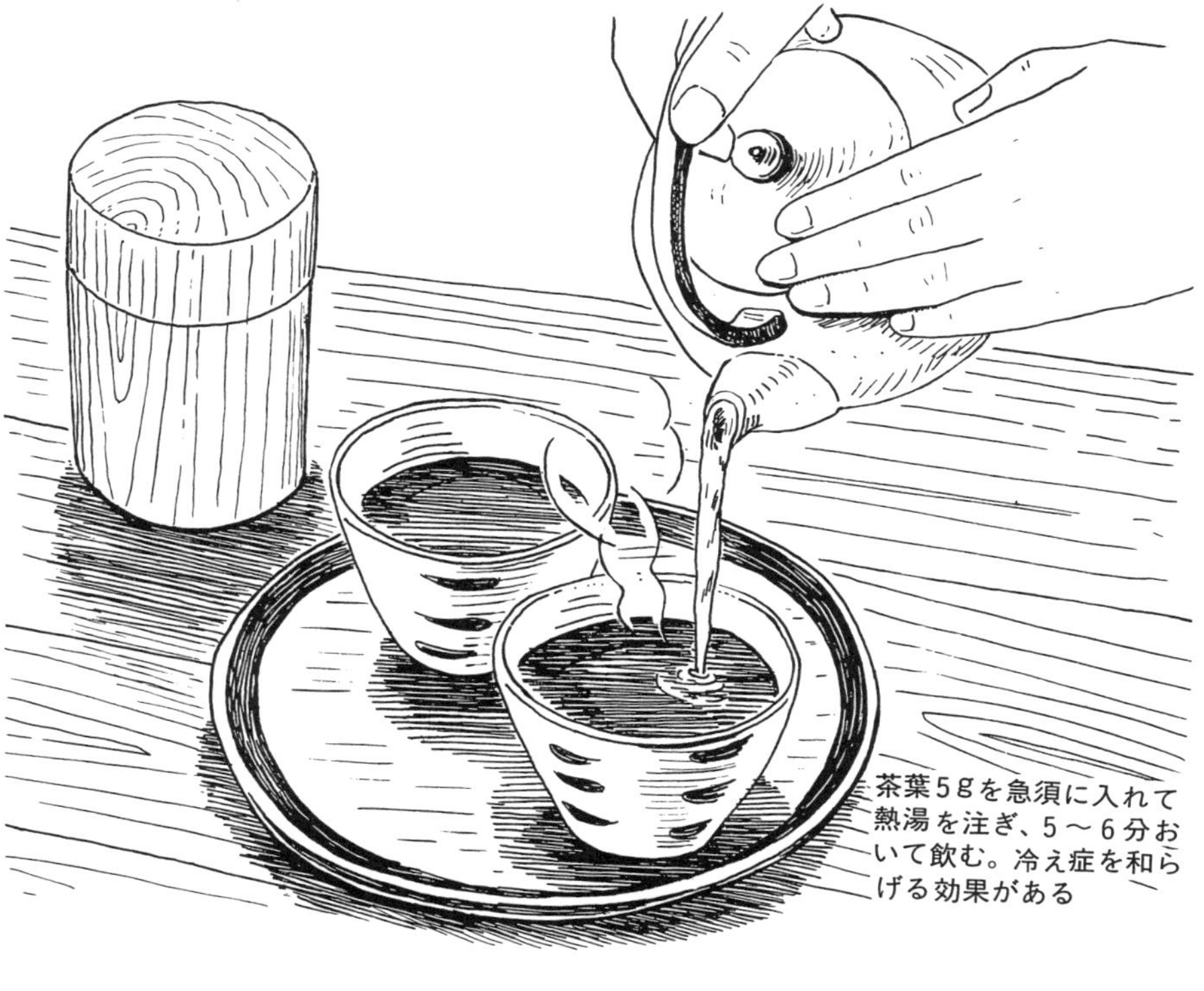

茶葉５ｇを急須に入れて熱湯を注ぎ、５〜６分おいて飲む。冷え症を和らげる効果がある

親愛なる私の同志

柿の葉（カキノキ科）

私にとって一番大切なお茶が柿の葉茶。難病を闘った同志ともいうべき、かわいいやつなのです。膠原（こうげん）病という難病にかかったとき、医者から気の毒そうに、「今の医学では治せません」と言われました。

普通ならショックで食欲などなくなってしまうところなのでしょうが、私には甲田療法（95頁参照）という伝家の宝刀がありました。玄米中心の食事と西式の体操と柿の葉茶ですっかりよくなり、以来柿の葉茶は私にとって必需品。毎日欠かさず飲みます。

元気になってからは、柿の葉茶は自分でつくります。他の野草茶と違って、ビタミンCを壊さないようにするため、葉を採取するときも日に当てないようにするなど、注意が必要です。

［薬用部位］ ヘタ、葉（6～8月。ビタミンCは若葉のほうが多い）、種、柿渋。

［薬効］ 柿の種（せんべいではない）には血液中のエチルアルコールの酸化防止作用があります。柿の葉は大量のビタミンCを含み、免疫力を高める効果が期待できます。高血圧症、動脈硬化症、成人病予防に効果的です。咳を止めたり、止血作用があるので、消化器潰瘍など内臓の出血にも用います。

［つくり方］ 葉を2、3日陰干しし、細かく刻み、蒸し器に入れて強火で2～3分間蒸します。重ならないように広げ、再び陰干しします。カビやすいので、乾燥を助けるため、毎日両手でもむようにします。乾燥させた葉は、缶に入れて保存します。ビタミンCをとるためなら若葉を採り、陰干し、蒸すのも2～3分に。血圧を下げるためなどなら6～9月の葉を採って、蒸す時間も5分くらいにします。

［飲み方］ 5gを急須に入れ、熱湯を注ぎ、5～6分おいて色が出たら飲みます。／少量の乾燥した葉を他の薬草、野草と合わせ、ブレンド野草茶として飲みます。／乾燥した葉1日量10gに、水3カップを入れ、半量になるまで弱火でゆっくり煮詰めます。熱いうちに茶コシでこし、3回に分けて空腹時に飲みます。

［利用メモ］ 柿渋を杯に1杯と大根おろし汁を同量混ぜて服用すると、血圧を下げる効果があります。柿渋は、二百十日前後に柿の実を採って突き砕き、1割の水を加えて5～6か月後に圧搾します。しぼり汁を冷暗所で半年熟成します。／ヘタは陰干しして保存します。しゃっくりには、ヘタ10～15個にヒネショウガ少々を入れ、水3カップを加え、約半量になるまで煮詰めます。1日3回に分けて飲みます。

［必需品になっている柿の葉茶］

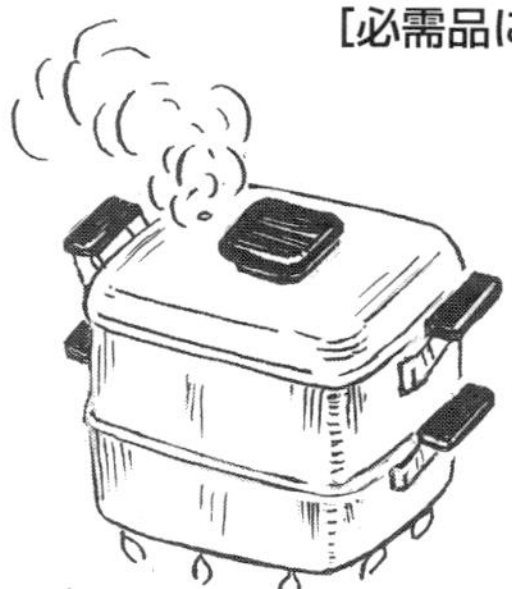

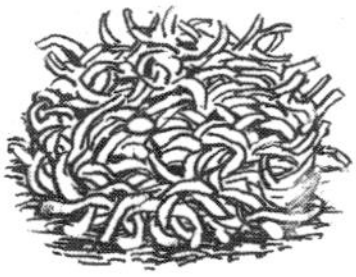

細かく刻み、蒸し器で
強火で蒸し、再び陰干
しをする

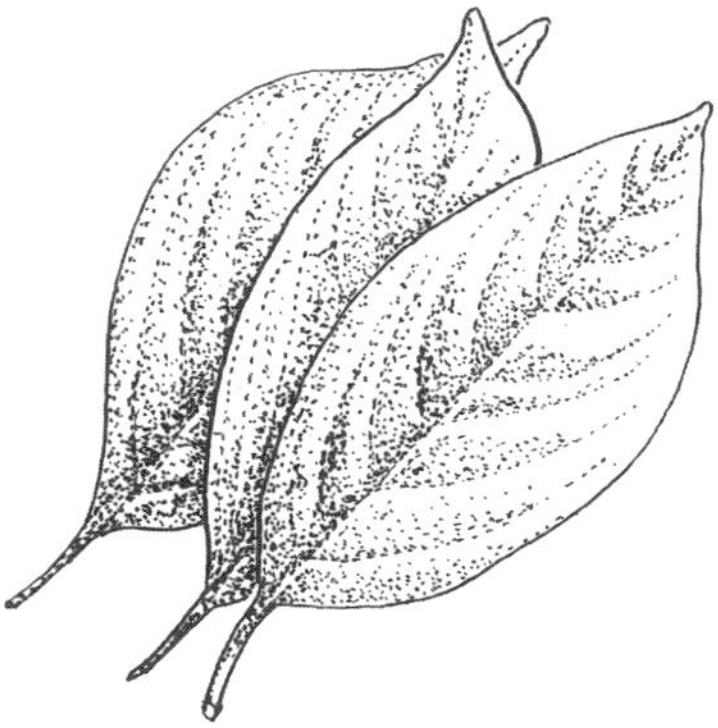

摘んだ葉。若葉はビタミンCが多い

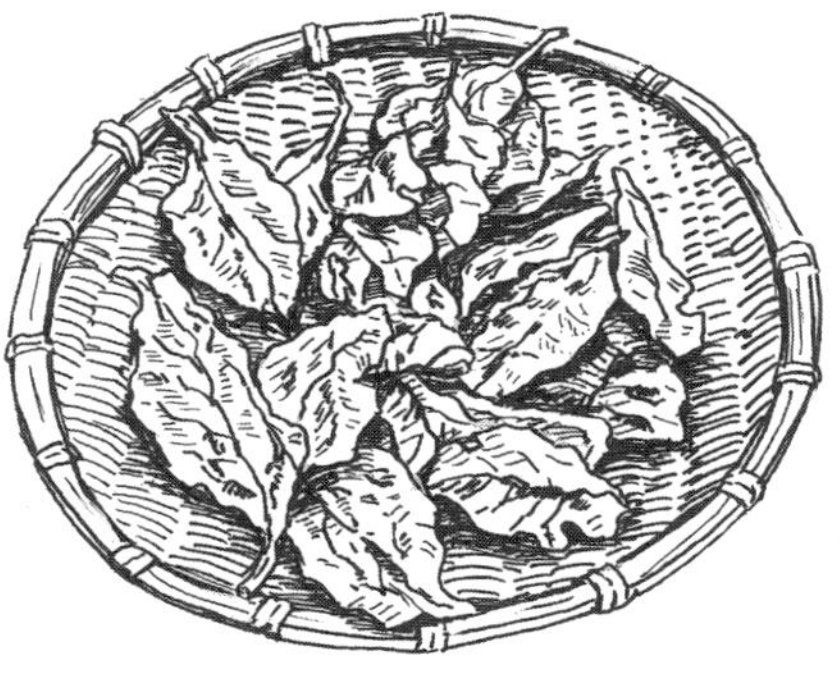

２〜３日、陰干しする

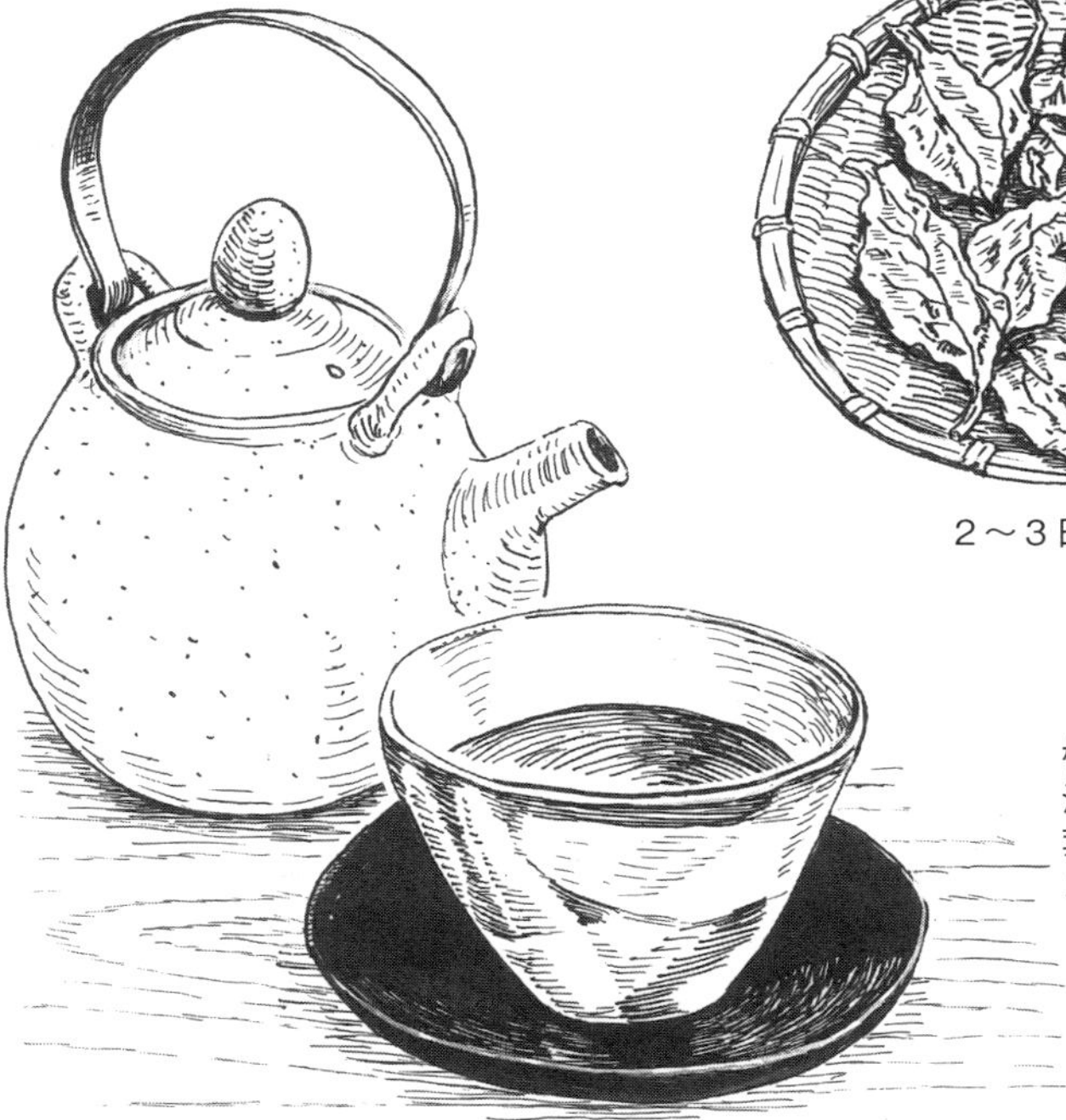

柿の葉を急須に入れ、熱湯を
注いで色が出たら飲む。柿の
葉と野草、薬草の茶葉とブレ
ンドして飲んでもよい

●だっておいしいんだもの　米（イネ科）

わが家の客たちは、初めて飲む野草茶のあまりのおいしさに驚きます。

「これはいったい何のお茶ですか?」

「野草茶ですよ」

と答えると、

「こんなにおいしいものなんですか」

と感心するのです。もちろん私も鼻高々、オーホホホ……なのですが、まさか出されたお茶を「まずい、もう1杯」とか「これはひどい」などとは言えないだろうからね。慎み深く控えめな性格なので(?)、常に話半分に聞いておくことにしています。

でもね、一人の例外もなく「おいしい」と言わせてしまう実力があることも、おわかりいただけるでしょうか。実はおいしい秘密は米なのです。つまり米を小麦色にいって、お茶にするのです。いった玄米はチョー便利。湯を注いで煮ると玄米がゆができ、野草茶に入れれば野草の苦みや渋みがまろやかな甘味に変身します。

ムギに麦茶、ソバにソバ茶があるのに、なぜ米茶が飲まれないのか不思議です。米が余る時代、米茶の薬効が見直され、米消費拡大の起爆剤になるよう願っています。だって本当においしいんだもの！

【薬用部位】 米粒。

【薬効】 気力を養い、五臓を和らげ、顔色をよくします。「一切の薬物は本性毒を持っているものであって、そのうえで病によく克つ。病に克ってはじめて能く薬となる。ただ米はいささかの毒気もなく、病気のときは薬となり、健康なときにも薬となるので、一朝一夕も人身から離すことができぬもの」「胃の働きを活発にし、熱を下げ渇きを止める。何を試みても効き目のない胃虚、不食に、いり米を粉にして湯に練って丸め、20〜30粒を湯で飲み下すと、食がすすむようになる」（人見必大『本朝食鑑』平凡社より）。

【つくり方】 鍋で2カップの玄米をいります。火は中火。パン、ポンと米粒が跳ね飛び、ちょっと濃いめの小麦色になるまでいります。

【飲み方】 水2ℓに野草20gといり玄米10gを入れ、火にかけます。沸騰したら弱火にして5分煮出します。夏は冷やしてどうぞ。／いり玄米5gを急須に入れ、熱湯を注ぎ、しばらくして茶碗に注ぎます。

【利用メモ】 米に関係する和名を紹介しましょう。米＝よね（与禰）、粒＝いなつぶ（伊奈豆不）、糠＝ぬか（沼賀）、粳（うるち）＝うるしね（宇流之禰）。米一粒一粒が大切、そんな昔の人の熱いエネルギーが伝わってきませんか。

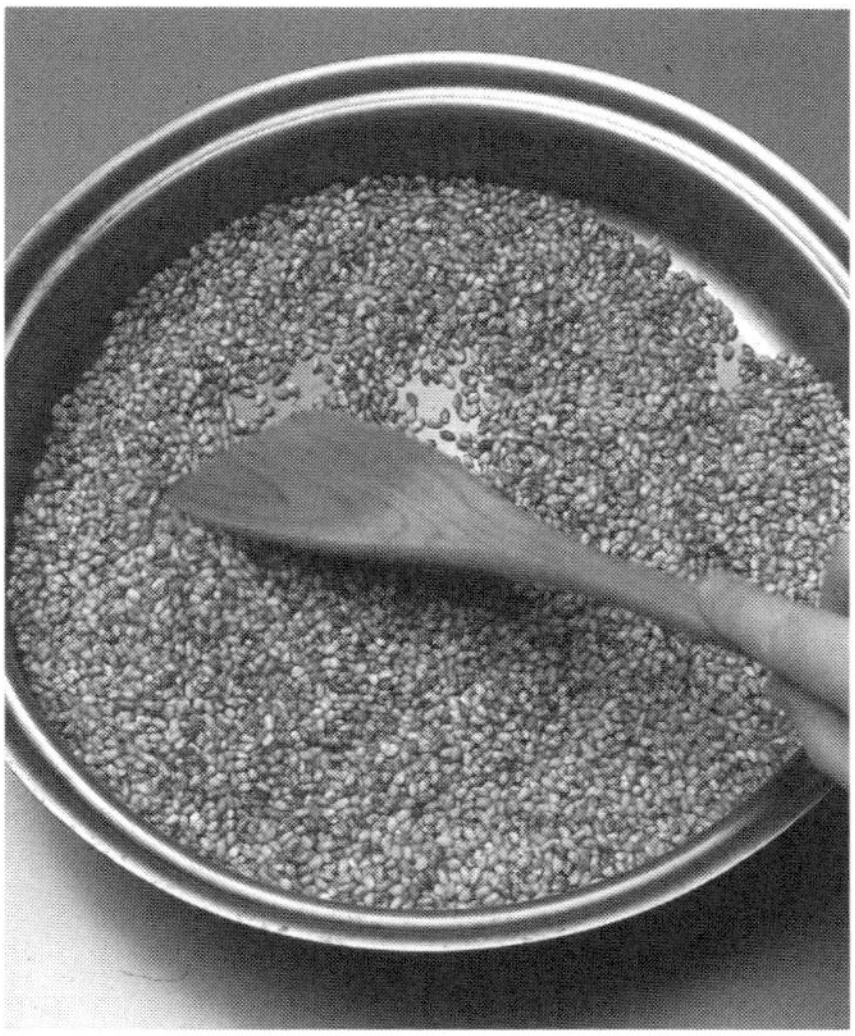

玄米をこんがりといる

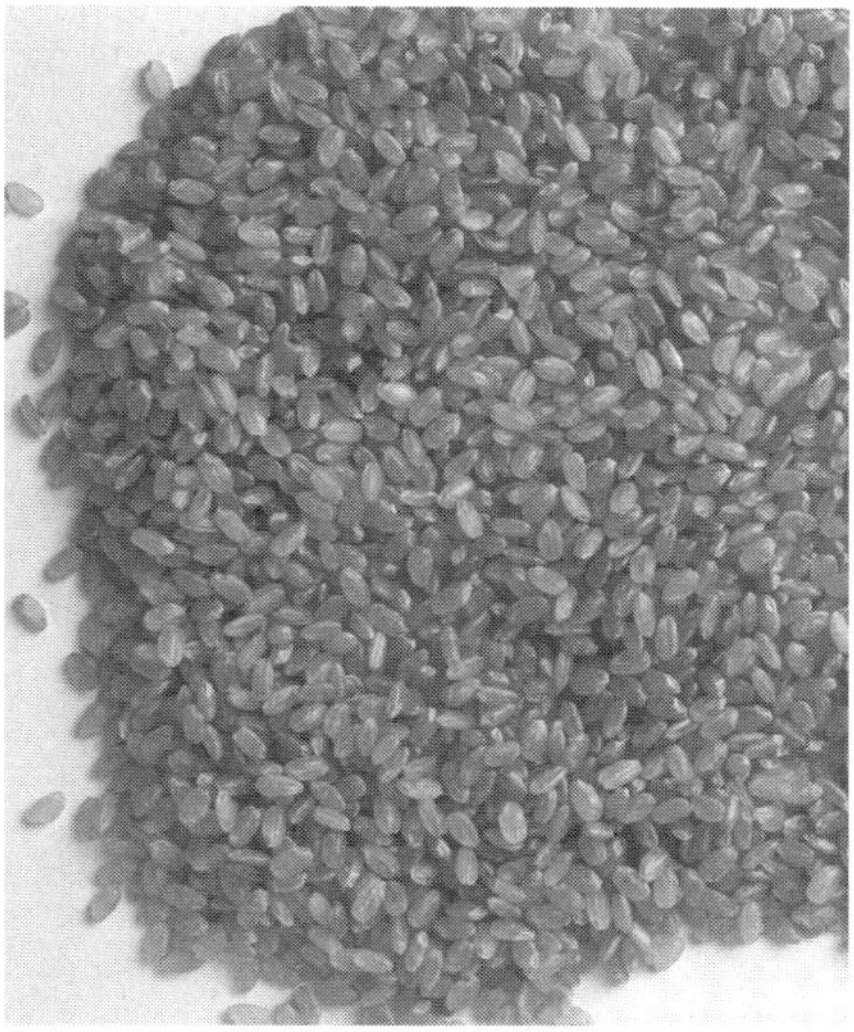

昔は常食の玄米。粒に胚芽がある

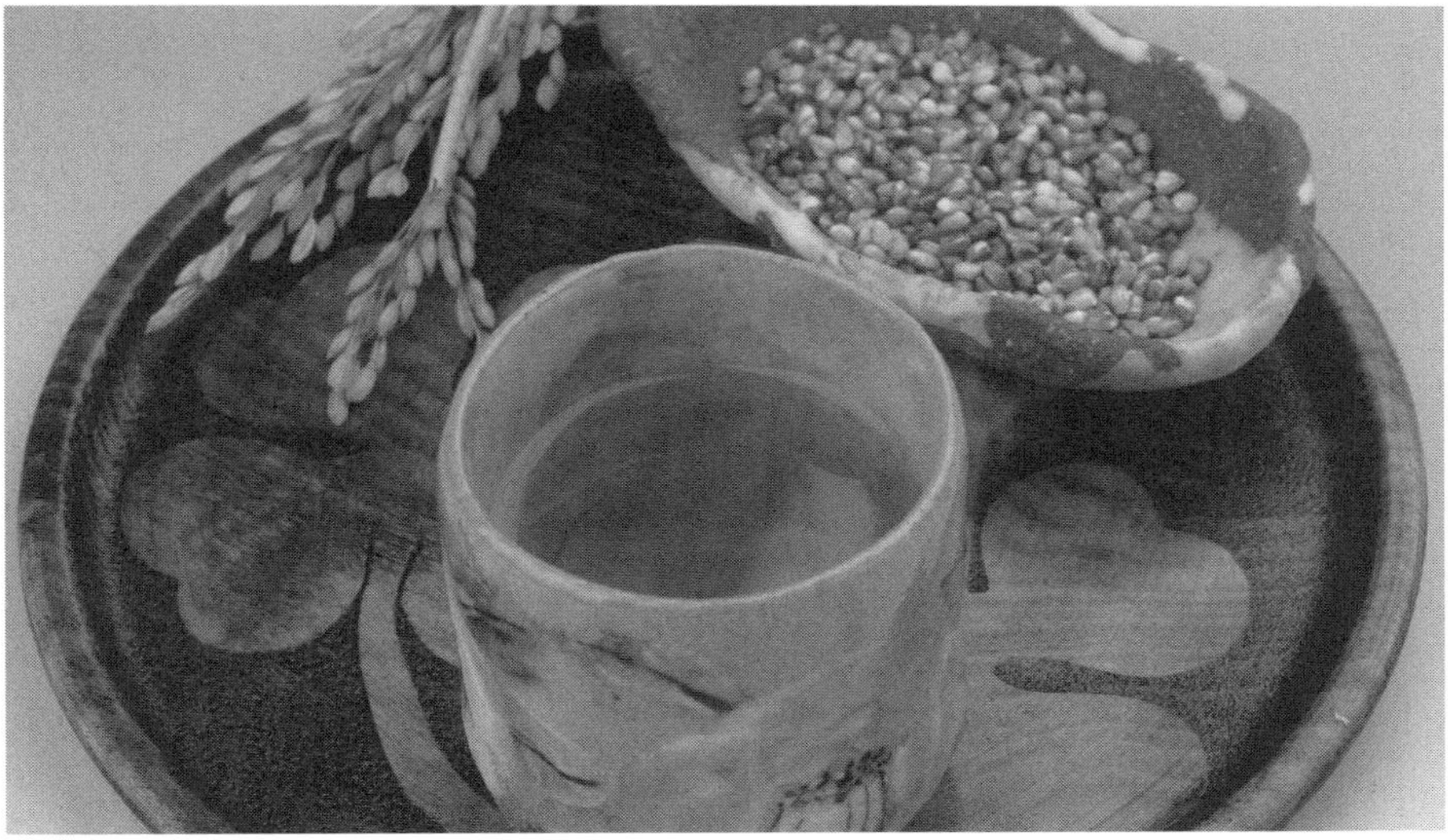

少しおいて香りが出てから飲む玄米茶。気力を養う実力派

●すごい効き目の秘密 ビワの葉（バラ科）

晩秋、黄や紅に染まった葉も落ち、野山が枯れ葉色に染まるそのときに、香りのよい淡いクリーム色の花を咲かせるビワ。寒中に花を咲かせる樹木は、ビワくらいです。

そして凍る季節を過ごし、翌年の初夏に橙色の果実を実らせます。花に似て上品な淡い甘さ、幼いときからの変わらぬ懐かしい甘さです。楽器の琵琶は、ビワの果実を割ったような形をしていることから名づけられました。

江戸時代の薬屋では、店の前に釜を出してビワ薬湯を飲ませたり、夏の暑い日は冷やして飲ませていたというように、ビワの葉の薬効は昔からよく知られていました。生の葉も乾燥した葉もすごい効き目が約束されています。

毎年友人や知人の家から葉を恵んでもらっていたのですが、念願かなって20cmぐらいに育ったビワを5本植えました。これは病気に用いるのではなく、毎日健康でいられるようにと、野草茶にブレンドして飲むためです。数年後が楽しみです。

［薬用部位］ 葉、種。乾燥したものが漢方薬のビワ葉。また日干しした種は漢方薬のビワ仁。手づくり茶の場合には生の葉を使います。

［薬効］ 吐き気や咳を抑え、炎症を抑えます。抗菌作用、健胃、利尿、口の渇きにも効果があります。ぜんそく、気管支炎、風邪に用います。

［つくり方］ 初秋、葉を採取します。裏面の毛を丁寧に除き、日干しにします。刻んで缶に保存します。

［飲み方］ 5g急須に入れ、熱湯を注ぎ、5～6分おいて色が出たら飲みます。／少量の乾燥葉を他の薬草、野草と合わせ、ブレンド野草茶として飲みます。／1日量20gに水3カップを加えて火にかけ、半量になるまで弱火で煮詰めます。1日3回に分けて食間に飲みます。

［利用メモ］ 湿疹やあせもには、煮詰めた汁で患部を洗います。／打ち身や捻挫には、葉30枚をホワイトリカーに漬け込み、2～3週間おき、葉を取り出します。液を脱脂綿に浸し、湿布します。／アレルギー、乾燥肌などの皮膚のトラブルには、葉30枚を布袋に入れて風呂へ。入浴剤として使うときは水から沸かします。この入浴剤は、腰痛や関節痛、冷え性にも効果があります。／リウマチで痛むときには、葉のツルツルのほうを火であぶって湯気が出るまで温め、痛むところに当てます。布で巻いて押さえ、1日に3、4回取り替えます。胃病の人は胃に貼ります。衰弱している人の腹にビワの葉を当てて一晩おくと元気が出ます。

［効き目抜群のビワの葉茶］

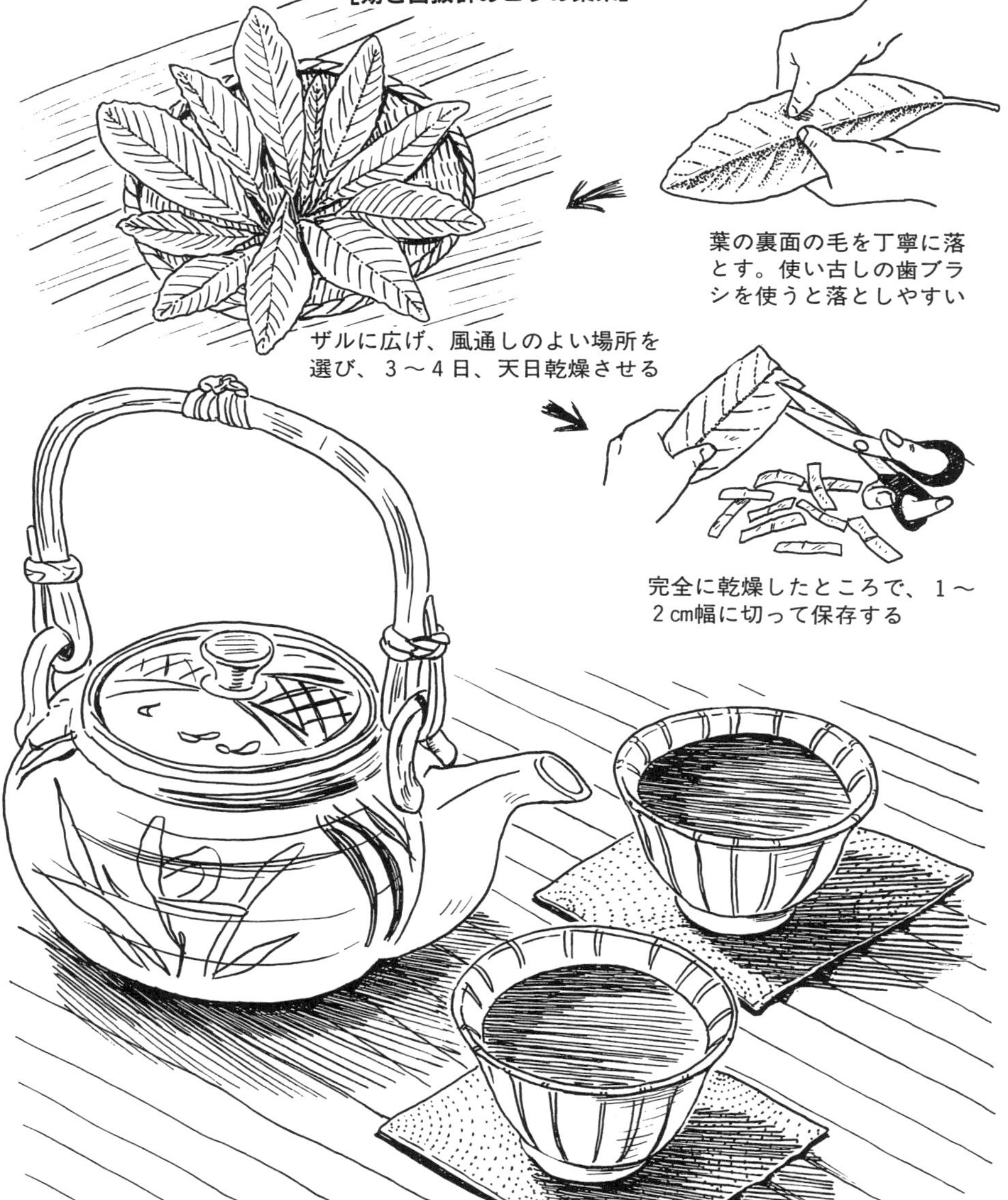
葉の裏面の毛を丁寧に落とす。使い古しの歯ブラシを使うと落としやすい
ザルに広げ、風通しのよい場所を選び、３〜４日、天日乾燥させる
完全に乾燥したところで、１〜２㎝幅に切って保存する

緑のダイヤモンド　スギナ（トクサ科）

「ツクシ誰の子、スギナの子……」とはやしたてて遊んだ昔、スギナはただの草でした。いまスギナは、私にとっては緑のダイヤモンドです。

透明な風が吹きわたる5月、青々としたスギナをザルいっぱいに干して、1年分のお茶が確保できたときの嬉しさは、たとえようがありません。淡緑に干し上がったスギナの芳しい香りに包まれて、幸せいっぱい。

ですから庭や土手など、わが家の敷地はスギナだらけ。庭にスギナを生やして喜んでいる人は少ないでしょうね。変わり者で結構、笑う人は笑ってください。採っても採っても生えてくる繁殖力旺盛なスギナを、草として忌み嫌う人が多いのは残念です。スギナの、利尿、解熱、また咳を抑えるなどの優れた薬効を知らないのでしょう。また漆かぶれや湿疹、皮膚病にスギナの煮詰めた汁を塗ると効果的です。

自然に学ぶ健康運動を提唱している東城百合子さんも、「煎じて飲むだけで、多くの病気に効き目があるのです。ガンや糖尿病・腎臓炎・結石・カリエス・肝臓病・胆のう炎といった難病に驚くべき効果があります」とスギナの薬効を高く評価し、腰痛やリウマチの痛み、子宮ガンなどに効果があった実例を紹介されています（『薬草の自然療法』池田書店）。

［薬用部位］地上に出ているところ全部。

［薬効］熱を下げ、咳を抑え、利尿作用があります。熱や咳が出たとき、腎臓や膀胱の病気に、結石やむくみのある人、リウマチなどに用います。またかぶれや湿疹に塗ると、かゆみや炎症を取る作用があります。

［つくり方］生のスギナでもお茶にします。干すときは4～7月にスクスクと育ったスギナを採り、陰干しにします。土などがついている根の部分だけ洗います。刻んで缶に保存します。

［飲み方］5gを急須に入れ、熱湯を注ぎ、5～6分おいて飲みます。／少量の乾燥した葉を他の薬草、野草と合わせ、ブレンド野草茶として飲みます。／乾燥した葉1日量10gを2カップの水で半量になるまで弱火でゆっくり煮詰めます。3回に分けて食前に飲みます。

［利用メモ］茎が少し伸びたくらいの若いスギナは、食べることができます。塩少々を入れた湯でゆで、細かく刻み、しょうゆでいりつけたり、ごはんにまぶしたり、味噌で和えたりします。／化粧水はスギナの煮詰めた液70cc、アルコール30cc、グリセリン30ccでつくります。

[優れた薬効のあるスギナ茶]

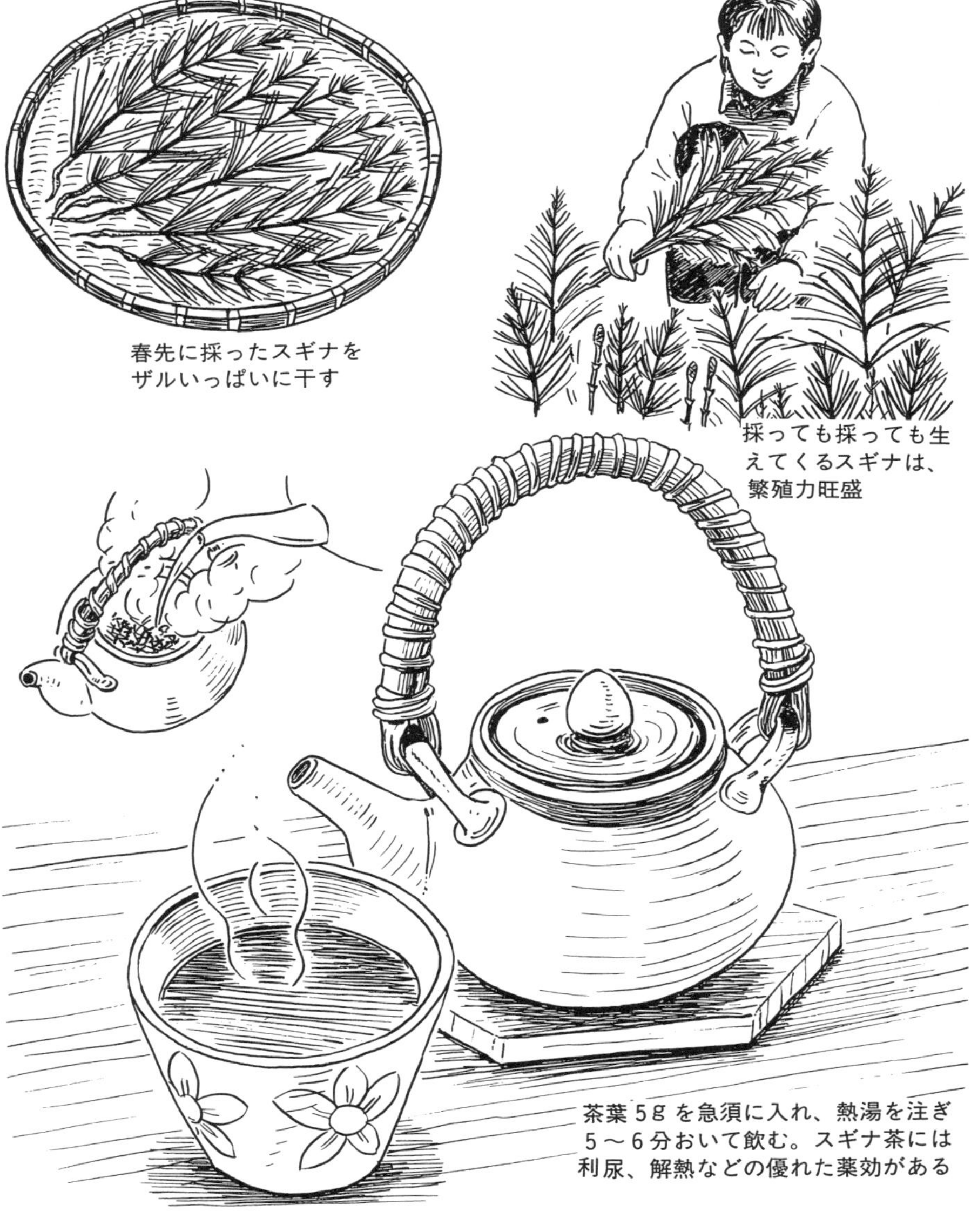

春先に採ったスギナを
ザルいっぱいに干す

採っても採っても生
えてくるスギナは、
繁殖力旺盛

茶葉５gを急須に入れ、熱湯を注ぎ
５～６分おいて飲む。スギナ茶には
利尿、解熱などの優れた薬効がある

摘み草シーズン到来 カキドオシ（シソ科）

「糖尿病の薬だからね、大事にしてくださいよ」と、86歳のおばあちゃんから教えられたカキドオシ。茅葺きの家を守ってきたおばあちゃんは、薬草も家と一緒に守ってきたのでした。

カキドオシは、丸い葉っぱと唇の形をした紅紫のかわいい花が目印です。花が咲いたときが有効成分が一番多いときなので、春の日差しが日増しに強くなると、去年群生していた場所を見回ります。花が咲いたら野草摘みシーズン到来。野草摘みの仕事始めは、春のカキドオシ摘みからです。

ハッカよりもまろやかな、ツンとしたにおい。道を歩いていても、カキドオシがあることがわかります。このにおいは乾燥した葉からも、熱くしたお茶からもほのかに漂ってきます。

花が咲き終わると、ツルで地面を這（は）って勢いよく伸びていきます。垣根を通り抜けて伸びるので、垣根通し（かきねどおし）と呼ばれていましたが、いつからかカキドオシと呼ばれるようになりました。また幼児のひきつけ、夜泣きの原因と考えられていた疳（かん）の虫を取る効果があるので、疳取り草（かんとりそう）とも呼ばれます。

そればかりか、葉が銭のように丸く、葉が茎に連なっているので連銭（れんせん）草（そう）、ほかにもジシバリ、ツルハッカなど、たくさんの名前があります。

【薬用部位】地上に出ているところ全部。

【薬効】利尿、消炎、解毒、また血糖を下げる作用があります。風邪を引いたとき、黄疸、胆嚢結石、腎炎、尿路結石、糖尿病、子どもの疳の虫に。

【つくり方】花が咲いたら地上部を採り、陰干しします。よく乾燥させたものを刻んで缶などに入れ、風通しのよい冷暗所で保管します。

【飲み方】緑茶と同じように、急須に大さじ1くらいを入れ、熱湯を入れてお茶の色が出るまでおいてから飲みます。／少量の乾燥した葉を他の野草と合わせ、ブレンド野草茶として飲みます。野草20gに2ℓの水を入れて火にかけ、沸騰したら弱火にして5～10分おきます。冷たくして飲んでもおいしいです。／糖尿病には、乾燥した葉1日量15gに3カップの水を入れ、3分の2量になるまでとろ火でゆっくり煮詰めます。口が渇いたときに飲みます。／子どもの疳の虫には1日量10gを3カップの水で煮詰め、食間に飲ませます。苦みがあるので蜂蜜などを加えます。

【利用メモ】草木染めに使えます。アルミ・スズ媒染で黄茶色、鉄媒染でねずみ色、銅媒染で焦茶色に染め上がります。／茎、花、葉は食べられます。

[花が咲いたときに摘むカキドオシ茶]

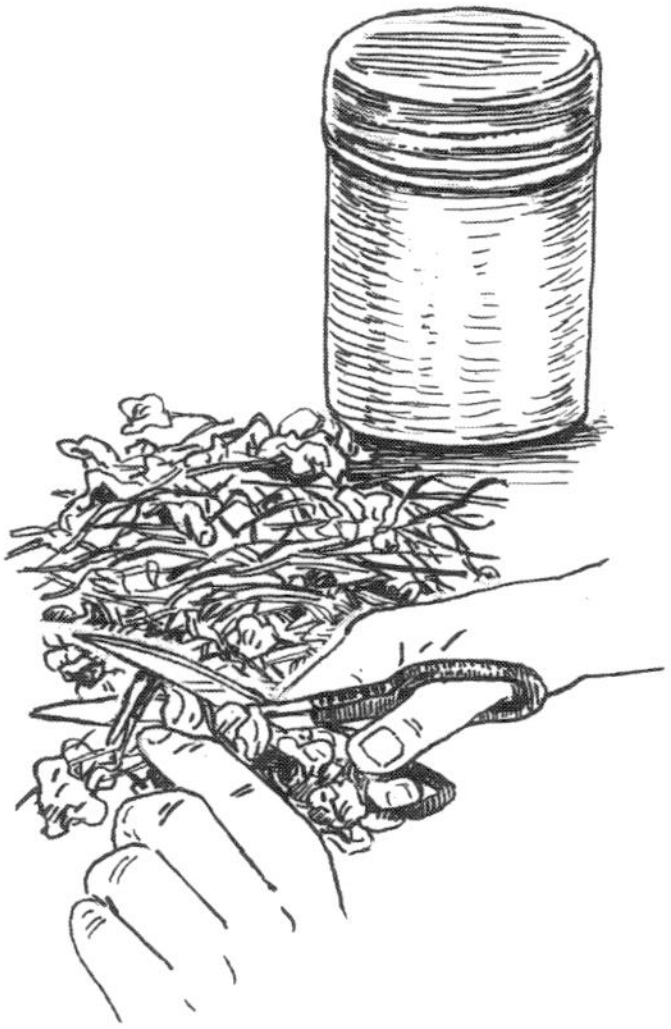

陰干し後、刻んで缶などに
入れて保管する

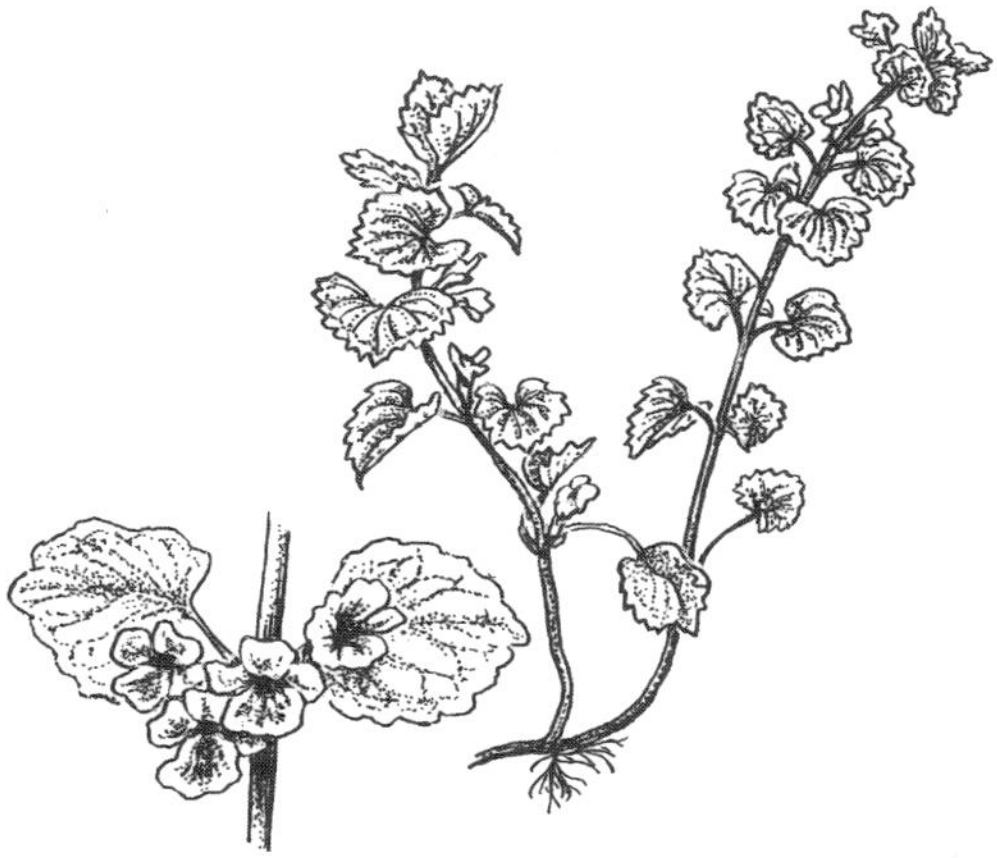

有効成分が一番多いのは花が咲いたとき

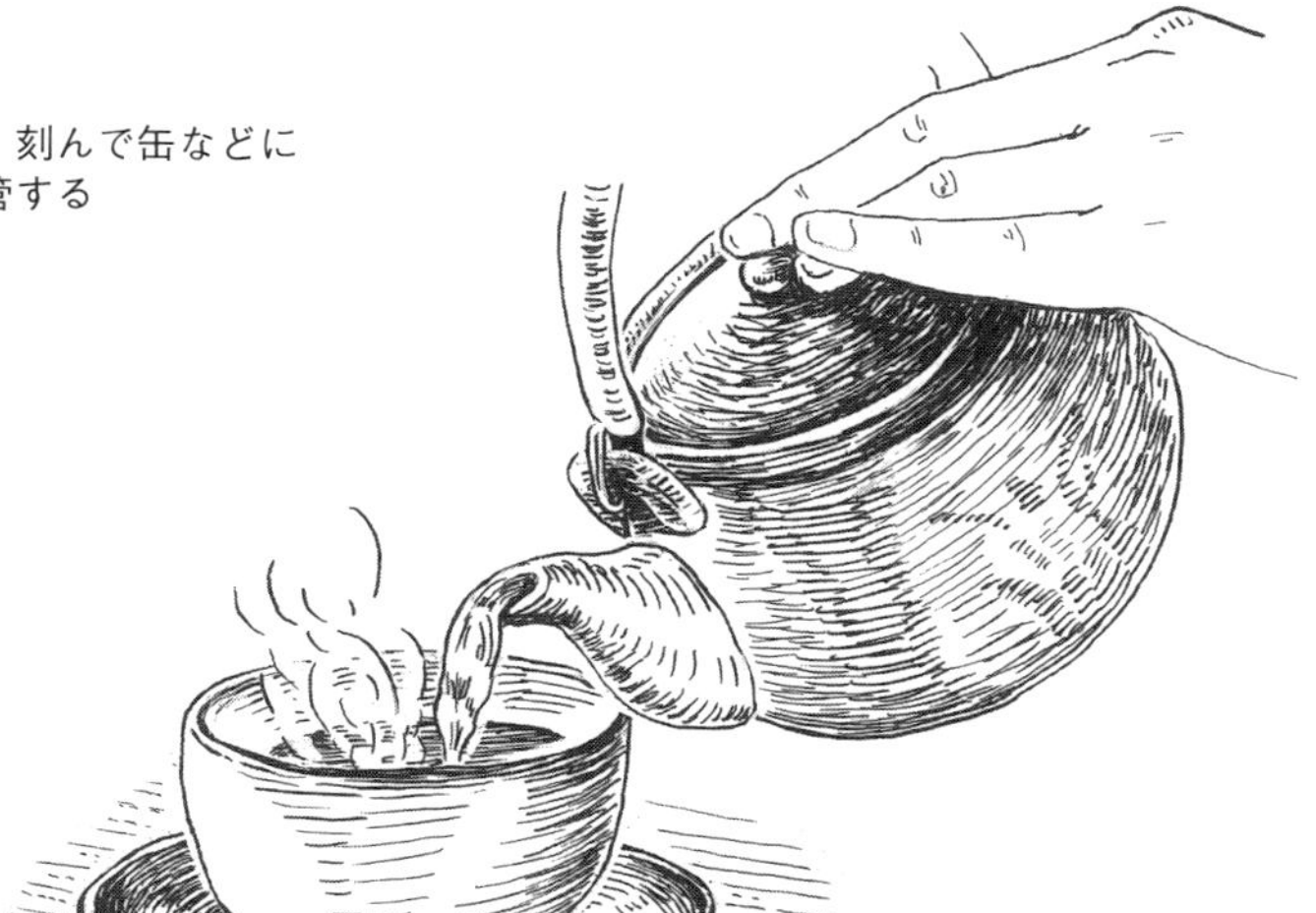

ツンとしたにおいがほのかに漂
うカキドオシ茶。利尿、消炎、
血糖を下げたりする作用がある

●春の七草の一つハハコグサ（キク科）

春、木々の芽吹きは、白く霞がかかったようにボワンボワンと揺らいで見えます。

春の草花も銀色に輝く微細な毛におおわれ、緑色ではなくむしろ白に見えるほどです。

ハハコグサは、春の七草の一つ、御行（おぎょう）。葉や茎は微細な白い毛でおおわれています。

毛がほおけ立っていることからホオコクサとも呼ばれます。暖かくなるにしたがい、黄色い毛のような小花がかたまって咲きます。

昔は、草餅といえばこのハハコグサでつくられていました。

「三月三日、婦女これを採って蒸しついて以て餅となす」『文徳実録（もんとくじつろく）』（851〜858年）とあるように、当時ひな祭りの草餅にはハハコグサが使われていました。

その後、「母と子を一つの臼でつく」ことなどが嫌われて、ヨモギが登場したのではないかともいわれています。

タンパク質やミネラル類が多く含まれ、風味がよいので、草餅ばかりではなく、かゆや雑煮にも入れて食べられていました。

凍る季節に、青々としたハハコグサの葉がどんなに喜ばれていたかが伝わってきます。

【薬用部位】開花期の地上に出ているところ全部。

【薬効】利尿作用があり、咳を抑え、痰を取ります。ぜんそくにも用います。うがい薬としても重宝します。

【つくり方】花が咲いているときに採り、土を洗い落とし、日陰で干します。鮮やかな黄色の花の色は、乾燥させてもあせません。数ある野草茶のなかでも、とりわけ色が楽しいお茶です。ハハコグサは花の時期は丈も短く、地面近くに広がっていて、葉の裏や茎などに土がついています。土だけ丁寧に落とします。よく乾燥させたものを刻んで缶などに入れ、風通しのよい冷暗所で保管します。

【飲み方】5gを急須に入れ、熱湯を注ぎ、5〜6分して色が出てから飲みます。／少量の乾燥した葉を他の薬草、野草と合わせ、ブレンド野草茶として飲みます。／1日量10gを1カップの水で半量になるまで弱火でゆっくり煮詰めます。3回に分け、食前に飲みます。

【利用メモ】煮詰めた汁に塩を入れ、うがい薬にします。／冬から春にかけての若芽を食べます。塩を入れた湯でゆで、水にさらしてアクを抜き、かたくしぼってみじんに切り、おかゆや草餅、草団子をつくります。

[咳止めに効くハハコグサ茶]

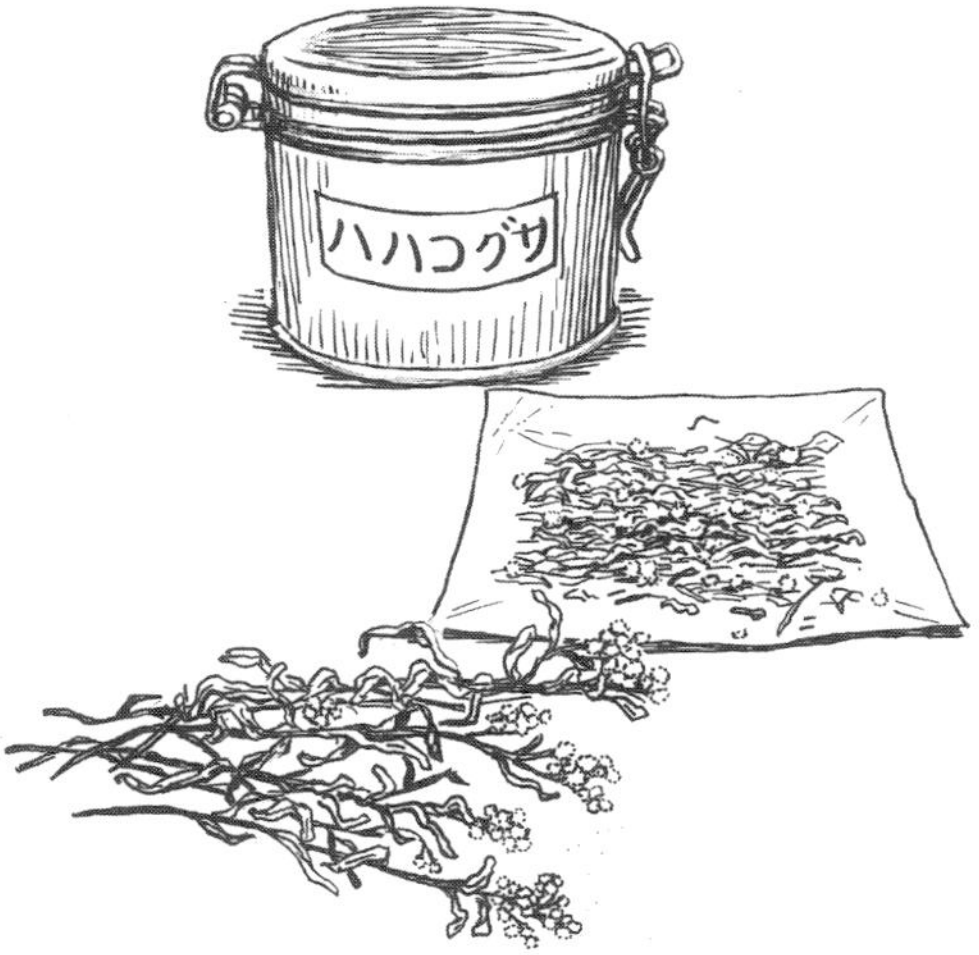

開花期の全草を陰干しにし、
刻んで缶などに入れておく

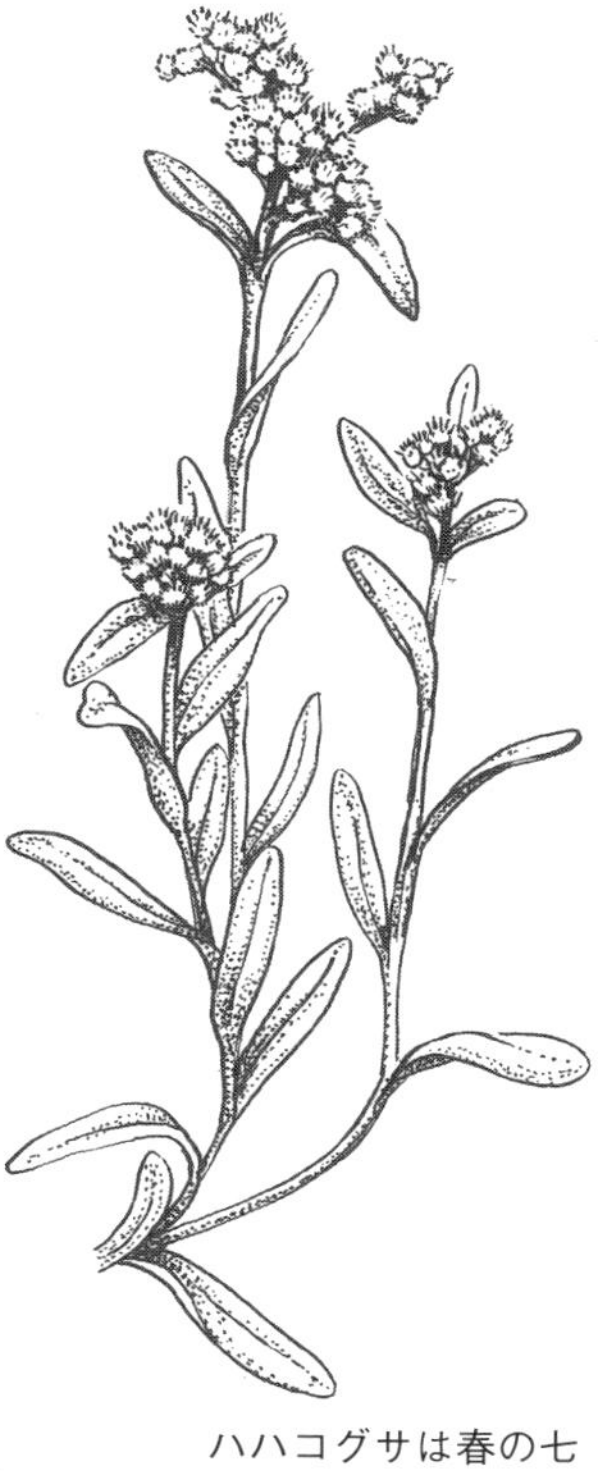

ハハコグサは春の七
草の一つで、御行と
も呼ばれた野草

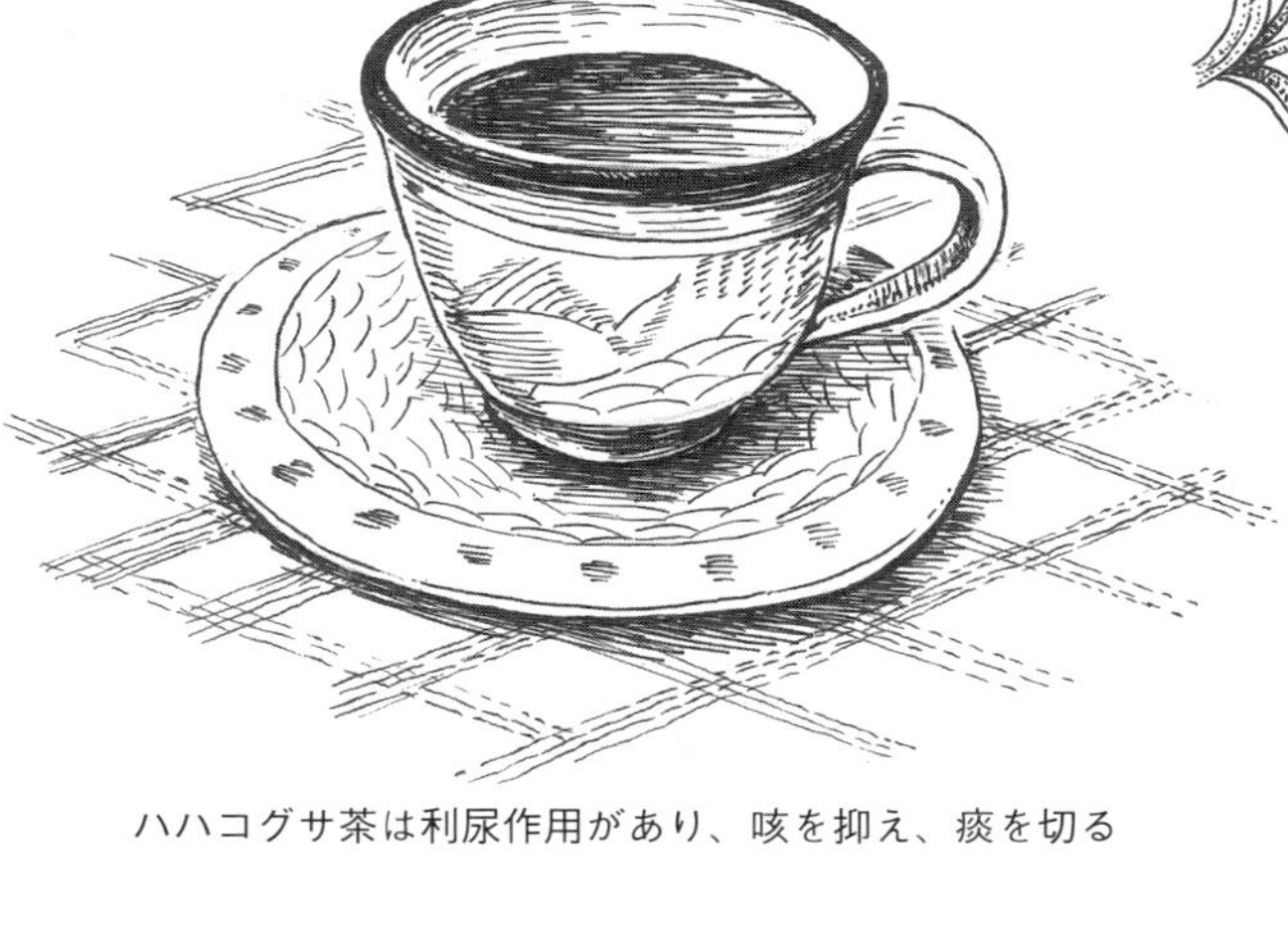

ハハコグサ茶は利尿作用があり、咳を抑え、痰を切る

実はかぐわしき花 ドクダミ（ドクダミ科）

幼い頃、便所の花とさげすみ、「クサイ、クサイ」とバカにしていた花が、大病してからは世にもかぐわしい花になりました。

といっても、実は純白の花びらと見えるところは総苞片（そうほうへん）。花は直立した黄色の穂の部分で、ガクも花びらもなく多数の小花が密集している、不思議な草なのです。

ドクダミは昔から重要な薬草として使われてきました。純白の総苞が開いたときが、採集に最も適しています。ところがちょうど梅雨時なので、採っても乾かないうちにカビさせてしまうことが多いようです。まず、カラリと晴れ上がった日に採りましょう。

またいろいろな干し方がありますが、根のところを縛ってつるしてカビさせたことがあるので、私はザルに広げます。陰干しにするのですが、干すのは風通しのよいところを選びます。

あのにおいは、乾燥した葉やお茶からは見事に消えてしまいます。すっきりとさわやかなお茶になります。

【薬用部位】地上に出ているところ全部。

【薬効】利尿、緩下作用がありますから、大・小便を整え、高血圧予防に効果的です。また解毒、膿（うみ）を出す効果があるので化膿症、湿疹などの皮膚疾患、蓄膿症、中耳炎などに用います。

【つくり方】5～7月、花が咲いた時期に地上部を全部採り、陰干しに。乾燥した葉を使いやすい大きさに刻み、缶に保存します。

【飲み方】5gを急須に入れ、熱湯を注ぎ、5～6分して色が出てから飲みます。／少量の乾燥した葉を他の薬草、野草と合わせ、ブレンドして飲みます。／乾燥した葉を1日量15g、3カップの水を入れ、半量になるまで弱火でゆっくり煮詰めます。3回に分けて食前に飲みます。

【利用メモ】生の葉は強い殺菌力があります。もんで腫れものに貼れば膿を吸い出してくれます。また生の葉を火であぶって貼りつけてもよいでしょう。／煮詰めた汁を湿布に使うと、神経痛や関節炎に効果的です。／若芽や若葉はゆでて和え物、おひたしにし、またてんぷらなど食用にもなります。ただし「寒にして毒多し」と言われていますから、食べすぎはよくないようです。せいぜい2、3枚にしておきましょう。地下茎はヒゲ根を取ってゆで、ゴマ和えや煮物など、一年中食べられます。／乾燥したドクダミは入浴剤として、痔や皮膚病に効果があります。布袋に入れて、水から風呂に入れて沸かします。

[干してさわやかなドクダミ茶]

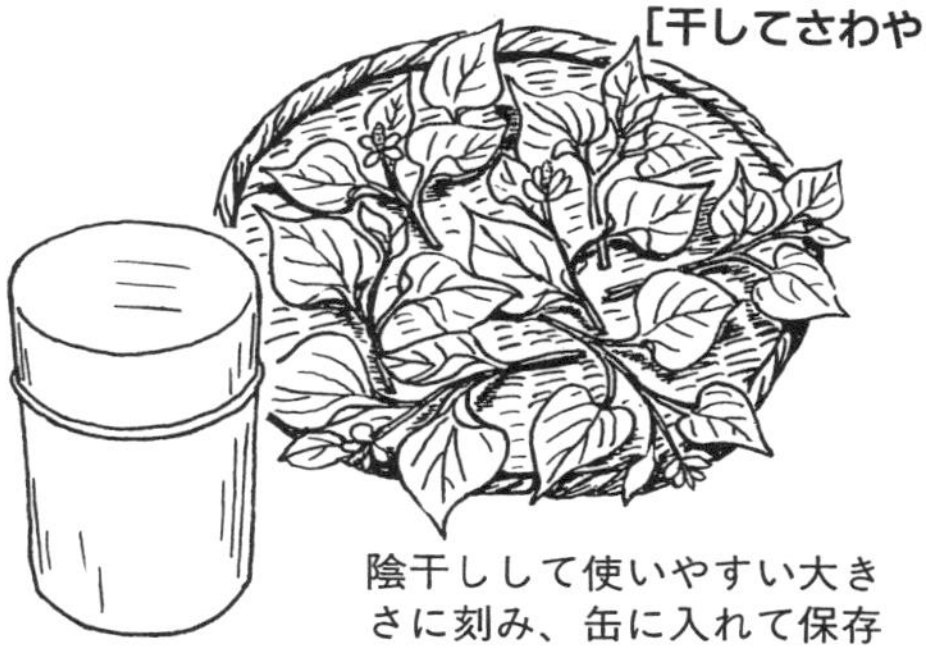

陰干しして使いやすい大きさに刻み、缶に入れて保存

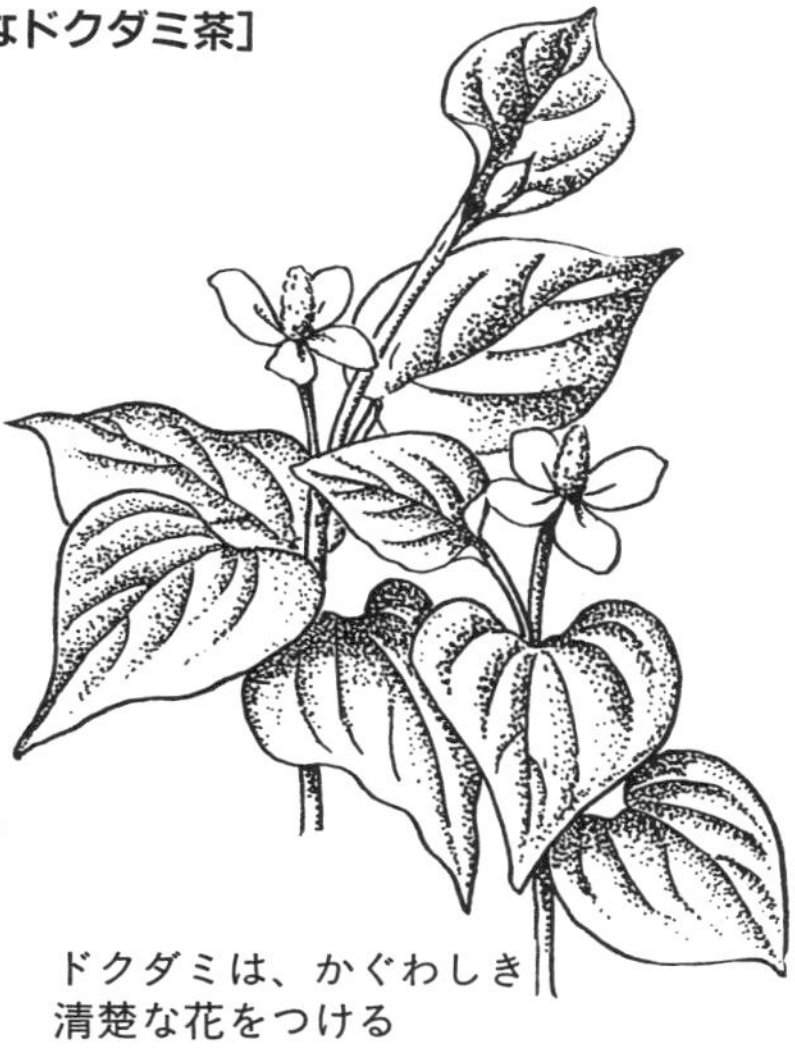

ドクダミは、かぐわしき清楚な花をつける

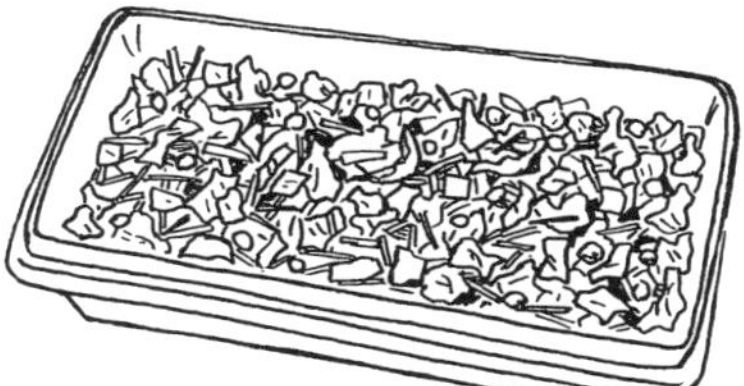

少量のドクダミの茶葉を他の野草茶、薬草茶と合わせ、ブレンド茶として飲んでもよい

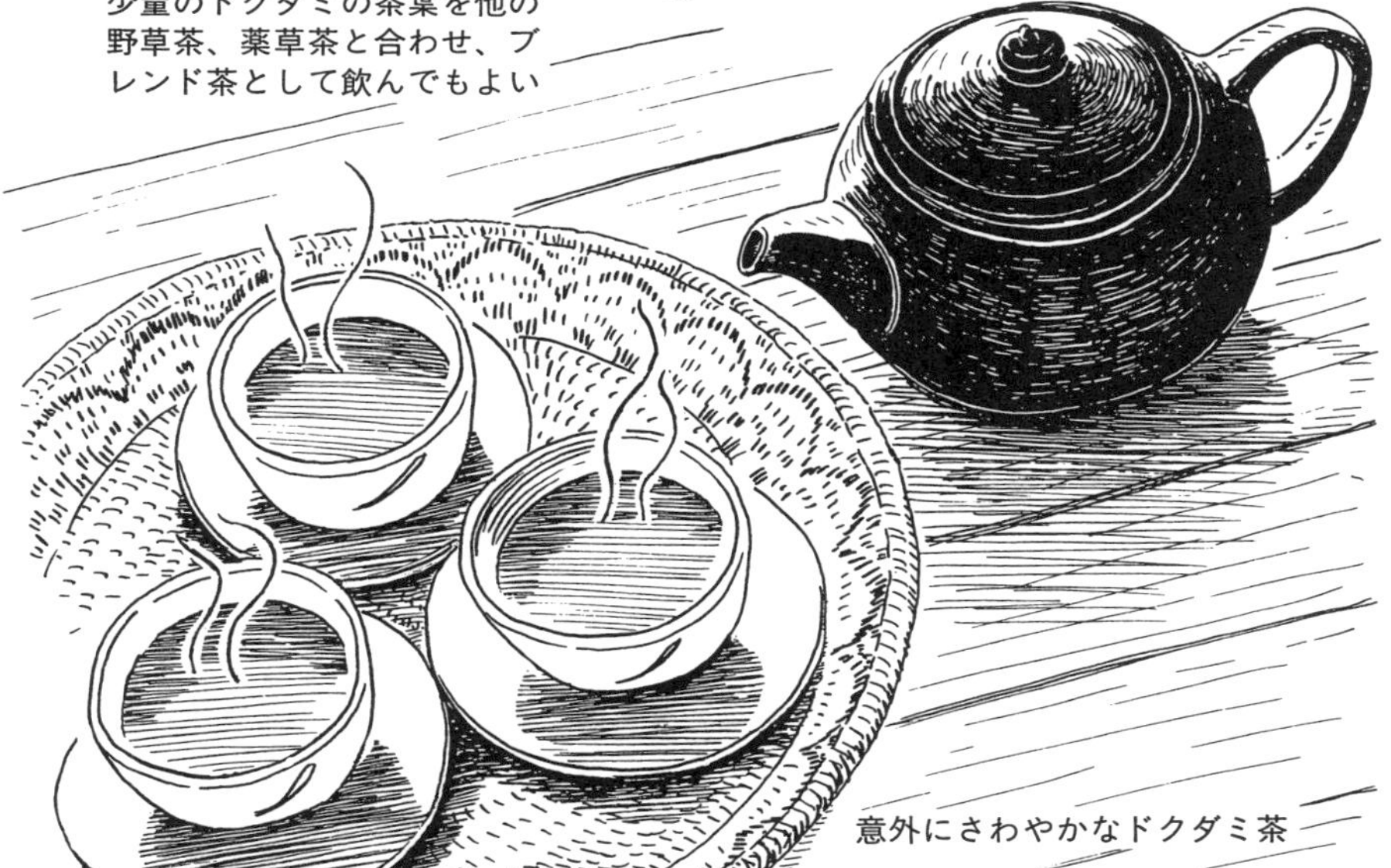

意外にさわやかなドクダミ茶

この刺激が魅力です ミント（シソ科）

中学生のときにミント（生薬名はハッカ）中毒でした。家が薬屋だったので、調剤室にはハッカ水（ミント水）がありました。そのハッカ水をハンカチにたらし、脱脂綿に吸わせて持ち歩き、四六時中嗅いでいました。口では白い棒状のハッカ飴をしゃぶり、ハッカにつかって暮らしていたのです。

高校生になって自然と治りましたが、あれはいったい何だったのでしょうか。口にできない、自分の中で消化できないストレスをハッカで癒していたのでしょうか？　もちろん今でもハッカは大好きです。偶然なのか、縁なのかわかりませんが、一番最初に栽培したハーブがミントでした。

ミントは600種類ともいわれるほど種類が多く、病気や虫に強くて、家庭でも簡単に栽培できます。よい品種を選ぶには、鼻で判断するのが一番。好きな香りを見つけましょう。

ハーブともてはやされているミントには、日本種と西洋種があります。

日本種のハッカの歴史は古く、『古今集』にも登場しています。「おほあらきの森の下草おひぬれば、駒もすさめず刈る人もなし」の「おほあらき」はハッカのことです。

日本種のハッカは西洋種と比べて香味が強く、食用、薬用に栽培されています。「ハッカ、歯に毒、目に薬」とことわざにあるように、疲れた目にこすりつけて清涼剤として使う一方、多量に食べることを戒めたようです。

地方には、目草、目覚草といった名前が残っています。

【薬用部位】 葉や茎など地上に出ているところ全部。

【薬効】 健胃薬。解熱、発汗。中枢神経抑制、血管拡張、皮膚刺激作用。

【つくり方】 花が開く前に地上部全部を刈り取り、陰干しします。乾燥したら3～4㎝長さに刻み、缶などの密閉容器に入れて保存します。

【飲み方】 よく洗った生の葉5、6枚に熱湯を注ぎます。3～5分ほどおいて、薄緑色に色づけば飲み頃です。／ミントの葉1日量10gに2カップの水を加え、火にかけます。沸騰したら弱火で半量になるまで煮詰めます。煮詰めた汁はガスで腹が張ったときや熱を下げるときに効果があります。

【利用メモ】 料理にも幅広く使われます。デザートの風味づけ、サラダ、肉料理のソースなどにどうぞ。／蜂の刺し傷には生の葉の汁をすり込みます。／葉は入浴剤としても使います。皮膚のかゆみに効果があります。／生の葉や乾燥した葉を食物のまわりにおくと、ネズミやアリ、ノミを防ぎます。

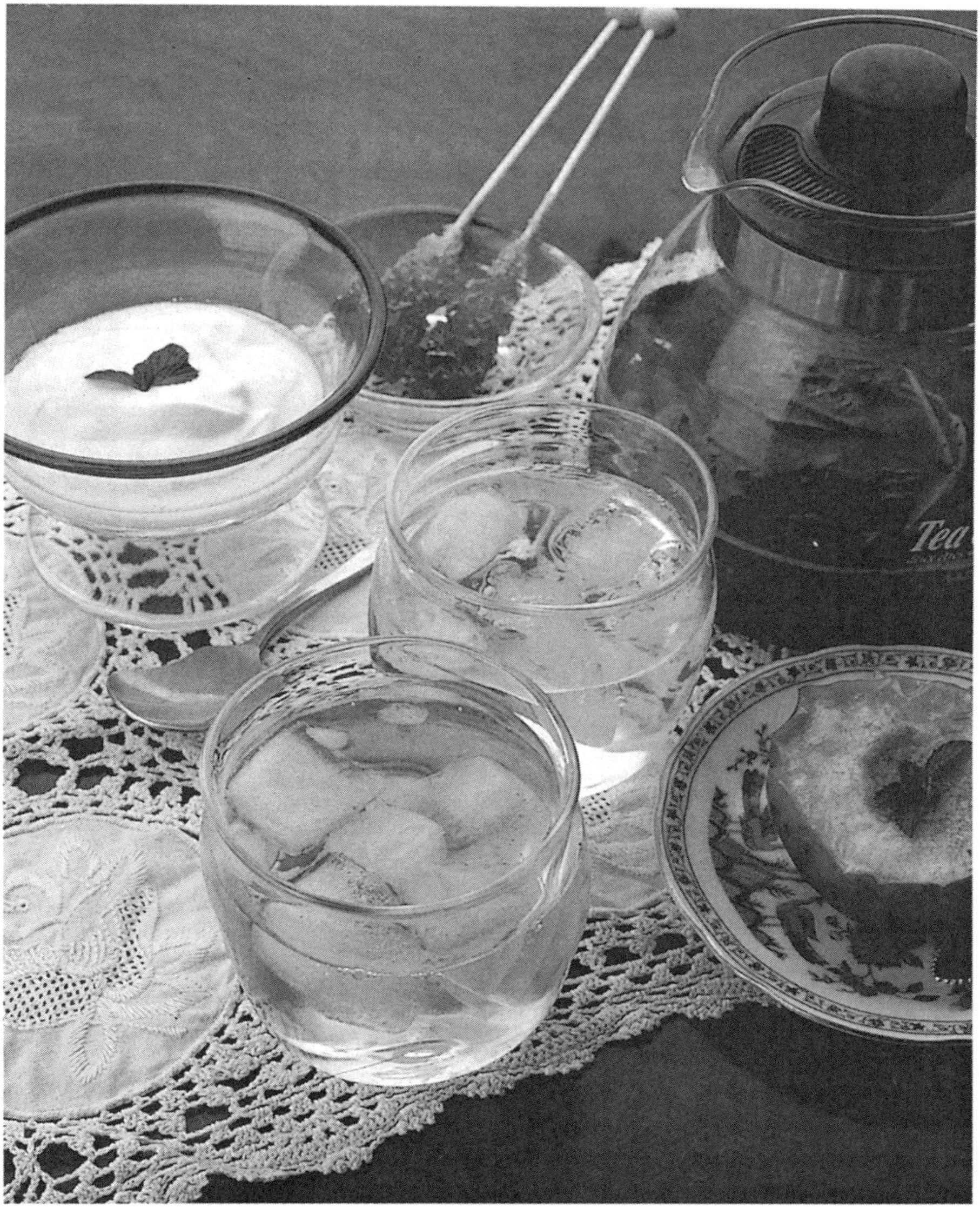

種類が多く、刺激的な香りのミント茶

●愛しい恋人の吐息 レモンバーム（シソ科）

「ハーブティーは、何といっても生の葉だよ」と思います。レストランやティールームで出されるハーブティーの香りに満足できない理由もそこにあります。とりわけこのレモンバームの生の葉の香りは、あたり一面をレモン色に染めてしまうほどです。青緑色の葉を1枚摘んだだけで、濃いレモンの香りがたちます。この香りに包まれるだけでも、「効く」感じがします。

　レモンバームは、地中海地方で2000年以上も前から栽培され、薬として使われてきた歴史があります。ヨーロッパでは、この香りがことのほか好まれたようで、愛しい恋人の吐息にたとえた詩もあります。また、若さが戻る「不老長寿の秘薬」として信じられてもきました。今日でも、憂鬱症を追い払う療法に使われています。

　栽培は簡単で、プランターなどでも育てることができます。湿気のある半日陰の場所が適しています。ありがたいことに、寒い福島県でもレモンバームは一年中摘むことができます。夏に大きく育ち花が咲いた株は枯れますが、その下には、もうすでに幼い苗が育っています。ただし、冬に摘む葉は香りが弱く、効力も弱いようです。

【薬用部位】葉。開花し始めた頃が最も香りが強く、効力もあります。

【薬効】解熱、発汗作用があり、風邪を引いたときや、疲労を防ぐのに用います。また消化を助け、食欲を高め、胃腸の働きを強めます。気持ちを和らげ、頭痛や記憶力の低下などにも効果があるようです。

【つくり方】初夏、生育が盛んな生の葉をよく洗ってハーブティーをつくります。／開花し始めたときの葉を摘んで、陰干しにし、缶などの密閉容器で保存します。

【飲み方】よく洗った生の葉5、6枚に熱湯を注ぎます。3～5分ほどおいて、薄黄緑色に色づいた頃が飲み頃です。／乾燥した葉でもハーブティーはつくれますが、香りや薬効は薄くなります。紅茶と合わせたり、他のハーブと合わせ、ブレンドティーにします。

【利用メモ】料理に幅広く使われています。生の葉を刻んでサラダやソースに入れたり、酢漬けや肉料理の香辛料として、またアイスクリームやシャーベット、フルーツジュースに風味を加えるために添えられたりします。／冷ましたハーブティーは、脂性の髪の毛のリンス剤として使うとさっぱりします。／生の葉を虫刺されや傷に貼ったり、打ち身の湿布剤としても使います。／入浴剤として肌をなめらかにする作用もあります。

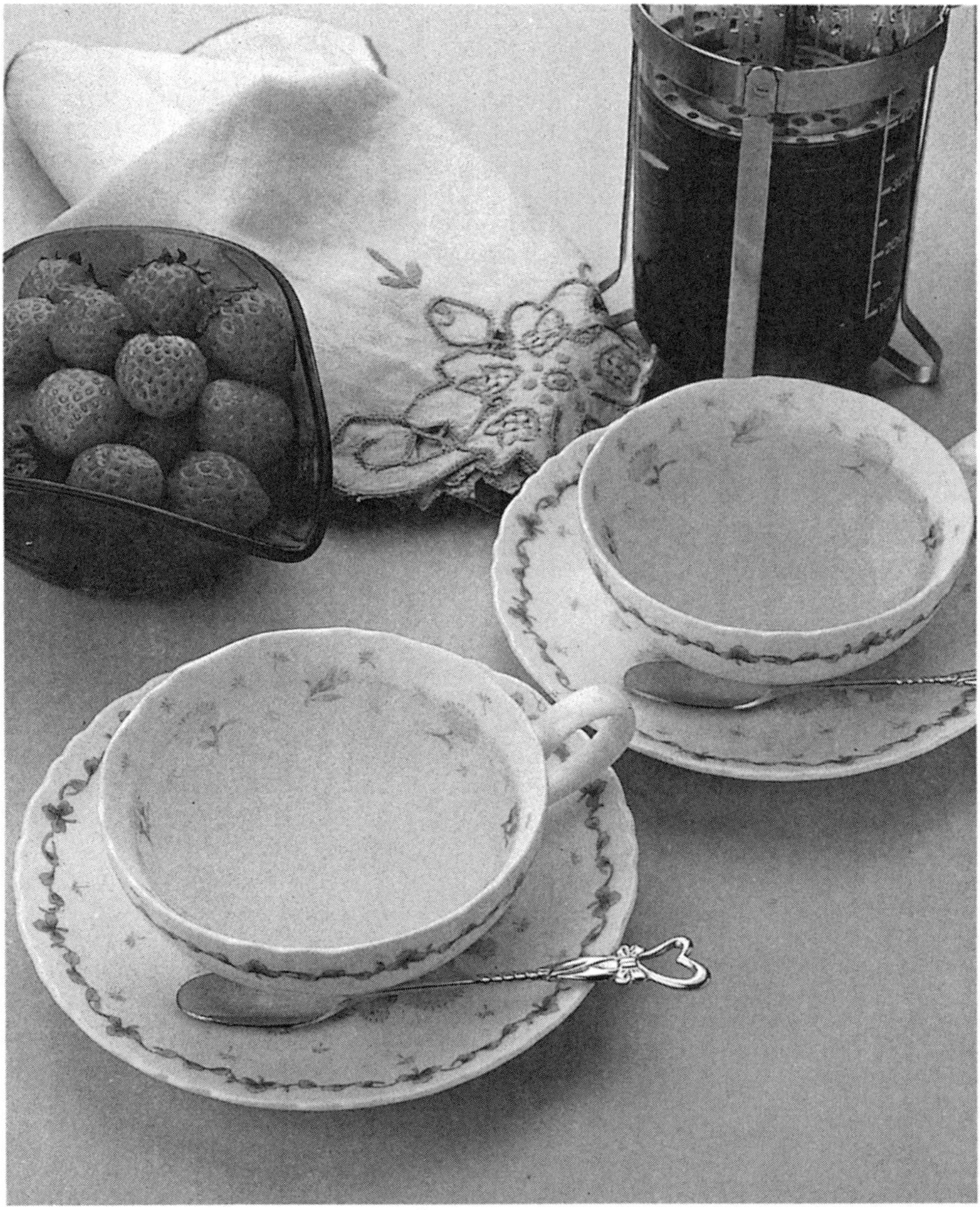

レモンの香りがたつ生葉のレモンバーム茶

花言葉は謙遜と忍耐 カモミール（キク科）

子どものいたずら書きで汚れ、すり切れた小さな絵本。ピーターラビットのお話には、魅了され続けてきました。イギリス湖水地方の豊かな田園を舞台に、ウサギやネズミやリスが暮らす様が生き生きと描かれています。その絵本としての面白さもさることながら、私は作者のビアトリクス・ポターの生き方にも、深く共感しています。

ポターはナショナル・トラスト運動に賛同し、生涯をかけて湖水地方の美しい自然を開発の手から守りました。私が柄にもなく、古民家修復という大それた試みにのめり込んでいったのも、ポターの影響が大いにあったと思います。

イギリスでカモミールは、謙遜（けんそん）、忍耐を象徴する紋章として使われるようですが、孤独な環境で育った内気なポターは、カモミールのような女性といえるでしょう。私はイギリスの湖水地方を、ゆっくりと旅する日を夢見ています。

さて、カモミールは『ピーターラビットのおはなし』（福音館書店）にも出てきます。ウサギのピーターはいたずらっこ、お百姓のマグレガーさんに追いかけられ、くたくたになって家に逃げ帰ります。その晩ピーターはおなかの具合がよくなくて、「ねるまえに大さじ1ぱいですよ」と、お母さんからカミツレのお薬を飲まされます。

そのカミツレはカモミールの和名です。ヨーロッパでは古くから健胃・整腸剤として、また発汗・解熱薬として風邪やリウマチなどの痛みに使われてきました。つまり、「体調がすぐれないときには、カモミールを飲んで寝る」のが一番なのです。

初夏、リンゴのような甘い香りの白い小さな花を咲かせ、花に熱湯を注いだハーブティーの芳しいさわやかな味は、脳細胞のすみずみまで活性化するような力があります。

ほんの1株植えたのに、毎年種を飛ばして広がり、使い切れないほど殖えてしまいました。こんな生命力も、昔から愛され続けてきた理由なのでしょう。身近におきたいハーブの一つです。育てるのも簡単です。

［薬用部位］花。

［薬効］昔から発汗、消炎、鎮痛、強壮、健胃・整腸薬として使われてきました。風邪の発熱や頭痛に、またリウマチや腰痛、不眠症やぜんそくなどにも用います。おなかが張るときに飲むと、腸の動きを活発にし、ガスが出やすくなります。

［つくり方］花が咲いたら乾燥した天気のよい日に花を摘み取ります。曇っ

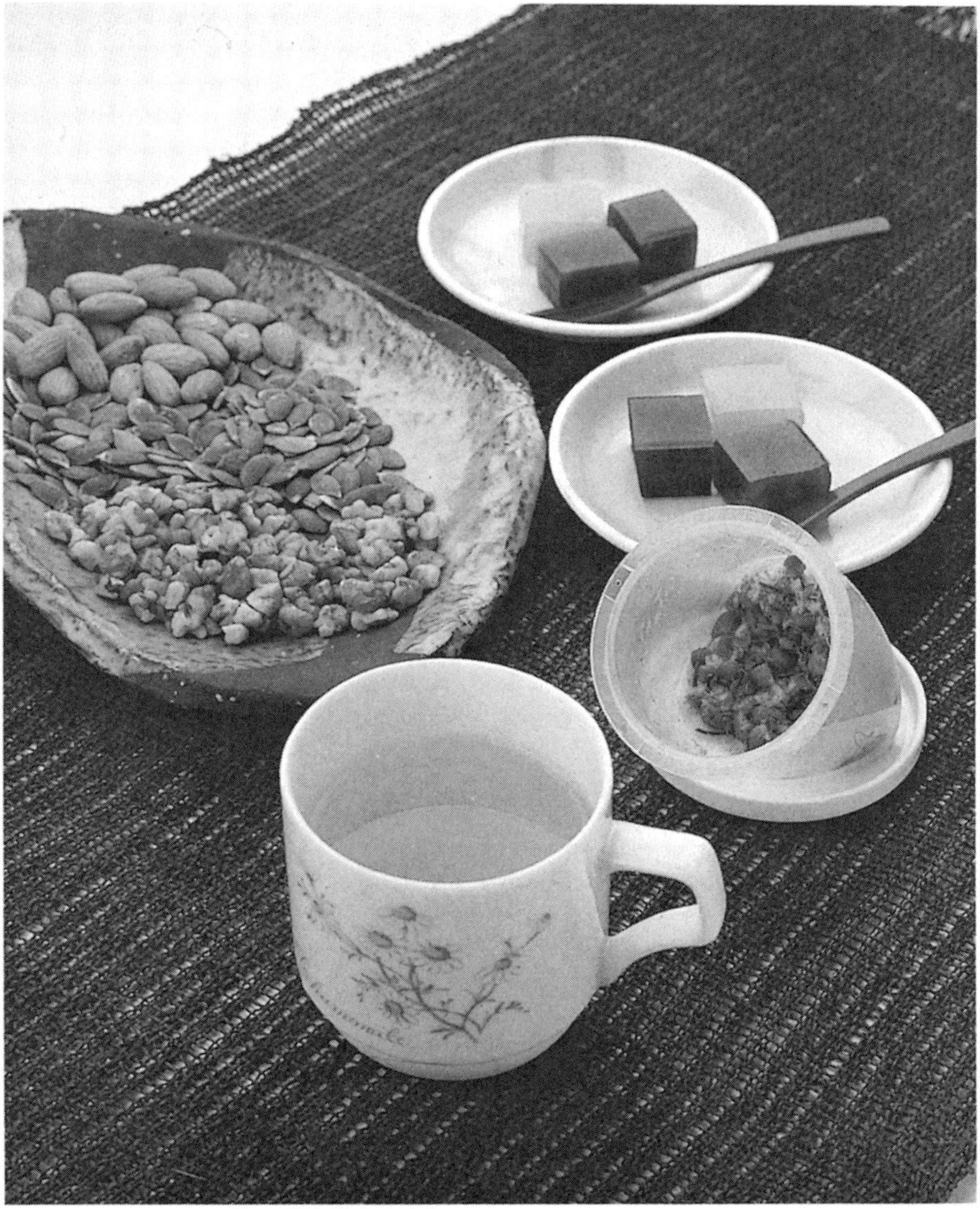

芳香を放つカモミール茶。体調を整える味方

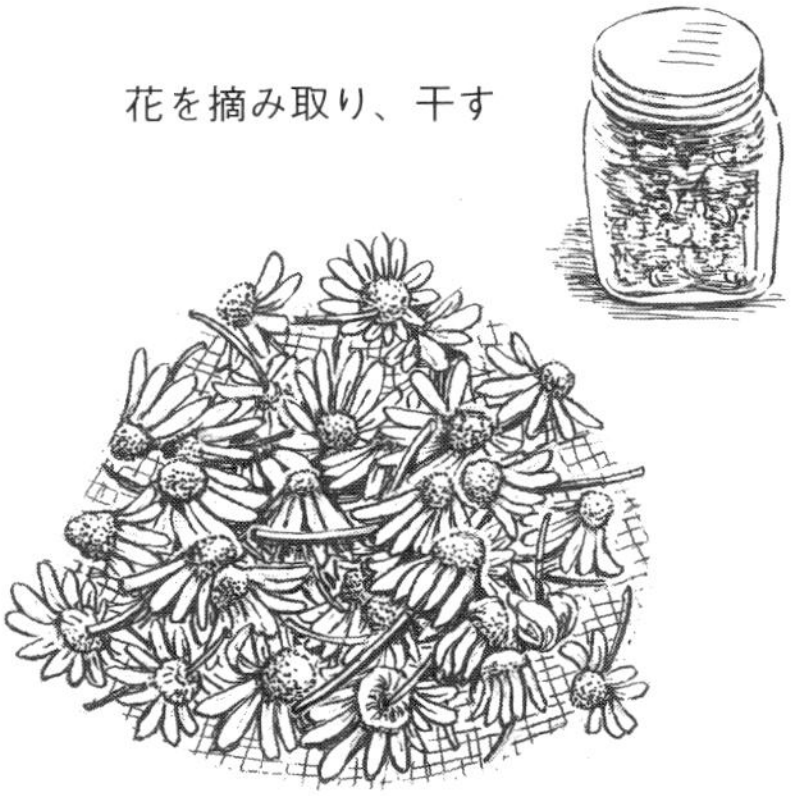

花を摘み取り、干す

た日には花の精油成分は半減してしまいます。生の花のまま熱湯を注いでハーブティーをつくります。／花の部分を摘み取って日干しにし、缶など密閉容器に入れて保存します。また、冷凍してもよいでしょう。

【飲み方】ティーポットに花（生のまま）をひとつかみ（干した花なら5gくらい）入れて熱湯を注ぎ、5～10分おいてからこして飲みます。1カップにつき、生の花なら3～5個でよいでしょう。1日3回、食間に飲むと効果的です。／腹痛によく効くのは、カモミールとペパーミントのミックスティーです。ティーポットにカモミールの花3～5個とペパーミントの葉3～5枚を入れ、湯を注ぎます。蜂蜜を加えて飲んでもよいでしょう。

【利用メモ】煮詰めた汁は、昔からリンスや化粧水として使われてきました。／腰痛、神経痛、リウマチなどの痛みには、入浴剤として使うとよいでしょう。布に200gの花を入れ、水から沸かします。または200gの花に4ℓの水を加え、沸騰後に弱火にして10分ほど煮詰め、こした汁を風呂に入れます。／消炎作用があるので口内炎、歯痛、咽喉炎などには煮詰めた汁でうがいをすると効果的です。／痔には、煮詰めた汁で患部を洗うか、湿布をします。／栽培はプランターなどで簡単にできます。種まきは春と夏（8～9月）の2回。日当たりがよく、風通しのよいところで育てます。根づくまで水を十分に与えます。草丈は30～60㎝ぐらいで、5～6月に収穫できます。／カモミールは「植物の医者」と呼ばれるほど、まわりの植物を病害虫から守る力があります。花が終わったら土にすき込めば、優秀な肥料になります。／染色には花を用い、アルミまたはスズ媒染で黄色、クロム媒染でカラシ色、鉄媒染でオリーブ色、銅媒染で緑がかった茶色に染まります。

HOW-TO HEALTHY TEA

第2章

心と体を癒す野草茶・ハーブ茶

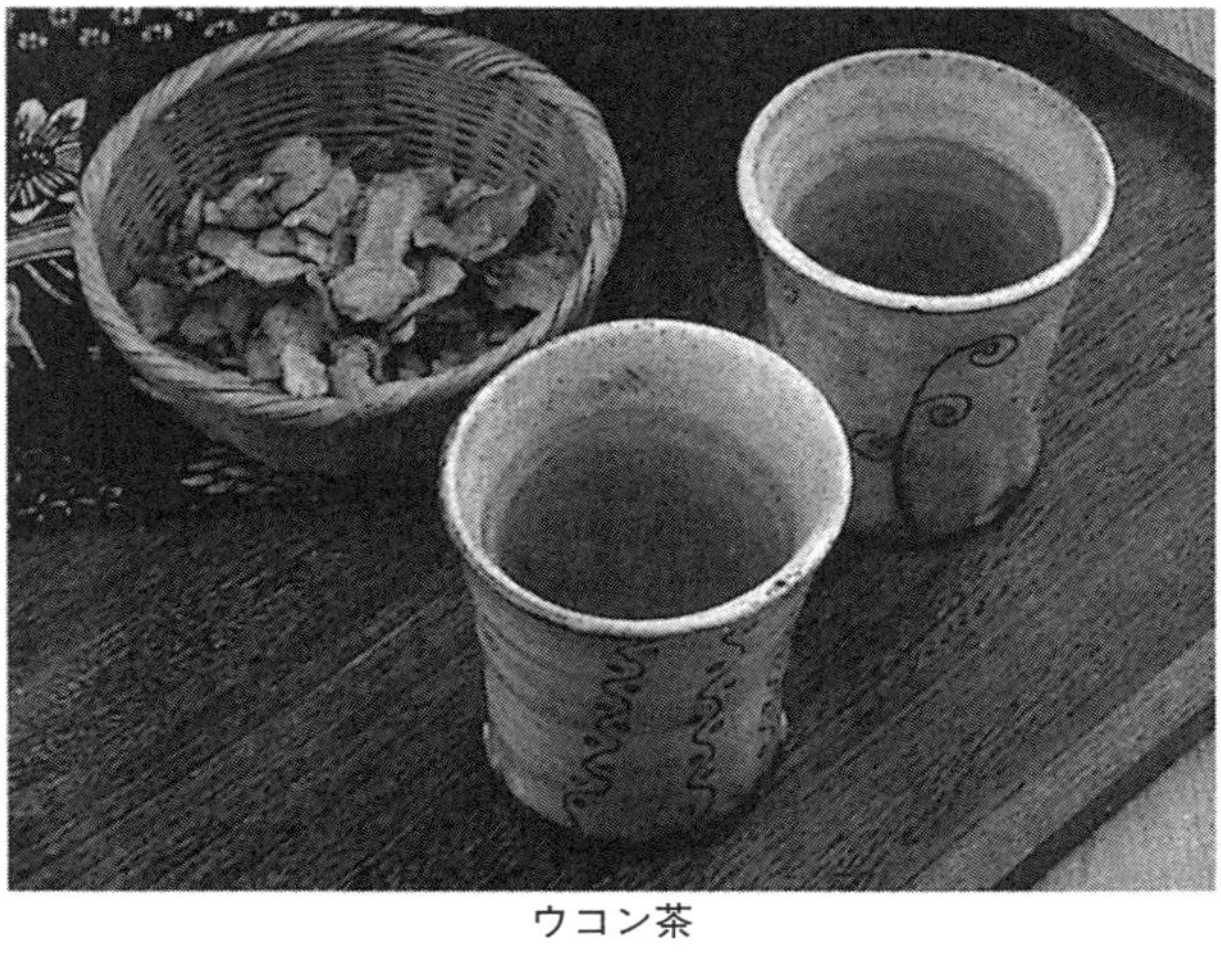

ウコン茶

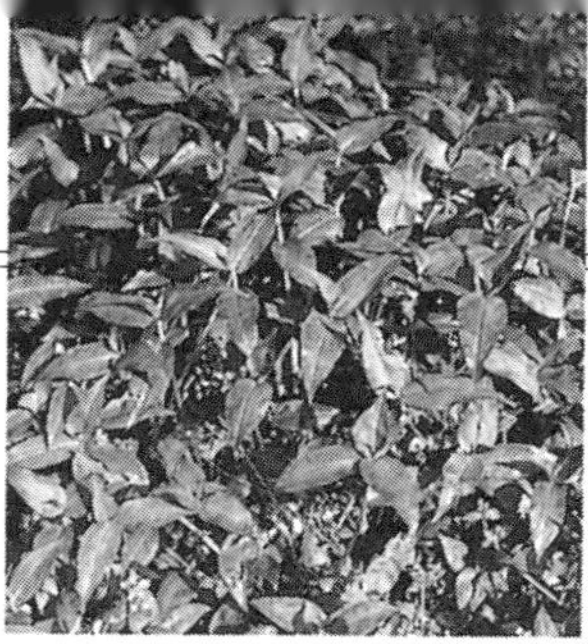

●心と体を癒す野草茶・ハーブ茶

郷里の父が危篤と、妹から電話がありました。顔が黄色いどころか土気色で、おしっこが茶色。立ち上がるのがやっとの状態なのに病院を嫌がり、言うことをきかない。仕方なく往診を頼み、採血してもらい、たった今、医者から電話があって、血液検査の結果を知らせてきたとのこと。

「末期の肝臓ガンですね。もって一か月、早ければ2週間もたないと思います。血液検査の結果がもっとよい人でも、2週間もたなかったんです。緊急に入院が必要です。ただ、入院しても治療は無理です」

取るものも取りあえず、すべての予定をキャンセルし、家族の喪服の用意をして郷里へ帰りました。頑固な父には、すべてをはっきり話しました。

「入院しよう。そのほうが体が楽だよ」と、みんなで説得しても、ガンとして聞きません。入院だけは絶対にイヤだの一点張りです。困りました。

「じゃあ、お父さん、玄米と野菜ジュースの食事でやれますか？」と聞いたら、「やる」と言います。

岩手県の農家で生れ育った父は、白いごはんが大好きですから、まさか玄米を食べるとは思えませんでした。でもやると言うのですから、さあ勝負。玄米と野菜ジュース、それに野草茶、プロポリス、アガリスクなど、店にあるものでよいと思えるものすべてを飲みました。だって父は薬屋なのです。

立つのがやっとだった父が、次の日からは必死で店を開け、客に自分の末期ガン症状の説明をしているわけで、呆れ果ててしまいますが、だんだんと力が

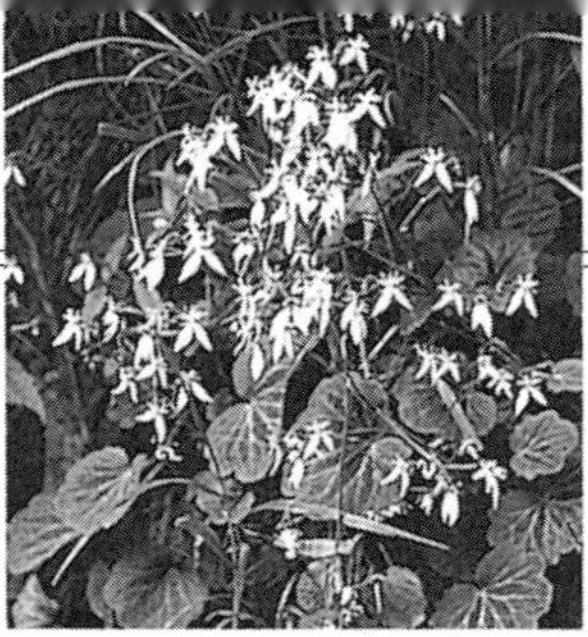

戻ってきたようです。
2、3日後に、「これだ、これだよ、思い出した。何でこれを忘れていたんだ。どうかしていたよ」と出してきたのがウコンでした。私はムッとしました。だって大量のビタミンCを含む柿の葉茶が一番と思っているのに、ウコンだなんて。フン、まったく私の言うことは聞かないで、好き勝手ばかり言って、イヤになる。つき合っていられない、勝手にせいと思いました。
ところが見る見るうちに元気になっていって、1週間後には、「肝臓ガンで死にかけているところだよ」などと、店で大笑いしている父の声が聞こえるようにまでなりました。

2週間後には、往診し、採血した血液検査の結果を知らせにきた医者が首をかしげ、「肝臓ガンでなかった可能性が高いですね。ガンマーカーはプラスなんですが、肝臓ガンなら、よくなることはないからねえ」と言うのです。

さて、父の場合は何が有効だったのでしょうか。ウコンでしょうか。柿の葉茶、玄米、野菜ジュース、それに、プロポリス、アガリスク、どれが効いたのでしょうか。私は、最も効いたのは父の気力だと思えます。遠くから父を頼ってきてくれるお客さんのために、なんとか店を開けたい、そんな執念がウコンを飲ませ、玄米を食べさせたのだと思うのです。どんなに効く方法も、イヤイヤながらでは効かないし、効くと確信しなければ楽天的にもなれないでしょう。父は長年の薬屋稼業で、ウコンや野草、玄米などの効き目がよくわかり、客にもすすめめ、効果を目のあたりにしていたからこそと思います。

ほぼ半年が過ぎましたが、父は相変わらず元気に店を開けています。

ちょっと憂鬱なときに ユキノシタ（ユキノシタ科）

透明な青々した風が吹きわたる初夏、長い茎の先に可憐な白い花が揺れる様子を見たら、妖精の存在を信じたくなります。誰でもが魅せられてしまう、不思議な花です。

ユキノシタは紅色の糸のような地下茎を四方に伸ばし、先端に幼い苗をつくって殖えていきます。葉は丸く厚みがあって、生のままてんぷらや、ゆでておひたしなどにして食べることができます。

憂鬱(ゆううつ)なときに食べると、心が和らぎます。また、昔から耳の病を治す薬として知られてきました。生の葉を火であぶってやわらかくし、指でもみ、その汁をたらしたり、葉を巻いて耳に詰めたりして使います。

[薬用部位] 地上に出ているところ全部。

[薬効] フラボノイド、タンニンなどの成分が含まれ、熱を下げ、咳を止め、炎症を抑えたり、体の毒を出す働きがあります。ほかに風邪を引いたときの微熱、痰、中耳炎、耳ダレ、扁桃腺炎、湿疹、かぶれ、あせも、腫れもの、しもやけ、火傷などに用います。ユキノシタのお茶は胃や腸などの内臓の働きを強め、痛みを取ります。

[つくり方] 花が咲いたら（5～7月）採って泥を洗い、陰干しに。よく乾燥させ、刻んで缶に入れます。

[飲み方] 5gを急須に入れ、熱湯を注ぎ、5～6分おいてから飲みます。／少量の乾燥した葉を他の薬草と合わせ、ブレンド野草茶（14頁参照）として飲みます。水から入れて沸騰後弱火で5分おき、こして飲みます。／1日分10gに水3カップを入れて火にかけ、沸騰したら弱火にして半量になるまで煮詰め（煎じ）ます。3回に分けて飲みます。／咳や気管支炎には、ユキノシタの葉10gとオオバコの葉10g、黒豆15個、ナタ豆5個、ナンテンの実20個に3カップの水を入れて半量になるまで弱火で煮詰めます。

[利用メモ] 生の葉は薬として使われてきました。歯茎の痛みには葉を火であぶってやわらかくして貼ったり、塩もみしたもので歯茎をマッサージしたりします。歯痛には、葉に塩をまぶしてよくもんでしぼった汁に脱脂綿を浸し、痛む歯でかんで湿布します。中耳炎などにはしぼり汁を綿棒でつけます。火傷には水で十分に冷やした後、葉をアルミホイルに包んで火であぶり、手でもんで貼ります。また、葉を黒くなるまで焼き、粉にしてゴマ油で練ったものを貼っても効きます。痔には煮詰めた汁で洗います。かゆみにはすりつぶした葉を貼ります。

[心が和らぐユキノシタ茶]

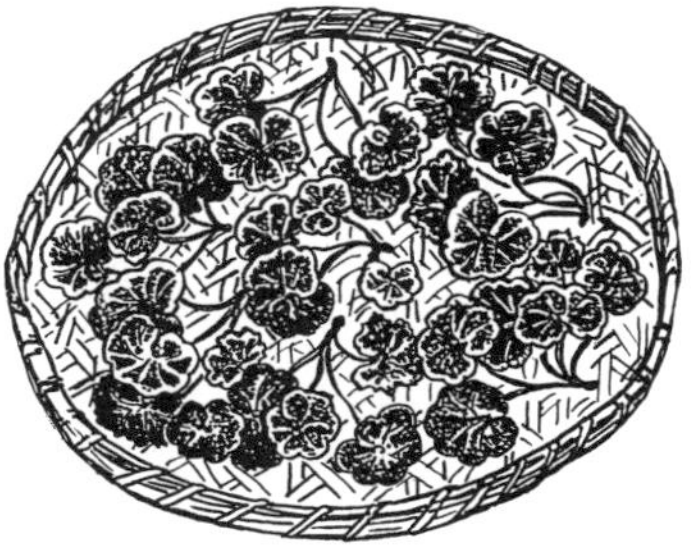

泥などをよく洗い落とし、陰干しする。乾燥したら缶に入れて保存

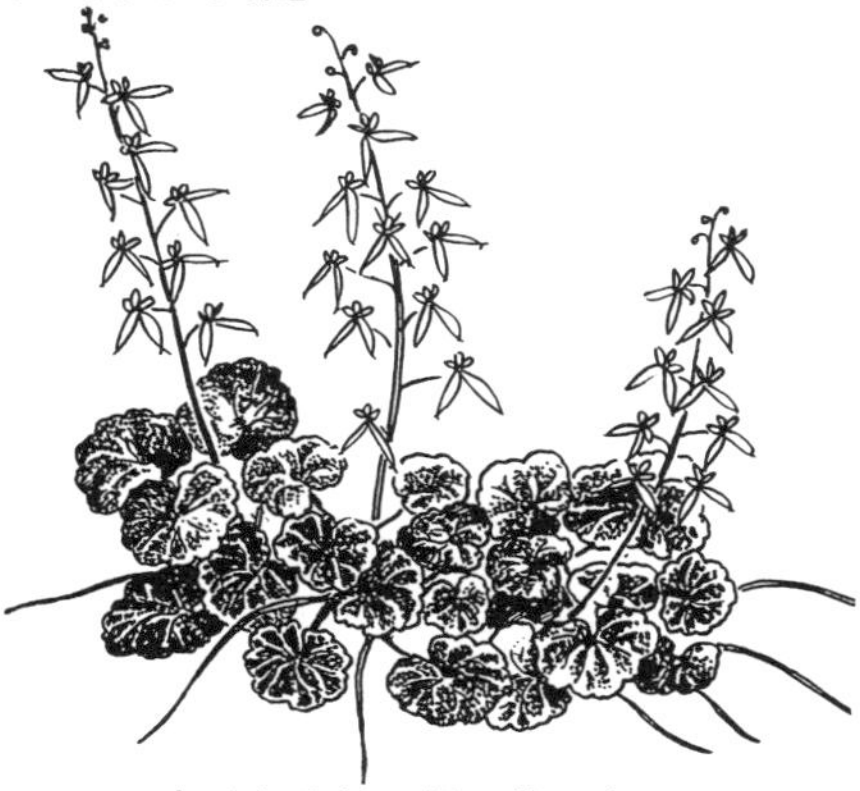

ユキノシタは、長い茎の先に可憐な白っぽい花を咲かせる

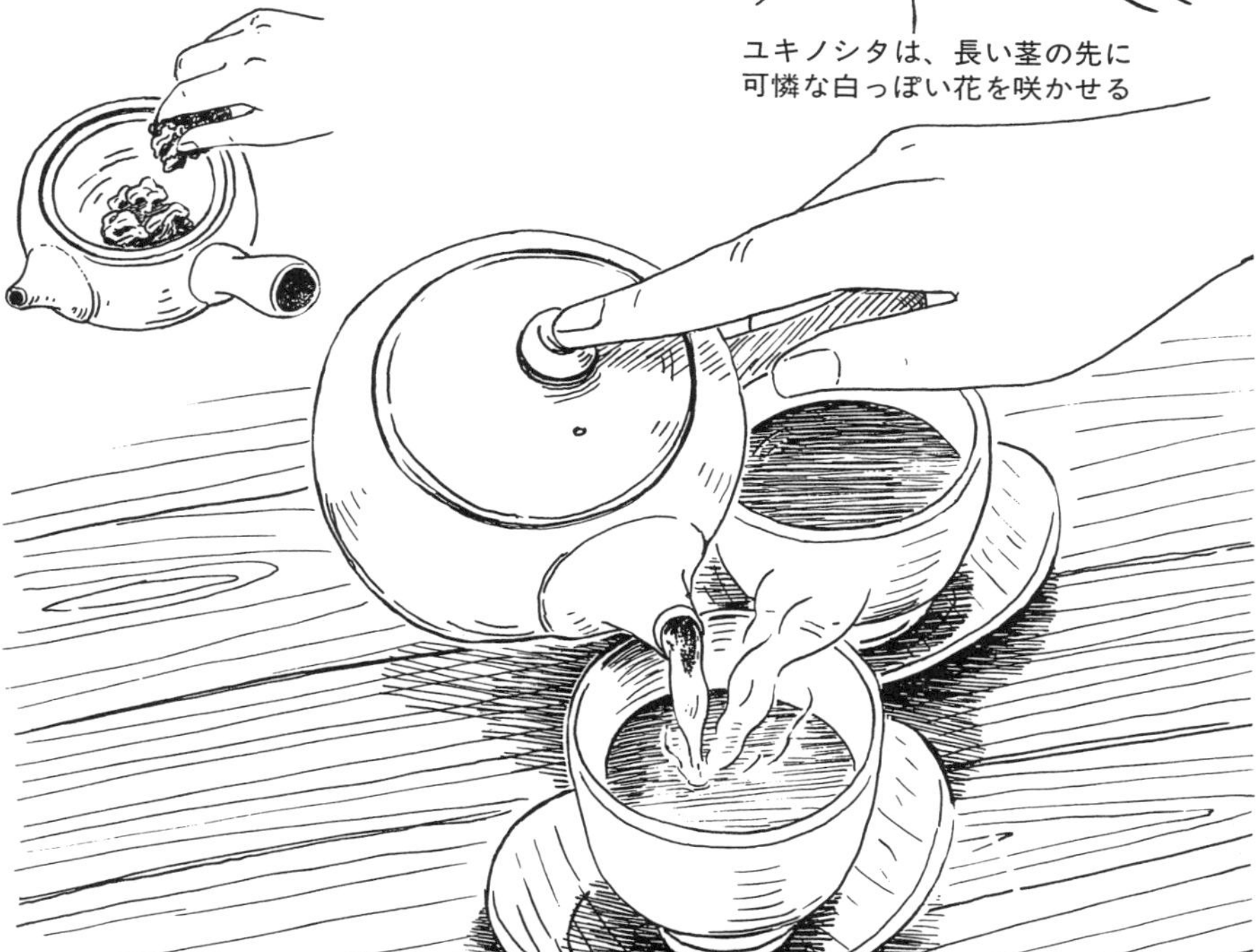

茶葉5gを急須に入れ、熱湯を注ぎ、5～6分おいてから飲む

万国共通の願い ベニバナ（キク科）

人間はつくづく好色、色が大好き。とりわけ赤い色に強くひかれるようです。昔々から赤い果実で命をつないできた歴史が、赤にとりわけ強くこだわらせるのかもしれません。

服の色が生死にかかわるとも思えませんが、紅に染めたい欲望は理屈ではありません。まさに命がけで染めたのです。ベニバナの歴史を知ると、不思議な人間の本性にうたれます。

ベニバナ（紅花）はエジプト原産。濃く深い紅の色に、心ひかれるのは万国共通です。ミイラに副葬された布もベニバナで染められていました。中国で初めて栽培が行われたのは2世紀、漢の時代。油脂を加えて製品化された場所が燕だったので、臙脂、エンジ色の名はここから生まれました。

日本へは3世紀に呉から渡来しました。藍が染料の総称として使われていたので呉の藍と呼ばれ、それが紅になりました。その当時は朝鮮経由の貿易であったため、韓紅ともいわれました。『源氏物語』の末摘花はベニバナのことです。

江戸時代、口紅の原料としてもてはやされ、京などに送られました。山形県最上地方にはベニバナで財をなした紅花御殿が今も残っています。

ベニバナは料理や菓子の着色に、また化粧用の口紅に、さらに血をめぐらせ、血のとどこおりをよくする漢方薬としても使われてきました。

【薬用部位】花。

【薬効】頭痛、婦人病、動脈硬化症。花の雌しべの子房にリノール酸が含まれていて、血液中のコレステロールを溶かすとブームになりました。血液循環をよくし、冷え性、月経痛、貧血、肩こりなどの婦人病全般に用います。

【つくり方】6〜7月、黄色の花がだんだんに赤くなったときの早朝に採り、陰干しします。

【飲み方】小さじ1のベニバナに熱湯を注ぎ、冷まして上澄みを飲みます。色が出る間は何回でも飲めます。／少量の乾燥した花を他の薬草と合わせ、ブレンド野草茶として飲みます。水から火にかけ、沸騰後に弱火で5分。こして飲みます。／1日量3gに水2カップを入れて火にかけ、沸騰したら弱火にし、半量になるまで煮詰めます。こして飲みます。1日3回に分けて食前または食間に飲みます（妊婦は飲まないように。でもブレンド野草茶なら大丈夫です）。

【利用メモ】ベニバナ30g、ホワイトリカー1ℓ、氷砂糖200gで2か月ほどおき、ベニバナ酒をつくります。肌を美しくし、婦人病にも効きます。

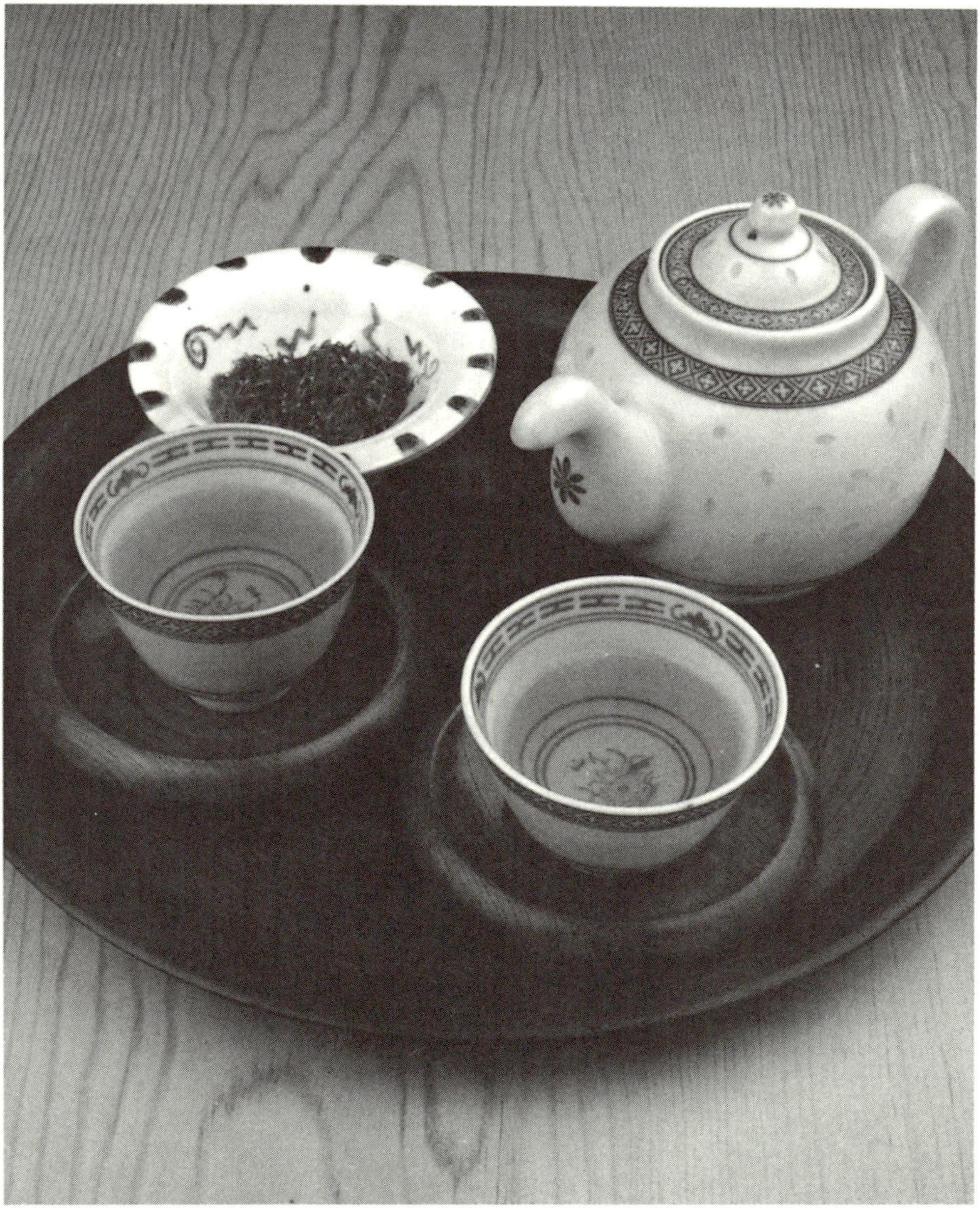

末摘花とも呼ばれるベニバナ。陰干ししてつくったベニバナ茶を味わう

熱いのもオツなもの ムギ（イネ科）

エジプトで紀元前３０００年以上も前から栽培されていた、世界で最も古い穀物です。ムギといえば大麦も小麦もひっくるめての名称ですが、音（おん）は共通のようです。英語、デンマーク語、アイヌ語、モンゴル語などの名前はよく似ていて、ムギが世界共通の大切な穀物であることがわかります。

わが国では『古事記』に「保食神（うけもちのかみ）の陰に麦が生（な）った」と書かれていて、米が表、ムギが裏とする考えだったことがわかります。たしかに、米の収穫が終わった晩秋に種をまき、雪の中に黄緑の萌える芽を出して育ち、麦秋と呼ばれる黄金の実りは田植え前、初夏ですから、米の裏なのです。

郷里の群馬県は、小麦の作づけが盛んでしたから、私の脳裏に焼きついている田園風景は小麦畑です。

幼い頃、祖母がムギをいって粉にし、砂糖を入れて湯で練った麦焦がしをよくつくってくれました。たまにしか食べられなかった名物の麦落雁（むぎらくがん）も懐かしい味です。

ムギをパンとしてだけ食べる最近のムギ事情は、日本での作づけが激減していることと関係しているのでしょうか。残念でなりません。夏の麦茶はよく飲まれていますが、冬には熱くして飲めばよいわけで、一年中飲みたいお茶の一つです。

【薬用部位】 成熟した麦粒。

【薬効】 白米ではとれないビタミンB_1がたくさん含まれています。栄養のバランスをとるためにも毎日飲みたいものです。かっけ予防にもなります。また煮詰めた汁は寄生虫の駆除に効果があります。

【つくり方】 ムギは殻つきのまま中火で、かなり焦げ色がつくまでいります（殻なしでもかまいません）。焦げやすいので、かき回し、こんなに焦がして大丈夫かというくらい、じっくり黒くなるまでいります。冷まして密閉容器に保存します

【飲み方】 ブレンド野草茶にいったムギ大さじ1を加えてつくります。水から火にかけ、沸騰後に弱火で5分おき、こして飲みます。／大さじ1のいったムギに2カップの水を加えて熱を加え、沸騰したら弱火にし、半量になるまで煮詰めます。こして飲みます。

【利用メモ】 ムギは全粒、またはひき割り加工のものがおすすめです。胚芽はビタミンEを含むなど栄養に富むうえ、成分のフェノールにガン予防が期待できます。麦飯は21世紀の健康食。麦トロ（米に混ぜ入れて炊き、トロロ汁で食べる）など、もっと食卓にのせたいものです。

［熱いムギ茶の香ばしさに感無量!!］

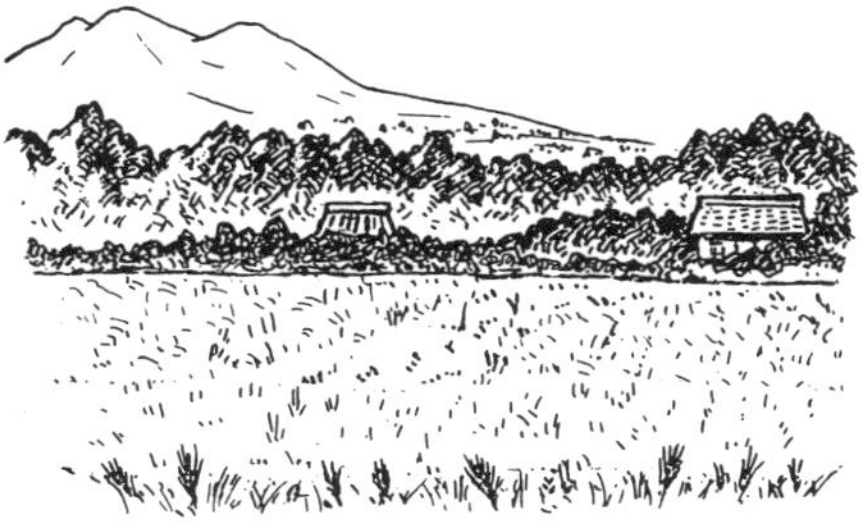

小麦畑は脳裏に焼き
つく田園風景

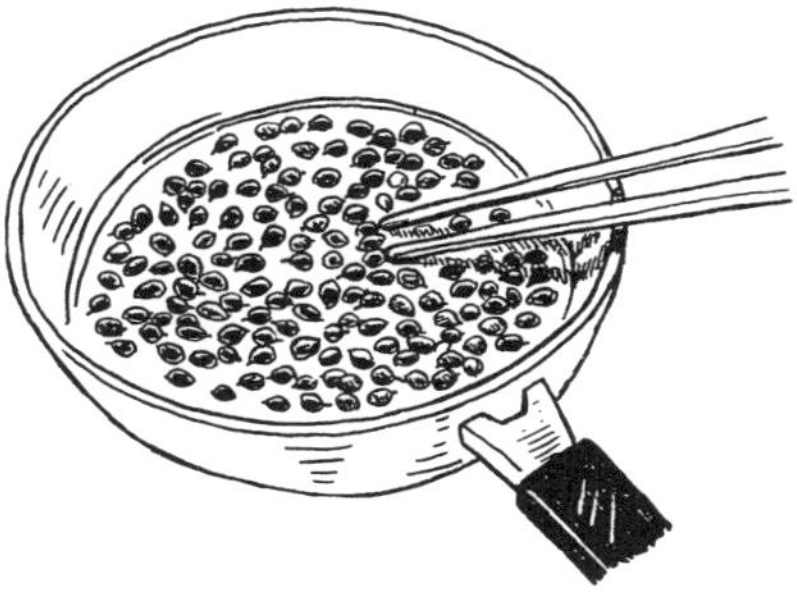

ムギは中火で焦げ色がつくまでいる。冷ましたら密閉容器に保存

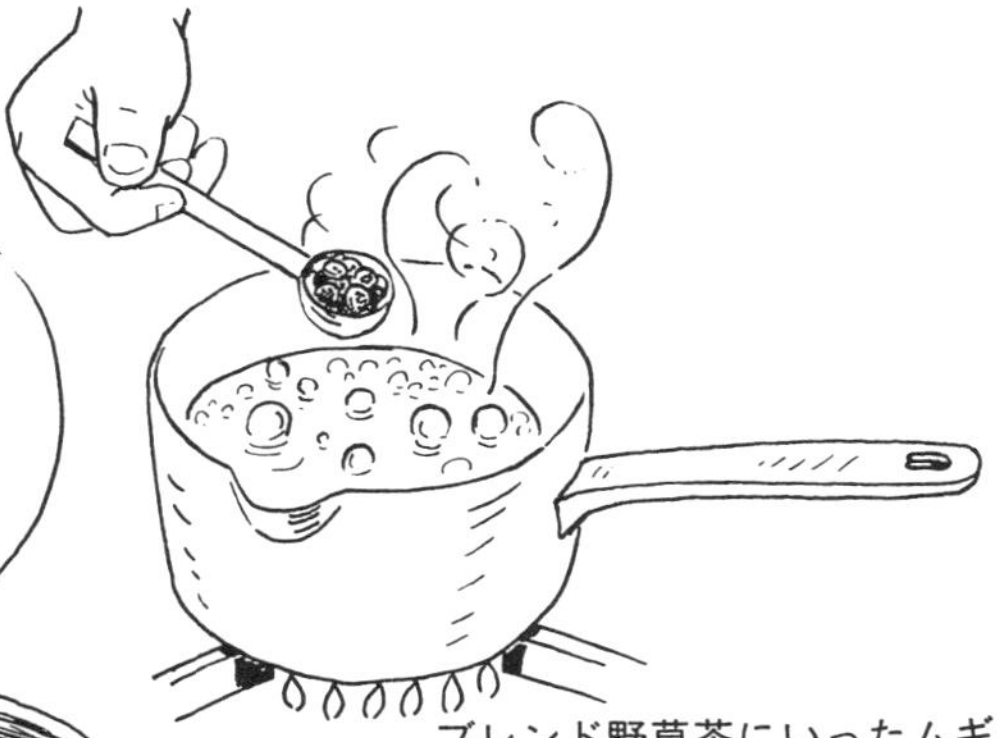

ブレンド野草茶にいったムギ大さじ１を加え、沸騰後、弱火で５分おき、こして飲む

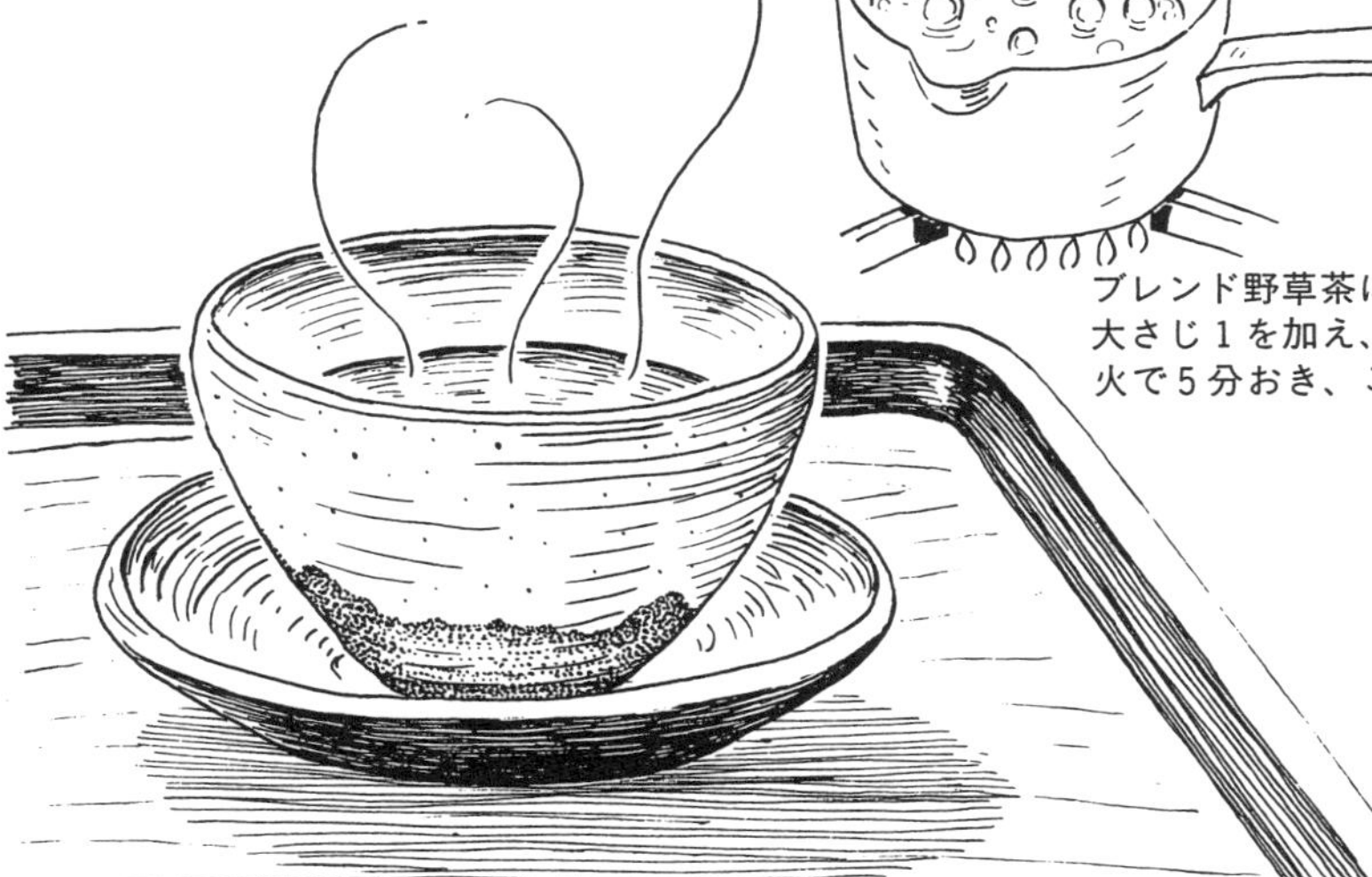

熱いムギ茶で体ホカホカ

●真夏の救世主 ツユクサ（ツユクサ科）

大病をしてから、毎日青汁を飲みます。5種類以上の野菜でつくることを心がけていますから、いろいろな工夫をしています。

ツユクサは、緑の濃い野菜が不足しがちな夏の救いの神。青汁の材料には欠かせません。青い花を咲かせたツユクサを採り、他の野菜と混ぜてつくります。

可憐な青色の花を摘むのはもったいないのですが、茎が地面を這（は）って伸び、節ごとに根と芽を出して次々と殖えていきますから安心です。

青色の花びらは平安時代から染色に使われてきました。

この花の汁で布を染めたので、着草（つきくさ）と呼ばれていました。これがツユクサの名の由来です。

幼い頃、青いジュースをつくってままごとで遊んだり、ハンカチを染めたりして遊びましたが、ほんの小さな薄い花びらなのに、驚くほど鮮やかな藍色に染まります。こんな強さにあやかりたいものです。

帽子花、蛍草、鴨跖草（おうせきそう）など、想像力をかきたてる別名もあります。

[薬用部位] 花が咲いたときに、地上に出ているところ全部。

[薬効] 熱を下げ、気管支ぜんそく、扁桃腺炎、腫れものなどの炎症を抑えます。また、下痢や動悸、息切れにも効果があります。冷え性や虚弱体質の体質改善には、毎日お茶で飲みたいものです。煮詰めた汁の湿布や塗布すると湿疹、かぶれに効きます。

[つくり方] 8～9月、青い花が咲いたら地上部を採り、陰干しで乾燥したら、刻んで保存します。

[飲み方] 5gを急須に入れて熱湯を注ぎ、5～6分おいて飲みます。／少量の乾燥したツユクサを他の薬草と合わせ、ブレンド野草茶として飲みます。水から火にかけ、沸騰後に弱火で5分おき、こして飲みます。／1日量15gに水3カップを入れて火にかけ、沸騰したら弱火にし半量になるまで煮詰めます。こして飲みます。1日3回に分けて食前に飲みます。

[利用メモ] 若芽、茎、花、根は食べられます。茎は薄皮をむきます。おひたしや味噌汁に入れて食べます。毎日食べると、粘りのある痰が出るぜんそくに効果があります（お茶でも同様の効果です）。／青汁は心臓病に効果があります。新鮮なツユクサを刻み、すりつぶして布でこしてから飲みます。／湿疹、かぶれには煮詰めた汁で湿布します。または布袋に入れ、入浴剤として使います。／青花はサラダに飾ったり飲み物に浮かべたりして使います。

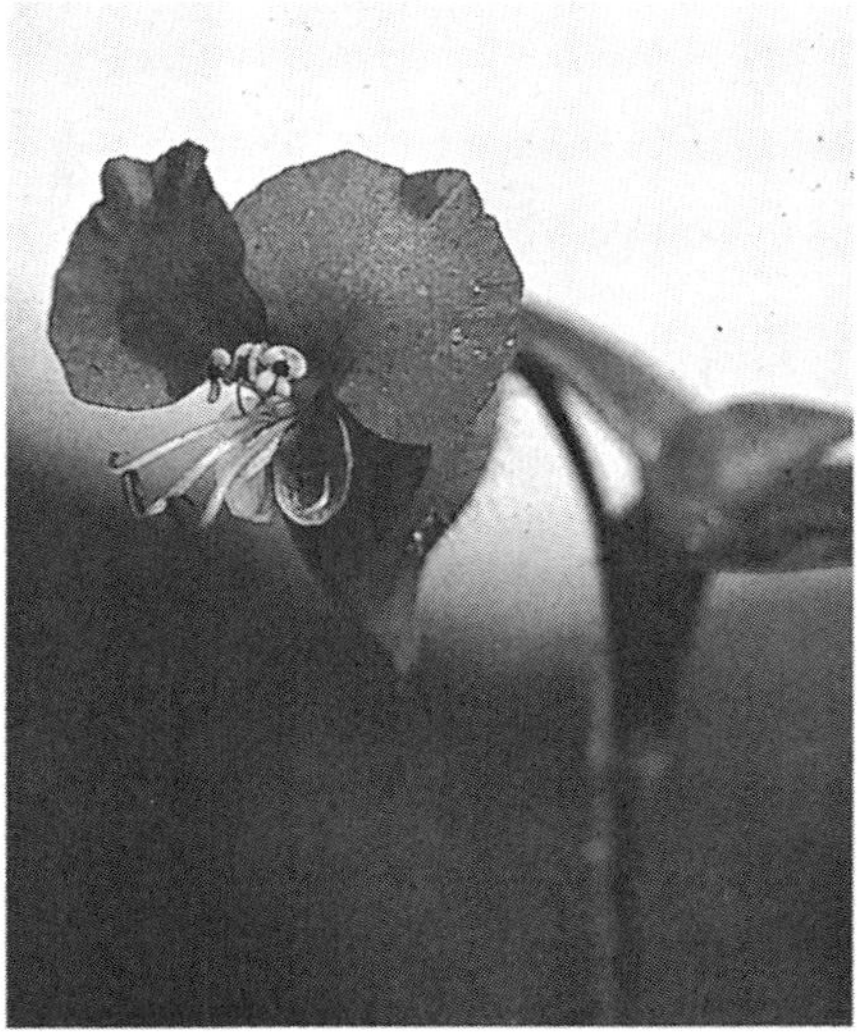

夏の朝を告げるツユクサの花

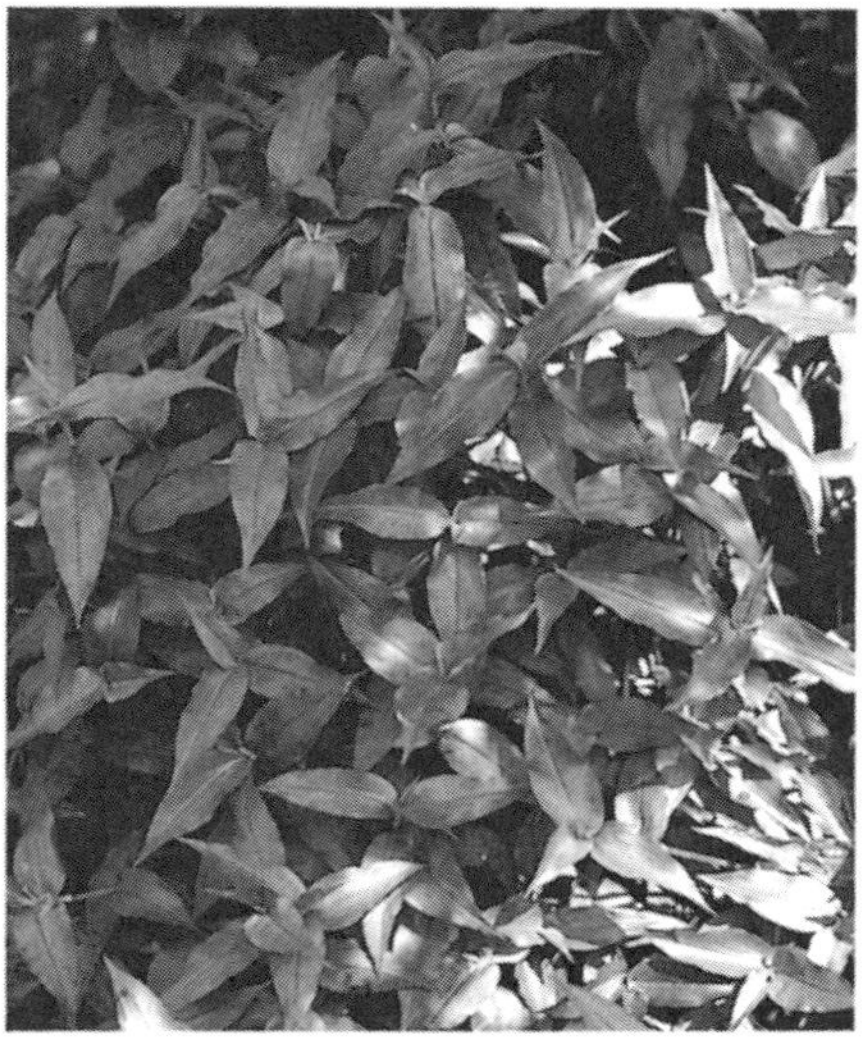

道端などに群生するツユクサ

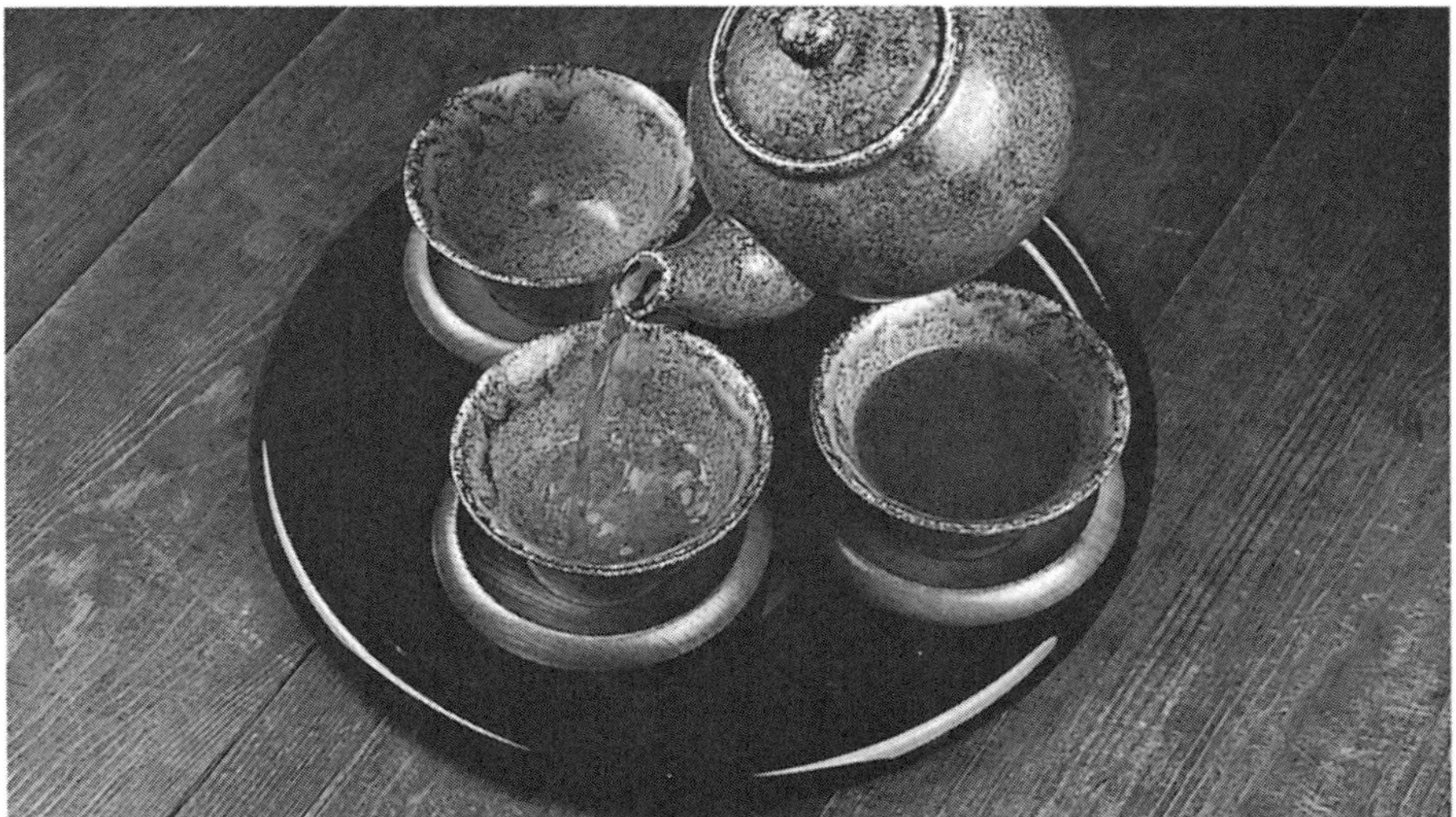

ツユクサ茶は体質改善に打ってつけ

頼りになります オオバコ（オオバコ科）

「オオバコダイエット」などといって粉末の飲み物が市販されています。オオバコがダイエットとどう関係しているのか不思議ですが、たぶん利尿作用、水分やナトリウムを外に出す働きがあるからでしょうか。たしかにむくみを取る働きがあります。

でもオオバコにダイエットを任せたらかわいそう。オオバコにはもっと切実な、病と闘う力があるのです。

地面に葉を広げどっしりと根を下ろし、踏まれても踏まれてもたくましく生きるオオバコには、薬効以外にも学ぶものがありそうです。

オオバコの名は、葉が大きいことから大葉子（おおばこ）とつけられたようです。

種は漢方では車前子（しゃぜんし）と呼ばれ、熱を下げ、尿を出し、目の疾患に効果があります。疲れやすく手足が冷え、尿量が少なくまたは多く、口の渇きがあってむくみ、しびれ、かすみ目のときに処方される漢方薬「午車腎気丸（ごしゃじんきがん）」に入っています。

茎葉は車前草（しゃぜんそう）で、咳止め、下痢止め、止血、強壮に用います。

［薬用部位］ 穂状の小さく白い花が咲いたときに、地上から出ているところ全部。種。

［薬効］ 利尿作用、水分やナトリウムを外に出す働きがあります。また咳を抑え、痰を取るほか、止血薬としても使います。胃炎、十二指腸潰瘍、動脈硬化にも用います。

［つくり方］ 地上部を採取し（5～9月）、土を洗って陰干しします。乾燥後は刻んで缶などに入れて保存します。／種は秋に結実した穂を採り、紙に広げて落とし、日干しします。

［飲み方］ 5gを急須に入れて熱湯を注ぎ、5～6分おいて飲みます。／少量の乾燥した葉を他の薬草とブレンドしてお茶にします。水から火にかけ、沸騰後に弱火で5分おき、こして飲みます。／1日量10gに水3カップを入れ、弱火で半量になるまで煮詰め、1日3回に分けて食間に飲みます。

［利用メモ］ 更年期には、干したヨモギ5gとオオバコの葉10gを3カップの水で半量になるまで煮詰め、1日3回食前に飲みます。／春から夏にかけて若葉を食べます。ゴマ味噌和え、かき揚げ、汁の実、油炒めなど。／生葉の青汁は心臓病に効果があります。毎日、杯に2杯ずつ朝夕飲みます。／青汁を水で薄めてうがいすると、声がかれたときに効きます。／ものもらいには、オオバコの葉を火であぶり、軽くもみ、熱いうちにまぶたに貼りつけて休みます。翌朝には膿が出ます。

[頼れる野草のオオバコ茶]

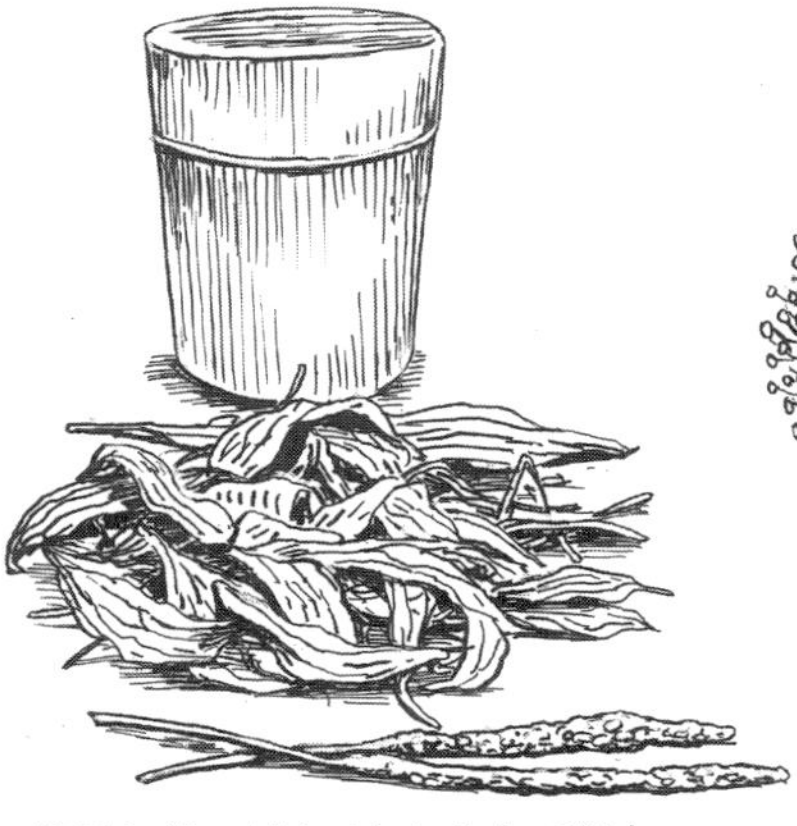

陰干し後、刻んで缶に入れて保存

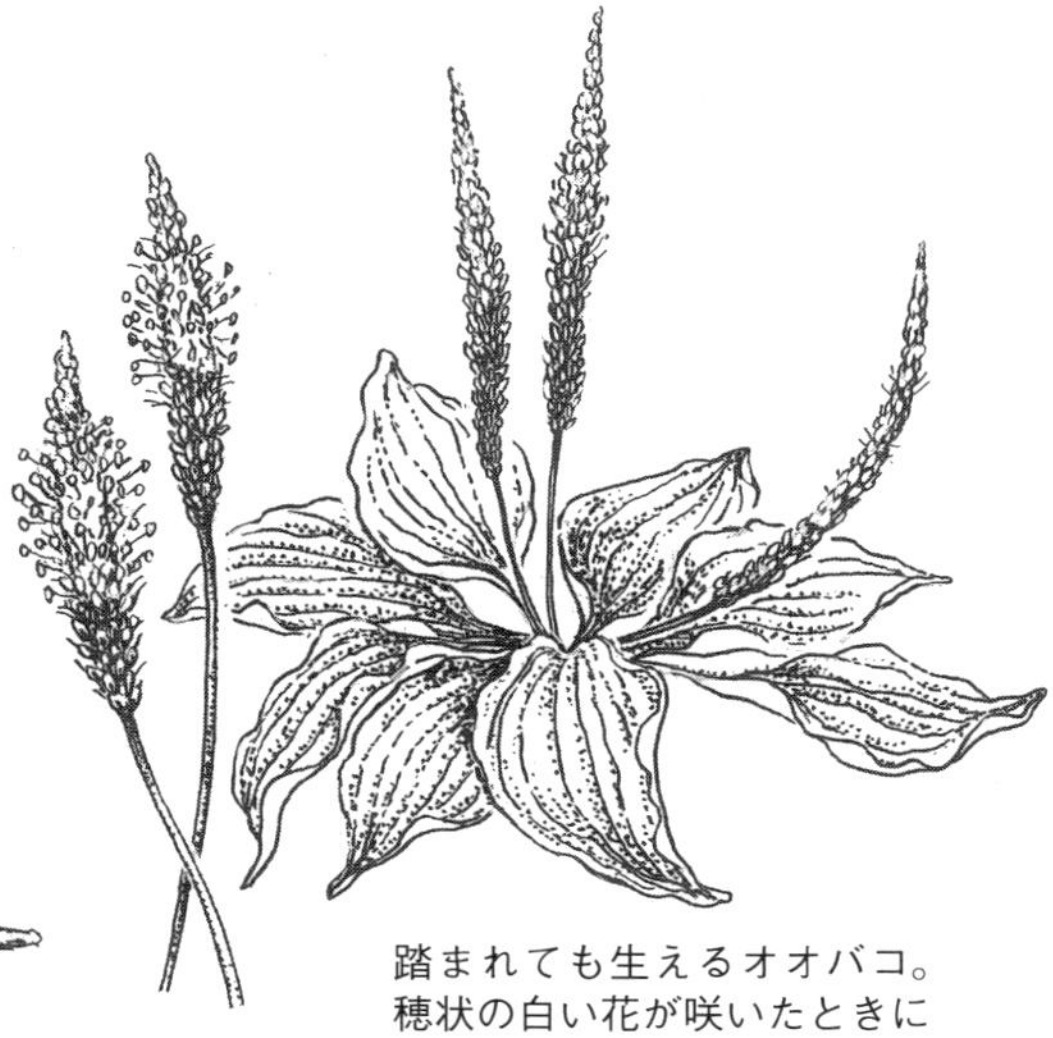

踏まれても生えるオオバコ。
穂状の白い花が咲いたときに
全草を採取

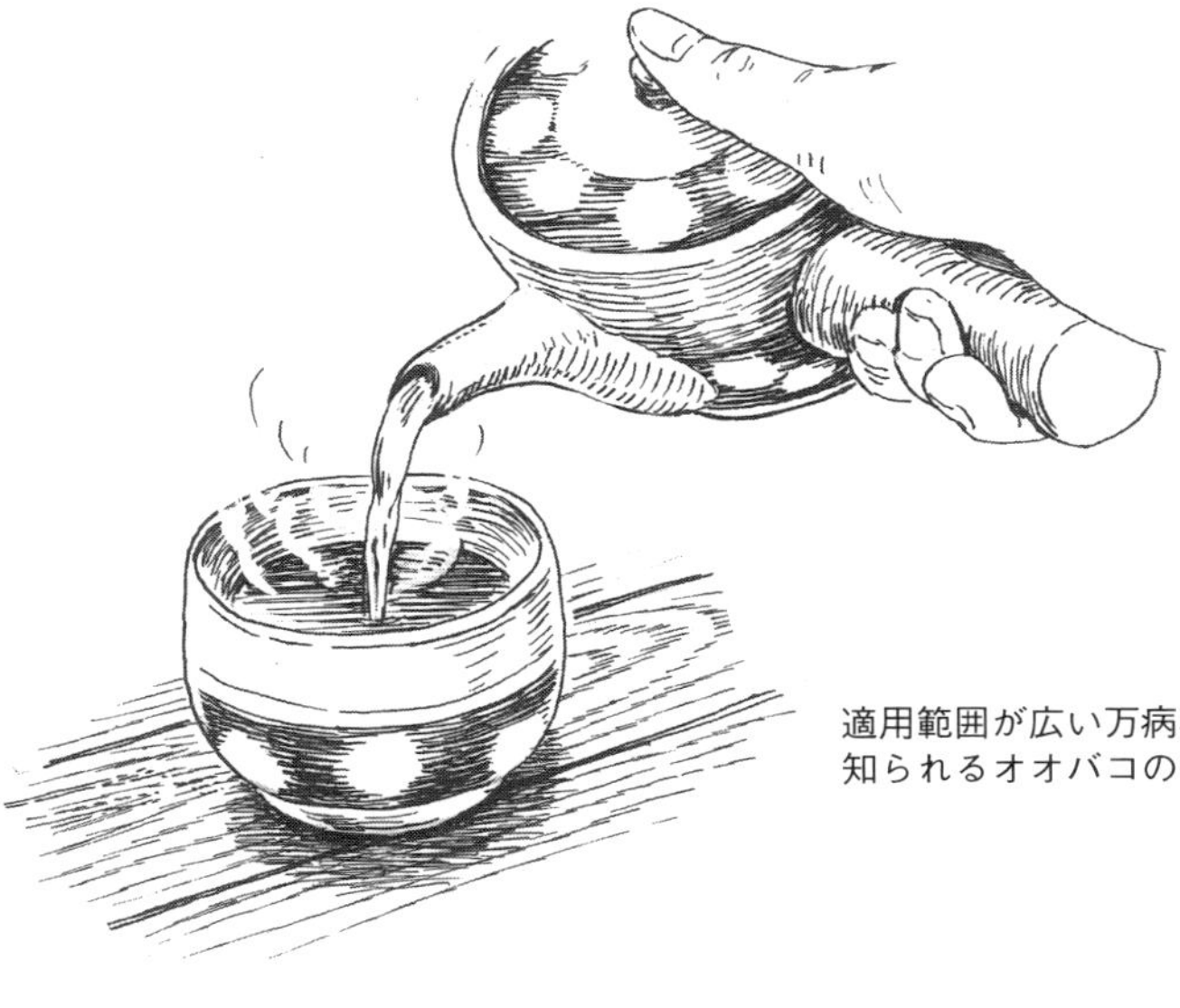

適用範囲が広い万病薬としても
知られるオオバコの茶

味よし効き目よし 赤ジソ（シソ科）

夏の料理に欠かせない香りと味のシソですが、一番好きな料理は、甘味噌をシソで包んで油で焼いたシソ巻き。パクパクと食べてしまいます。塩で漬けたシソで包んだおにぎりもおいしいですよね。火でちょっとあぶって食べると最高です。

シソはこぼれた種から、勝手に育ってしまうので、ふんだんに使えます。といっても「邪魔だ」と畑からシソを引き抜こうとする夫と、たくさん欲しいから抜かせたくない私とで、凄絶なシソ戦争が行われています。

どうも苦労して育てていないせいか、ありがたみが少ないようで、かなりの量を引き抜かれてしまいます。

野生のシソは、梅干しを真っ赤に染める力は弱いのですが、病害虫には強く、お茶には十分です。

漢方では、葉は蘇葉（そよう）、種は紫蘇子（しそし）と呼ばれ、風邪を引いたときや気管支の咳、ぜんそく、魚の中毒、じんましん、気分のイライラ、不眠症などに処方されています。たとえば蘇葉のほかに杏仁、陳皮、甘草なども処方されている「神秘湯」は気分を明るくし、魚介の毒を消す漢方薬です。

シソのお茶は気分がすぐれないときやイライラにとくによく効きます。

［薬用部位］ 穂が出る前、地上から出ているところ全部。種。

［薬効］ 葉と種は汗を出し、熱を下げ、咳を抑える効果があります。また、気持ちを静める作用もあります。胃腸の働きを整える効果もあり、防腐、殺菌作用もありますから、夏に刺し身や寿司に添えたり、シソでおにぎりをつくるのも理にかなっているというわけです。

［つくり方］ 穂が出る前（6～7月）に地上部を刈り取り、陰干しします。種は10月頃に完熟した穂を採り、紙に広げて落とし、日干しします。

［飲み方］ 葉または種5gを急須に入れて熱湯を注ぎ、5～6分おいて飲みます。／少量の乾燥した葉と種を他の野草と合わせ、ブレンド野草茶として飲みます。水から火にかけ、沸騰後に弱火で5分おき、こして飲みます。／乾燥した葉1日量5gに水2カップを入れ、熱を加えて沸騰したら弱火にし、半量になるまで煮詰めます。3回に分けて飲みます。／咳やぜんそくには、種1日量6gに水2カップを入れて火をかけ、沸騰したら弱火にし、半量になるまで煮詰めます。3回に分けて飲みます。

［利用メモ］ 赤ジソほどではありませんが、青ジソでも同じような効果があります。

[さわやかな香りのシソ茶]

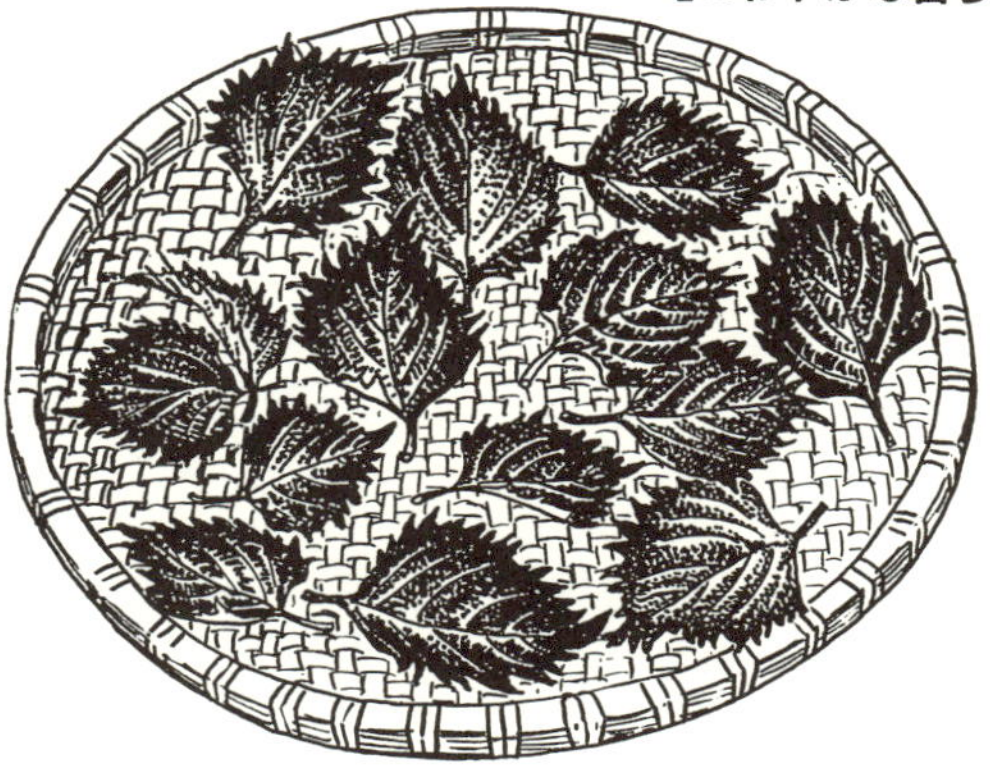

穂が出る前に地上部を刈り取り、陰干しにする

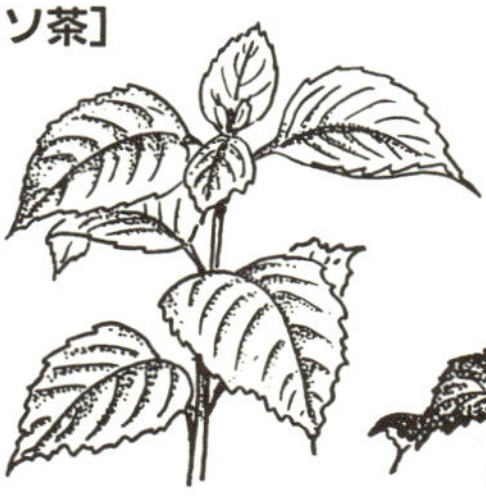

青ジソ

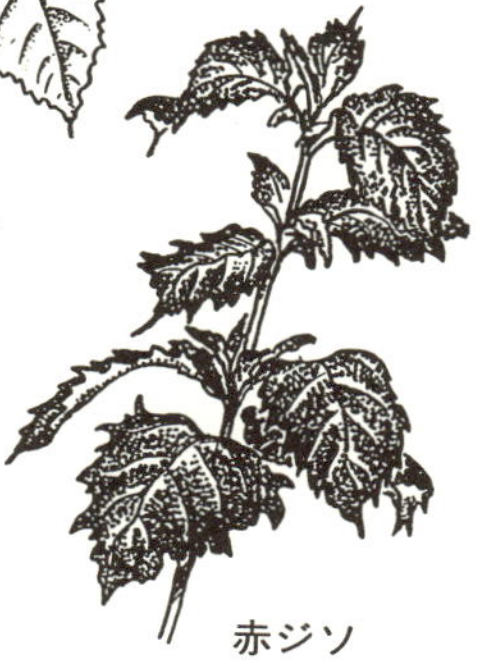

赤ジソ

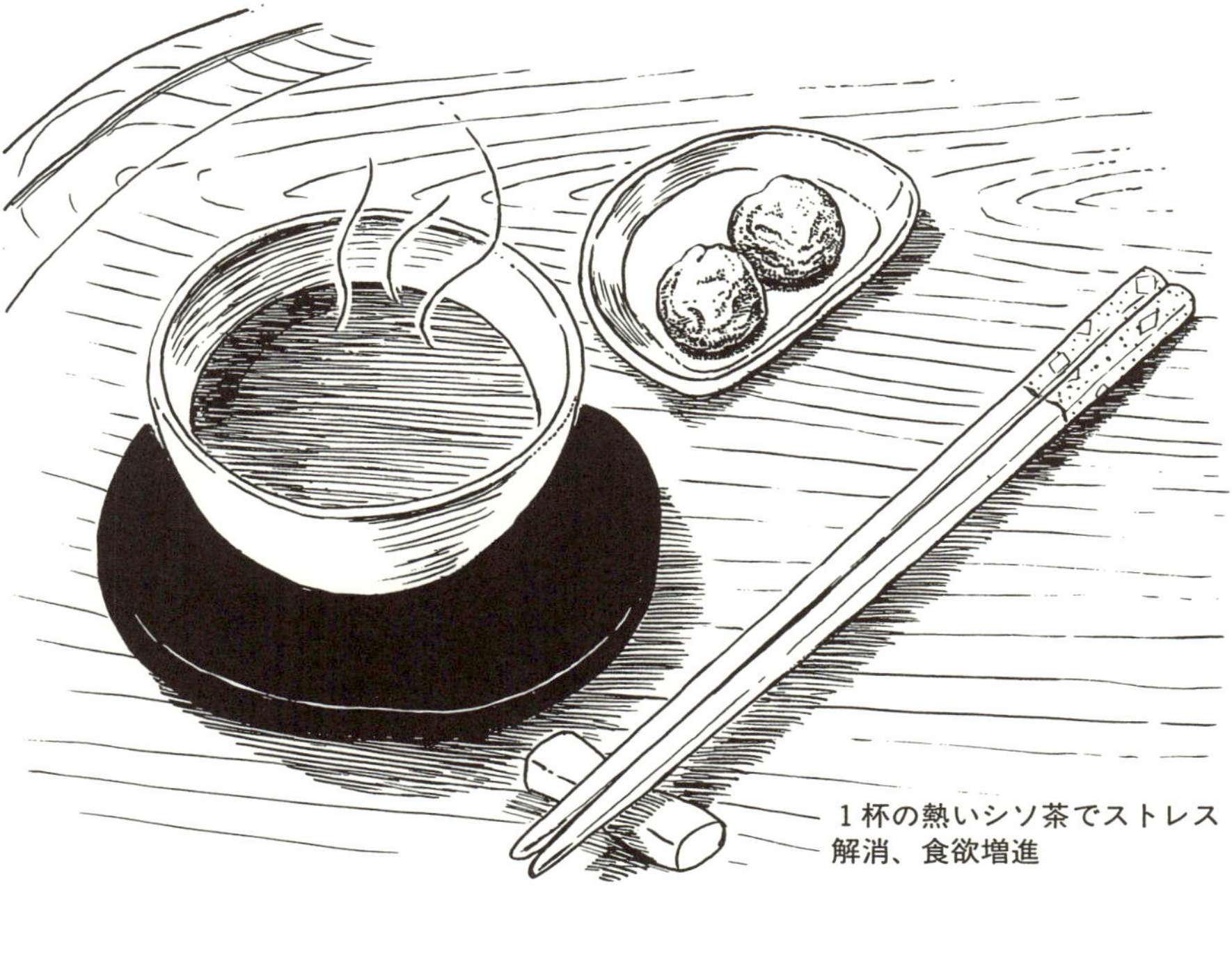

１杯の熱いシソ茶でストレス解消、食欲増進

●ダイオキシンに効果あり ソバ（タデ科）

「いやあ、今年はダメだ」

そんな悲しい叫びがあちこちから聞こえてきます。

梅雨明けがはっきりしなかった異常な夏は、東北の農産物を直撃しました。夏に種をまく秋ソバは、まいてもまいても雨で流され、とりわけ大きな影響を受けたようです。

「収穫は、平年の1割くらい」

などと聞くと、ソバ好きの私もがっくり。その暗い気分を吹っ飛ばし、来年の豊作に期待して、11月には各地で新ソバ祭りが開かれました。

もちろん手打ちソバの香りや、透き通るめんの喉越しのうまさはいうことなしですが、ソバ茶、ソバ豆腐、ソバ団子、ソバせんべいなどの珍しさ、おいしさもなかなかです。

最後に飲むソバ湯には、ルチンなどの栄養がたっぷり。大満足でした。

さて、ソバには、体に入ると出ていかないダイオキシンを吸着し、外に運び出す、また吸収されにくくする働きがあります。毎日飲むソバ茶は手軽に実行でき、おすすめです。

【薬用部位】成熟した果実（ソバの実）。

【薬効】ソバには、白米にはないビタミンB_1、B_2や鉄などが含まれ、栄養を補ってもらえます。熱を下げたり、毒を除いたりする働きもあります。またルチン（フラボノイド配糖体）が含まれ、毛細血管を強くする効果があります。高血圧症や食欲不振、慢性の下痢などの症状に用います。ルチンは水溶性なので、ソバのゆで汁に含まれています。ソバ湯を必ず飲みましょう。

【つくり方】霜が降りる頃に刈り取り、実を打ち落とし、日干しにします。乾燥したら缶などの密閉容器に入れて保存しておきます。／乾燥したソバの実（市販もされています）を中火でキツネ色になるまでいります。またはソバ粉（市販品）をキツネ色になるまでいります。

【飲み方】大さじ1を急須に入れて熱湯を注ぎ、5～6分おいて飲みます。／いったソバ粉小さじ1を茶碗に入れて熱い湯を注ぎ、かき回して飲みます。／ソバ粉（市販品）小さじ1に熱い湯を入れてかき回します。／ブレンド野草茶にいったソバの実大さじ1を加えます。水から火にかけ、沸騰後に弱火で5分おき、こして飲みます。

【利用メモ】ソバには、体を冷やす作用があるので、冷え性の人はほどほどにしてください。かぶれ、火傷、おたふく風邪などの炎症には、ソバ湿布が効果的です。ソバ粉をぬるま湯で溶き、湿布します。

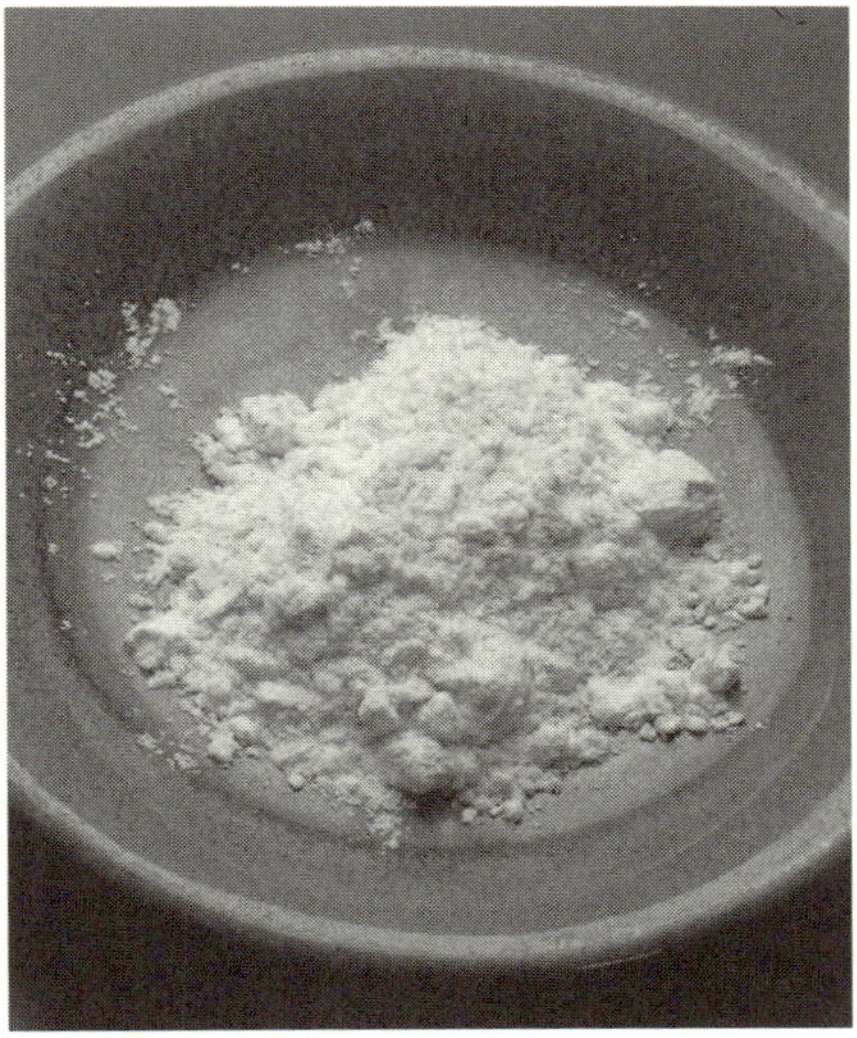

ソバ粉（粗びき）

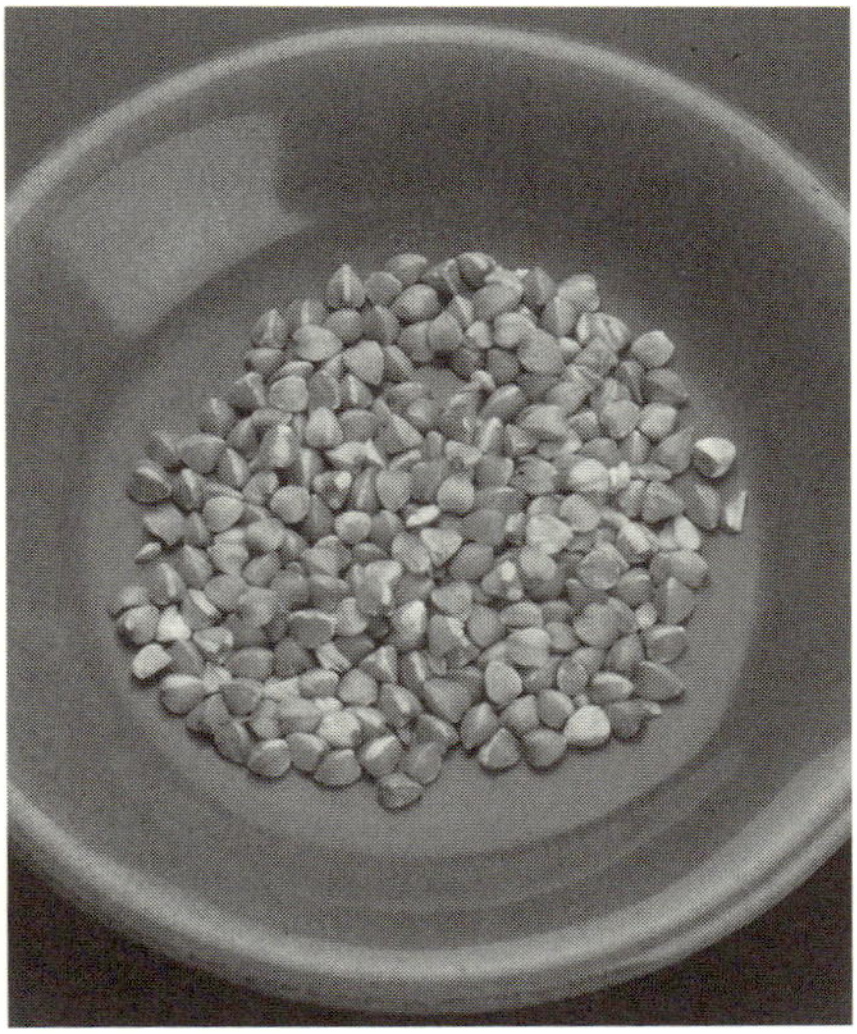

殻むき玄ソバ（ソバの実）

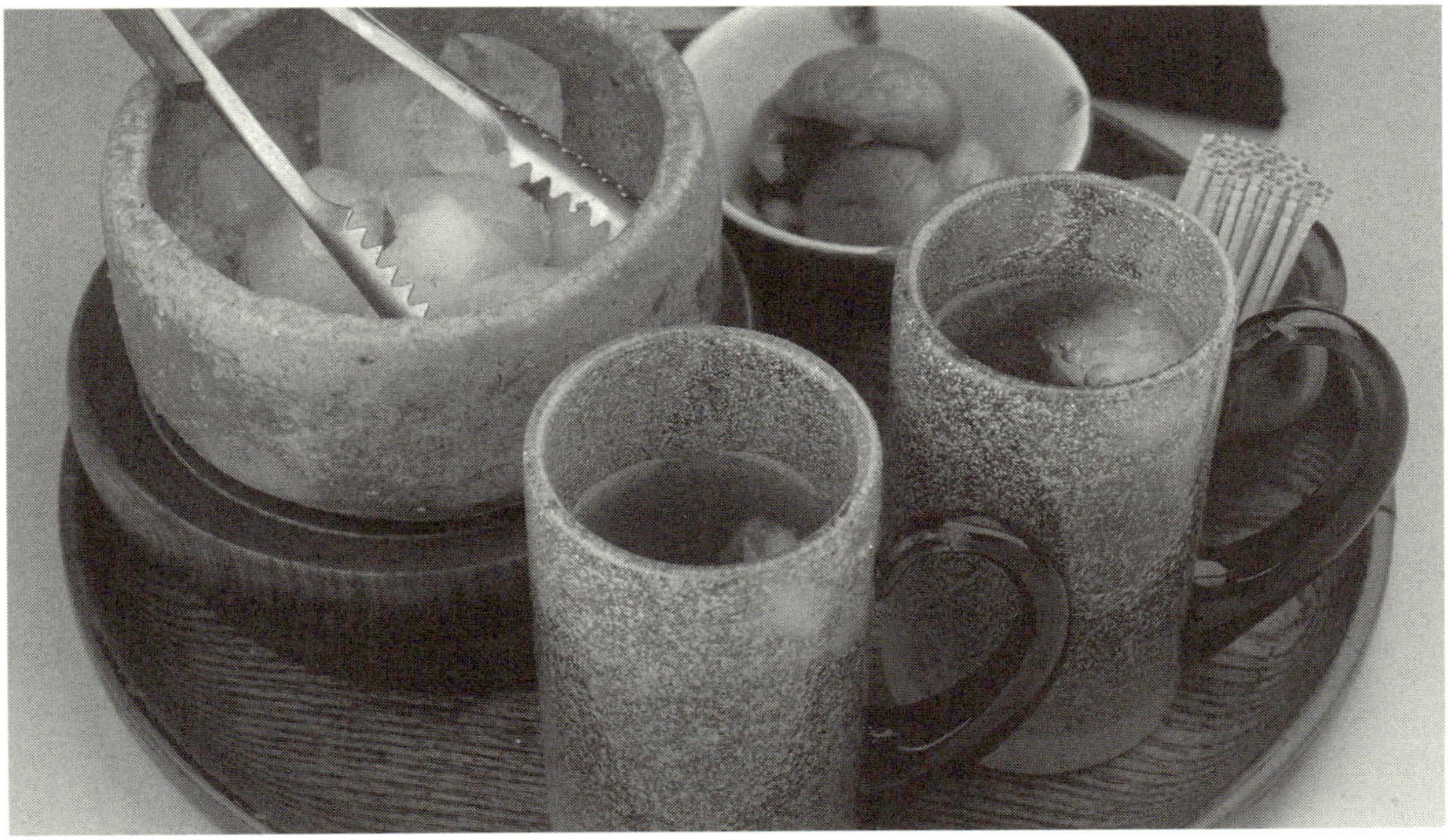

ソバの実をいってつくったソバ茶。日常茶としても重宝

●毒消しにお試しあれ
ショウガ（ショウガ科）

風邪気味のときは「梅ショウ番茶」がわが家の定番。ショウガのすりおろしに梅干しをすりつぶして入れ、熱い番茶を注ぎます。飲んで寝ると、朝にはすっきりと治っている不思議さよ。

バリエーションはいろいろあって、葛粉（くずこ）を加えたり、しょうゆをたらしたり、蜂蜜で甘味をつけたりもします。そのときに体が求めているものが、一番おいしく感じます。要するにおいしく飲んで、効けばよいのです。

ショウガの毒消しの効果はたいへんなもので、胃が重いときや嘔吐、下痢など、胃腸の働きをよくする漢方薬として、古くから使われてきました。

1651年、由比正雪が乱を起こしたときに玉川上水に流した毒は、下流で老婆がショウガを洗っていたために毒性が消えたと言い伝えられたほどですから、その実力がわかるというものです。今ではショウガを洗う老婆はいませんから、日本中がさまざまな毒で汚染されてしまったのでした。ショウガを洗える川をなくしてしまったことが、問題なのかもしれません。

【薬用部位】 根茎。

【薬効】 体から毒を出し、頭痛、嘔吐、腹痛、咳、痰などに効果があります。また体を温めるので冷え性にも。食欲がないときや吐き気があるときには、胃液の分泌を促進し、消化を助けてくれます。

【つくり方】 根ショウガをすりおろします。／保存用の乾燥ショウガは、ショウガの皮をむき、1㎜厚さに切り、陰干しします。

【飲み方】 小さじ1を急須に入れ、熱湯を注ぎ、5～6分おいて飲みます。／根ショウガをすりおろし、葛粉（片栗粉でもよい）、梅干しを加え、熱湯を注いで熱々のうちに飲みます。／ショウガのすりおろしを他の薬草と合わせ、ブレンド野草茶として飲みます。水から火にかけ、沸騰後に弱火で5分おきます。こして飲みます。／ショウガのすりおろし6g（乾燥ショウガ2g）に水2カップを加えて火にかけ、沸騰したら弱火にして半量になるまで煮詰めます。こして飲みます。吐き気があるときなど、1日何回でも飲むとよいでしょう。

【利用メモ】 花粉症など、くしゃみが止まらないときには、ショウガをすりおろした汁5、6滴をぬるま湯にたらし、鼻から吸って口から出すのを繰り返します。／ぎっくり腰などの腰痛には、すりおろしたショウガと倍の量の小麦粉を混ぜ、湯（または水）で練って布にのばし、痛いところに当てておきます。

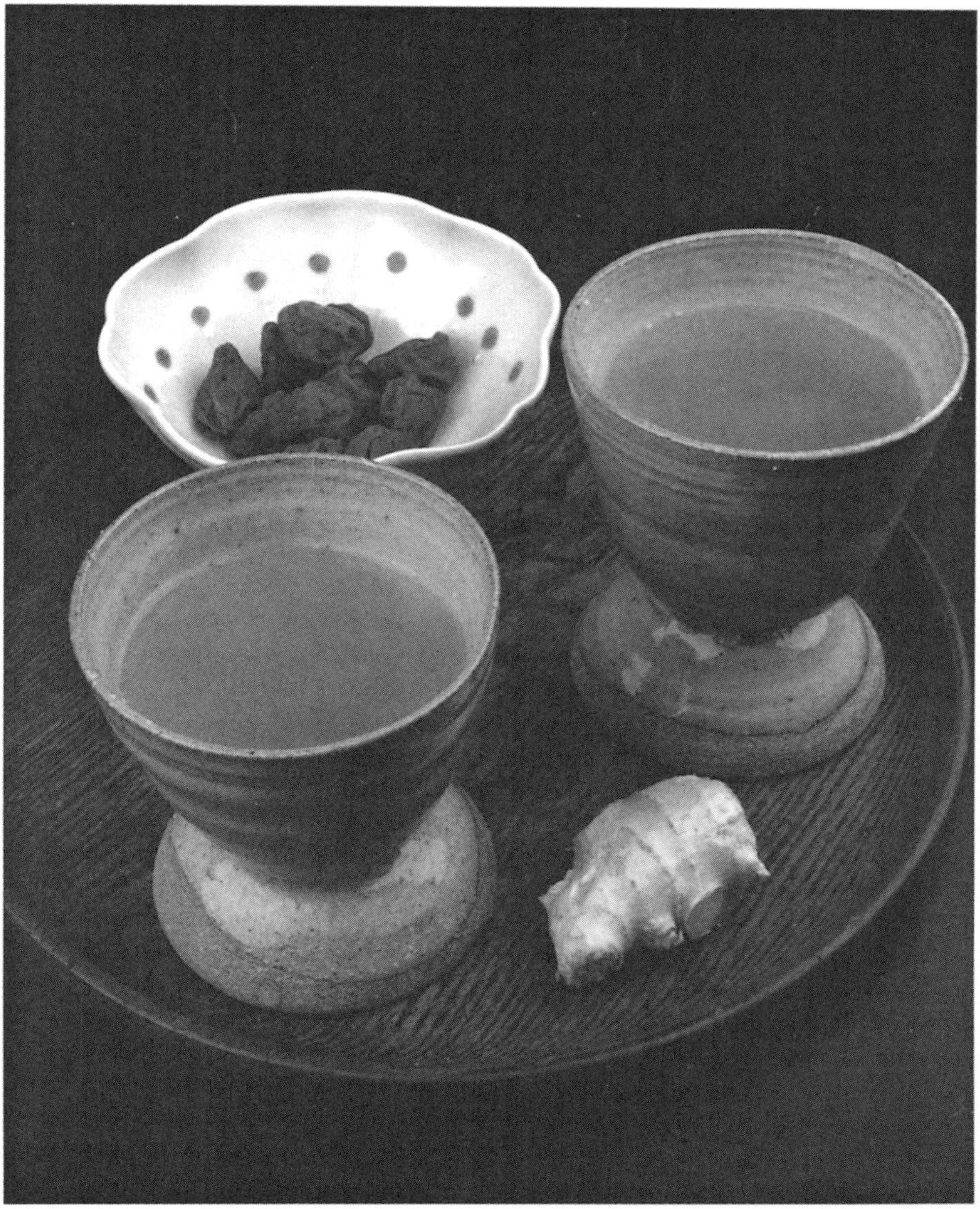

ショウガをすりおろして入れた「梅ショウ番茶」。風邪退治の特効薬

●長寿の国の贈り物 ウコン（ショウガ科）

沖縄を旅してきました。実は沖縄は薬草の王国なのです。

以前、琉球大学医学部皮膚科の野中薫雄氏が、「日差しが強い沖縄で、なぜ皮膚ガンが少ないのか不明です。沖縄独特の薬草に秘密があるのかもしれないと思い、調査中です」と話していたのを思い出しました。

沖縄ではあらゆる場所で薬草が売られています。ウコン、グアバ、クミスクチン、ビワ、クコ、カンゾウ、ハトムギなどのお茶を楽しみました。

なかでもウコンは横綱級。種類も春ウコン、夏ウコンとがあって効能が違います。ウコンの根茎、スライスされたウコン、粉末ウコンやブレンドウコンなど、ウコンにすっかり魅了されました。大いに勉強になり、土産は当然ながらウコンにしました。

漢字で書くと鬱金。これが沖縄ではなまってウッチンです。父は「肝臓ガン末期。2週間もてば」と宣告されて以来ウコンを飲み続けていますから「本場ものを初めて見た」と大喜び。リウマチで腕が痛い義母は、「これこれ、これいいんだってね」と、これまた大喜び。その勢いにあおられて、夫まで「俺も飲みたい」。

ま、どうせ夫は三日坊主。それに思い切り酒やタバコをのめるようになどと、不純な動機がみえみえです。そしたら息子まで、「肝臓にそんなに効くなら僕も飲ませて」と、わが家はウコン茶でフィーバー中です。

【薬用部位】 根茎。

【薬効】 唾液や胃液の分泌を促進し消化剤に。肝細胞を刺激して胆汁排泄を促進します。肝臓病、胆嚢炎、胆石症、黄疸に用います。漢方では、「血を止め、胃腸を丈夫にし、胆汁の分泌をよくし、粉末は化膿性の腫れものの軟膏に」。閉経によって起こる痛みや子宮出血を治すのにも用います。

【つくり方】 冬、地上部が枯れてから根茎を掘り上げます。洗って熱湯で1～2分煮て、天日乾燥。乾燥後、外皮をはぎ、薄く刻んで冷暗所に保存。

【飲み方】 粉なら小さじ1、スライスなら5gを急須に入れ、熱湯を注ぎます。／少量の乾燥したウコンを他の野草と合わせて火にかけ、沸騰したら弱火で5分おき、ブレンド野草茶として飲みます。／1日量6～20gに水2カップを加えて火にかけ、沸騰したら弱火にして半量になるまで煮詰めます。1日3回に分けて飲みます。

【利用メモ】 カレー粉やたくあん漬けの着色に使われています。／痔、切り傷、腫れものには、ウコン粉末を水でこねて塗布します。

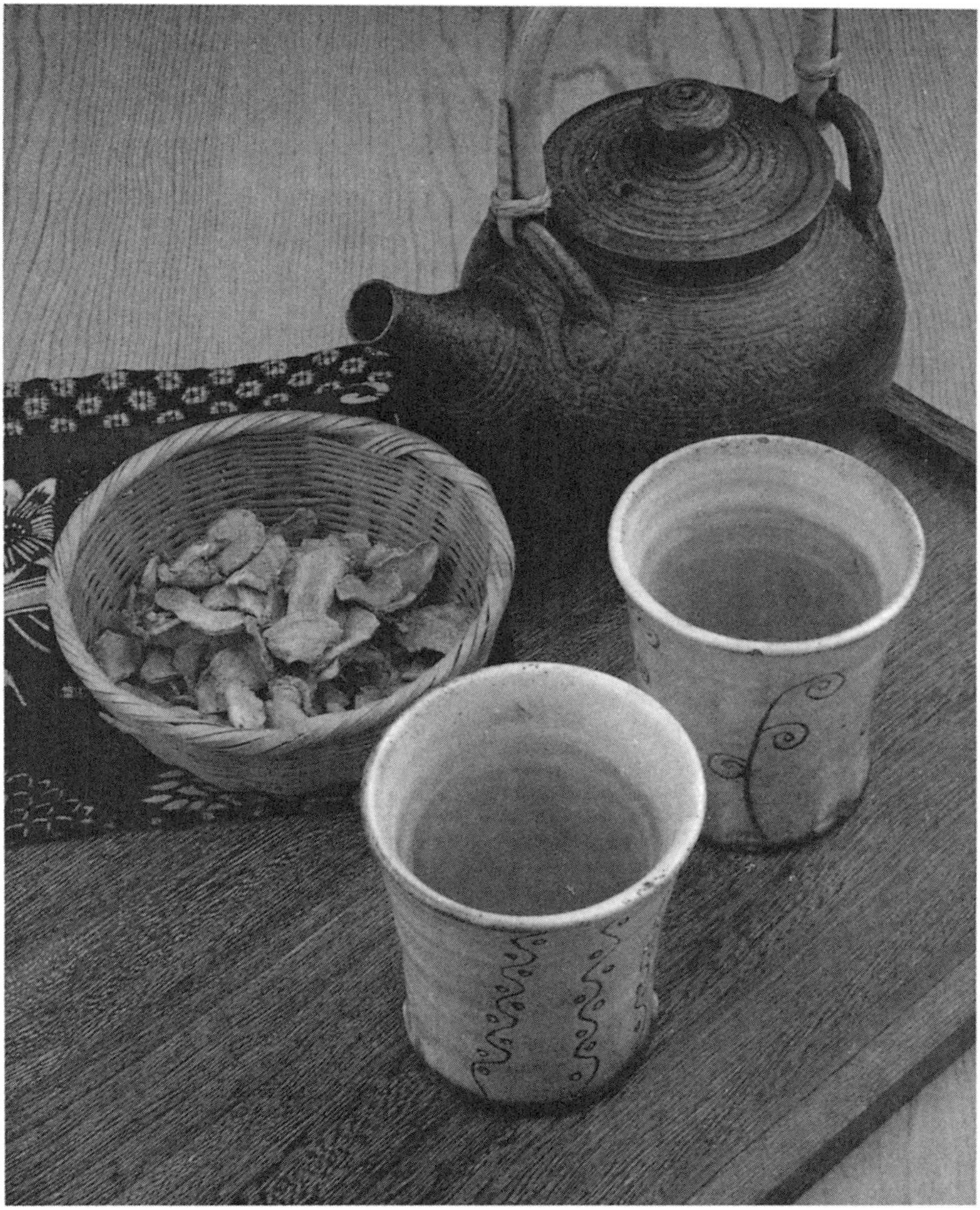

薬草王国・沖縄でもウコンは横綱級。わが家はウコン茶でフィーバー

●赤い実に魅せられて クコ（クコ科）

クコに健康長寿の霊能があるとの説は、朝鮮半島からの伝承のようですが、実際、健康長寿者に愛用者が多いなどとして、1963年にクコのブームがありました。山野のクコは採り尽くされたといわれるほどでした。そのとき、薬屋だったわが家でも植木鉢でクコを栽培していました。多分山野の1本に違いありません。

「なった、なったぞ」と赤い実を大喜びする父を冷たく見ていました。父は熱しやすく冷めやすい凝り性で、太陽熱利用の温水器や、アルカリ水製造機やら、次から次へと珍奇なものにはまっていましたから、一緒に喜ぶ気分にはなれませんでした。

　そのクコが最近、再び注目されています。抗動脈硬化症、抗脂肪肝作用など、現代のブクブクと肥満気味の健康状態が、必要としているのでしょう。

　そして父を冷たく笑っていた私が、血眼になってクコを探しているわけです。歴史は繰り返す。クコって、探すとなかなかないものなのですよ。

　漢方では、果実は枸杞子（くこし）と呼ばれ、肝疾患、腰や膝の痛み、目の薬として漢方薬に配合されています。葉は枸杞葉（くこよう）、根は地骨皮（じこっぴ）です。

【薬用部位】葉、果実、根。

【薬効】葉は強壮、強精薬。果実も同様に用いられるほか、めまい、肝臓疾患、貧血、腰痛に効きます。根は強壮、強精、熱を下げます。高血圧に、また咳や多汗に用います。

【つくり方】葉は春から秋にかけて採取し、陰干しします。果実は秋に採取し、最初は陰干し、表面にシワができたら天日で乾燥させ、保存します。根は秋に掘り上げ、水洗いして皮をはぎ、日干しにします。

【飲み方】小さじ1のクコの果実を急須に入れ、熱湯を注ぎます。／少量の乾燥したクコ（葉と果実）を他の野草と合わせて火にかけ、沸騰したら弱火で5分おき、ブレンド野草茶として飲みます。／クコ（葉・果実・根それぞれ）1日量10gに水2カップを加えて火にかけ、沸騰したら弱火にして半量になるまで煮詰めます。3回に分けて飲みます。／高血圧症には、葉1日量10gに水3カップを加え、弱火で3分の1になるまで煮詰め、3回に分けて飲みます。

【利用メモ】果実2カップを砂糖150gとホワイトリカー1・8ℓで漬け込んで、3か月熟成させた薄紅色のクコ酒は眠気覚まし、疲労回復、性生活に効果があります。／果実はそのまま食べたり、デザートや菓子にのせたり混ぜたりして使います。

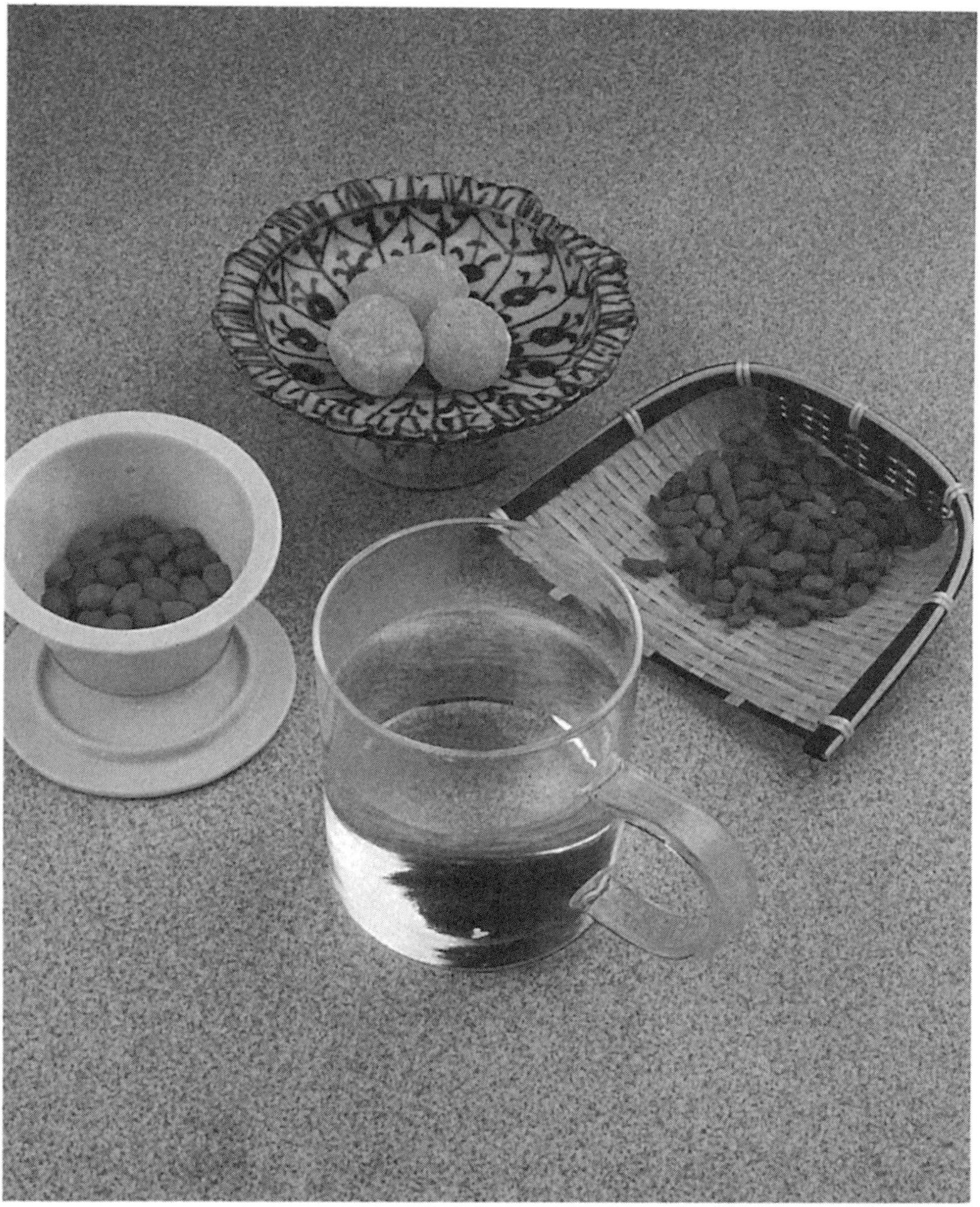

健康長寿者が愛飲するクコ茶

●色白美人の誕生 ハトムギ（イネ科）

ハトムギはハトが食べるムギの意味、つまり鳩麦です。唐麦などの別名もあります。

生薬名はヨクイニンで、種の皮を除いたものです。熱を下げ、膿を出し、イボを取り、尿を出すとされ、また手足の痛みや麻痺、関節の腫れなどにも効くことから、漢方薬に配合されています。

私にとってヨクイニンは、幼なじみ。昔はイボやできものがはやっていたのでしょうか。幼い頃、手足にジュクジュクと膿が出るような傷やできもの、イボが、5人兄弟の誰かにできていました。それでいつも店のストーブにのせたヤカンで煮詰めたヨクイニンを飲まされました。

白く丸い小麦のようなヨクイニンは、においも味もなくて飲みやすかったのですが、子どもに評判がよかったのは、苦くても甘い、虫下しのチョコレートでした。

とりわけ下の妹には好ましかったようで、このチョコレートを盗み食いして大騒ぎになりました。世の中が真っ黄色に見えたそうです。

ヨクイニンが、がぜん人気ナンバーワンになったのは、私や妹たちが思春期になってからで、お肌が白くツルツルになるといわれ、競って飲みました。さて、効果はどうだったのでしょうか？

［薬用部位］ 皮を取った種（殻つきなら、いって使います）。

［薬効］ 利尿、消炎、イボ取り、膿出し、肌荒れ、健康保持に。またリウマチ、神経痛の痛みを取ります。動物実験で皮膚ガンの予防効果が認められています。このお茶を毎日飲んでいると健康になり、ガン予防にもなるというわけです。

［つくり方］ 秋に果実が黒褐色になったときに刈り取り、日干しにします。これを脱穀し、再び日干しにし、保存します。

［飲み方］ ハトムギ小さじ1を急須に入れ、熱湯を注ぎ、しばらくおいて飲みます。／他の野草と合わせ、ブレンド野草茶として飲みます。沸騰したら弱火で5分おきます。／1日量20gに水2カップを加えて火にかけ、沸騰したら弱火にして半量になるまで煮詰めます。3回に分けて飲みます。イボを取るときは30gにします。1～2週間で消えます。／胃腸が弱い人や体力がない人はヨクイニンをいり、それを煮詰めます。

［利用メモ］ 粉末にしたハトムギ粉でパンやまんじゅうをつくります。／米と一緒に炊いて雑穀飯にします。

［幅広い効能で人気のハトムギ茶］

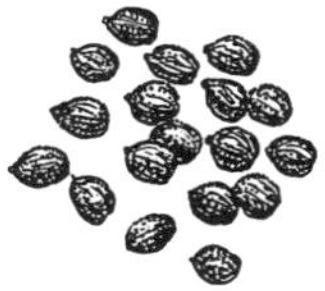

黒褐色の果実を刈り
取り、日干しする

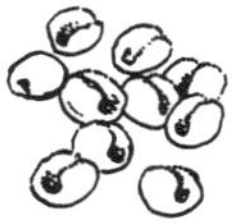

外殻を取り除いたヨクイニ
ン。天日乾燥させて保存

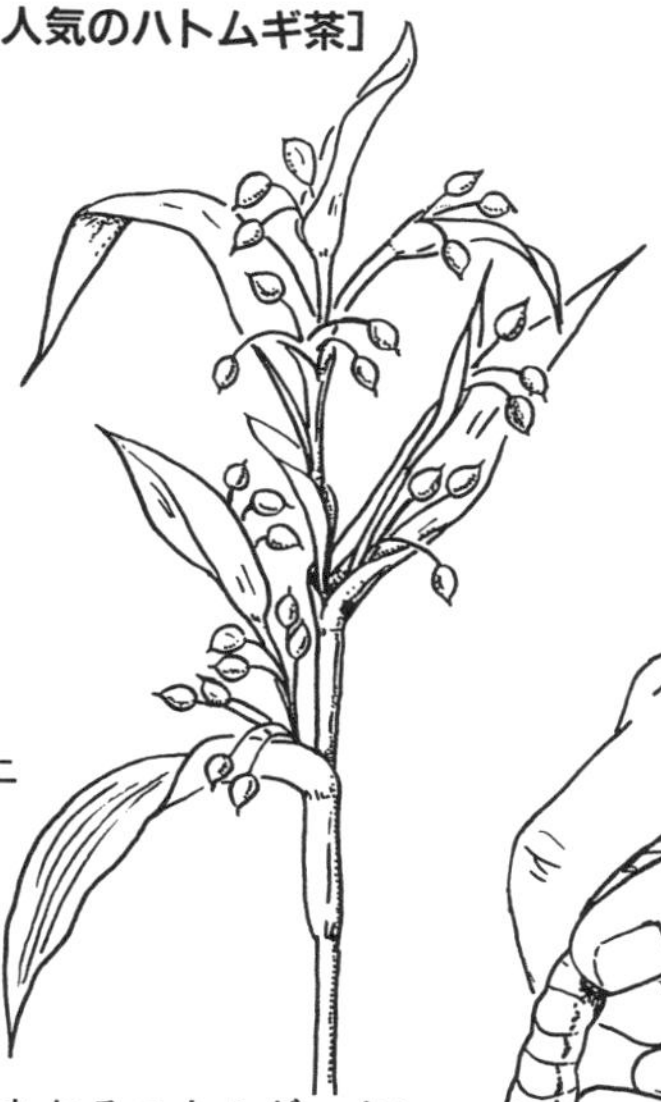

果穂が下向きにたれるハトムギ。タン
パク質、ビタミンB_1、B_2が豊富

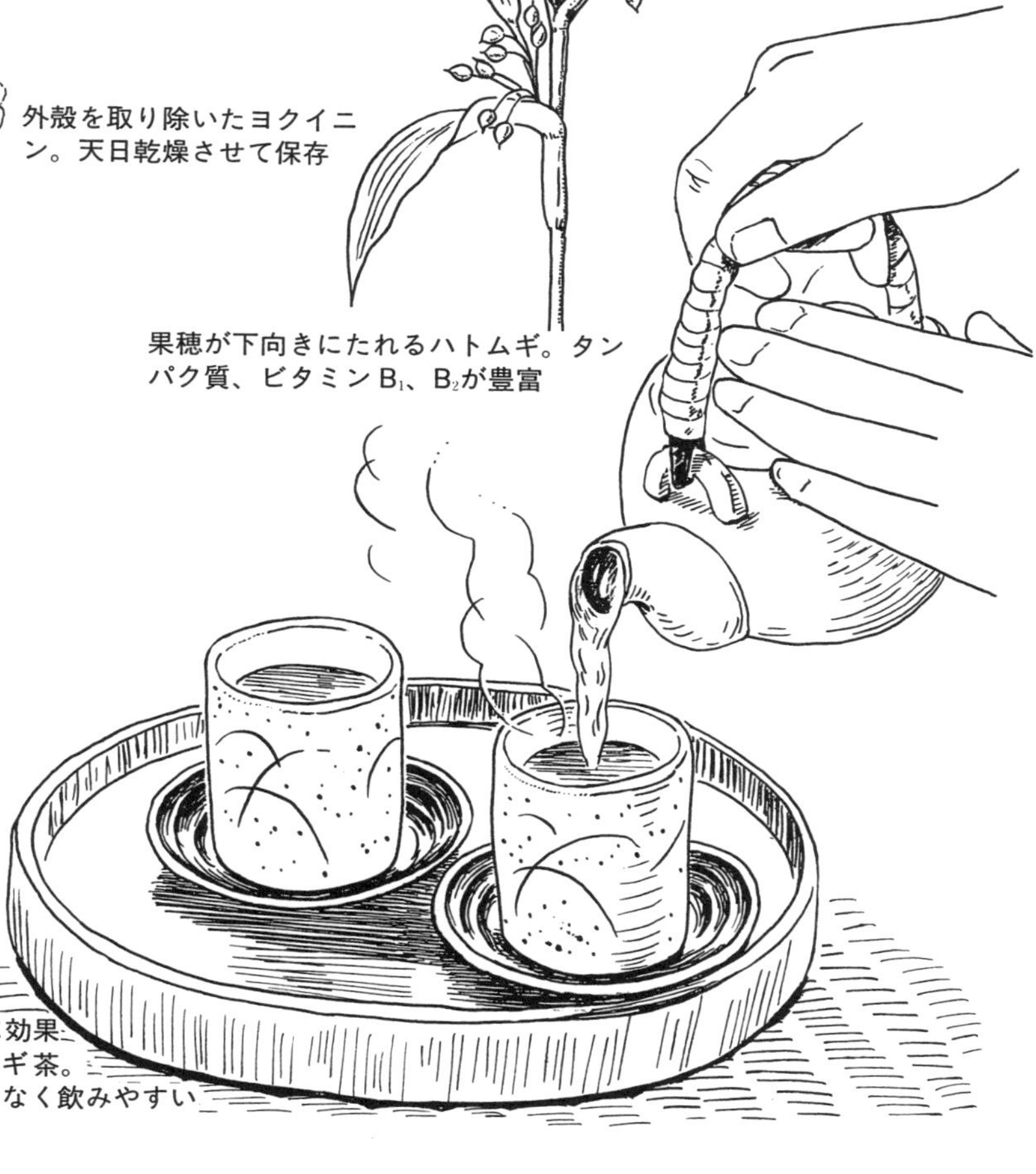

美肌づくりに効果
のあるハトムギ茶。
特別なクセもなく飲みやすい

虫刺されの特効薬 オトギリソウ（オトギリソウ科）

わが家では蚊や蜂、そのほか毒虫に刺されるとオトギリソウの出番です。焼酎につけた液をかゆいところ、痛いところに当てます。1回で治らなければ、2回、3回と当てると、たいがい治ります。

そんなありがたい薬も、名前の由来はおっかなく、弟切草（おとぎりそう）です。昔、仲の悪い兄弟がいました。

ある日、弟は隣人の鷹の病気を治すために、兄が秘密にしていた秘伝の薬を盗み出し、このため弟は兄に切り殺されてしまいます。その血の飛沫が飛び散り、葉の黒点となったと伝わっています。

すっきりした草の形に、淡い黄色の花。昔の人は、こんなやさしい草に、かくも残酷な話をつくったのはなぜでしょうか。

人生は思うようにならない、悪意もなく可憐に咲いていても、冷たい風も雪も吹き抜けていくのだよ、へこたれないで頑張れよ、何か一つくらよいことがあるよ——そんなメッセージでしょうか。

別名は青薬（あおくすり）、鷹の傷薬など。

［薬用部位］ 果実が熟す頃、地上に出ているところ全部。

［薬効］ 止血作用があり、痛みを抑え、尿の出をよくします。月経不順や痛みがあるときに煮詰めて飲みます。煮詰めた汁の湿布や塗布で切り傷、打撲、虫刺されに効果があります。成分のアントラキーン類は、牛が食べて日光に当たると皮膚炎を起こし脱毛するという報告があります。また、煮詰めた汁の湿布で皮膚炎を起こすという報告もあります。合わない人はすぐに使用を中止するなどして気をつけてください。

［つくり方］ 晩夏から初秋にかけて、果実が熟す頃に全草を採り、陰干しします。

［飲み方］ 5gを急須に入れ、熱湯を注ぎ、5～6分おいて飲みます。／少量の乾燥したオトギリソウを他の薬草と合わせて、ブレンド野草茶として飲みます。水から火にかけ、沸騰後に弱火で5分おき、こして飲みます。／1日量15gに水3カップを入れて火にかけ、沸騰したら弱火にして半量になるまで煮詰めます。こして飲みます。1日3回に分けて食間に飲みます。

［利用メモ］ リウマチ、神経痛、痛風の痛みがあるときに、入浴剤として、また煮詰めた汁で湿布します。／喉の炎症や扁桃腺炎には煮詰めた汁でうがいをします。ホワイトリカーや焼酎に漬けて薬酒として飲んだり、虫刺されや打撲傷に用います。

[痛み止めに活躍 オトギリソウ茶]

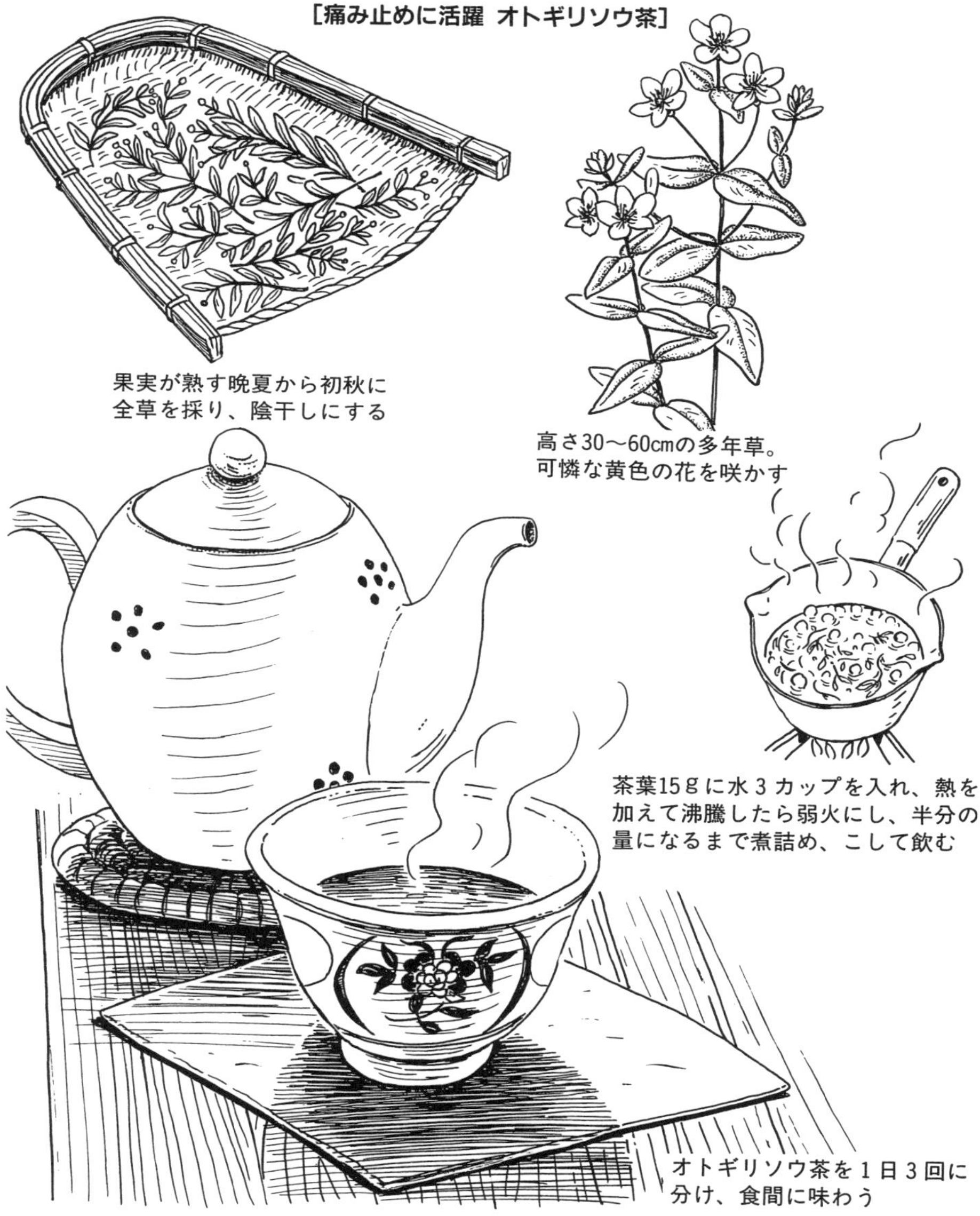
果実が熟す晩夏から初秋に
全草を採り、陰干しにする
高さ30～60cmの多年草。
可憐な黄色の花を咲かす
茶葉15gに水3カップを入れ、熱を
加えて沸騰したら弱火にし、半分の
量になるまで煮詰め、こして飲む
オトギリソウ茶を1日3回に
分け、食間に味わう

●芳香性の健胃薬 ミカンの皮（ミカン科）

食べ残しのミカンの皮を干していたら、「どうするんですか」「何に使うんですか」とみんなから聞かれました。

皮は捨てるものと思っていたら、もったいないですよ。皮こそが薬、漢方薬の陳皮（ちんぴ）です。芳香性の健胃薬として漢方薬には、必ずといってもよいほど使われています。

わが家では毎日飲むお茶に、鍋物や焼き肉のときの香辛料に、さらに入浴剤としても大活躍。ただし、無農薬、ノーワックスのものが手に入ったときにつくります。東京の義母から、「苦労して干したのに、風呂に入れたところ、変な油が浮いて気持ち悪かった」と言われました。多少高くても十分もとはとれますから、せめて生産者がわかるミカンを手に入れ、皮まで十二分に使い切りましょう。

【薬用部位】 皮。健胃に用いるときは、古いものほど効果があるとされ、1年以上おいたものが漢方薬として使われています。お茶として飲むときは、古くなくても乾燥したものであれば大丈夫です。

【薬効】 胃の働きを高める健胃薬です。また咳や痰を抑えます。血行をよくし、肌をつややかにします。吐き気を抑え、咳や痰を取り、胃の働きをよくする漢方薬「六君子湯（りっくんしとう）」に配合されています。体を冷やす作用が強いので、熱があるときにはよいのですが、冷え性の人は食べすぎないように。

【つくり方】 皮を日干しにし、細かく刻んで保存します。

【飲み方】 5gを急須に入れ、熱湯を注ぎ、5～6分おいて飲みます。／少量の乾燥した皮を他の薬草と合わせ、ブレンド野草茶として飲みます。水から火にかけ、沸騰後に弱火で5分おきます。こして飲みます。／皮10gに水3カップを入れて火にかけ、沸騰したら弱火にして半量になるまで煮詰めます。こして飲みます。1日3回に分けて食前または食間に飲みます。蜂蜜で甘くして温めて飲むとよいでしょう。／風邪のときは、ショウガのすりおろしを加えて熱々を飲みます。汗が出て、熱が下がります。

【利用メモ】 風邪の初期にミカンを丸ごと弱火で真っ黒に焼き、熱々のうちに果肉を食べます。／皮を粉にして鍋物、焼き肉などの香辛料として使います。／煮詰めた汁にしもやけになった部分を浸すとよくなります。／入浴剤として使えば、体を温めますから冷え性によく効きます。／皮をゆで、水にさらしてアクを取り、砂糖で煮詰めたピールは保存ができます。ケーキに混ぜ込むか、お茶請けで楽しみます。

[皮にこそ効能ありのミカンの皮茶]

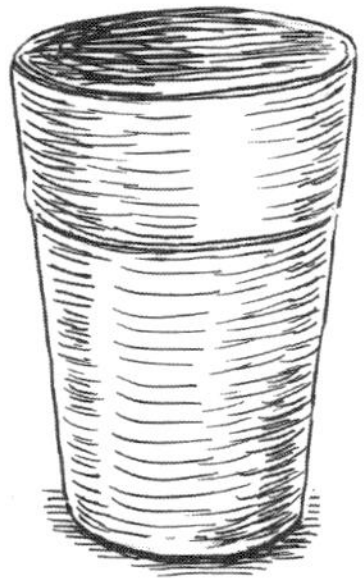

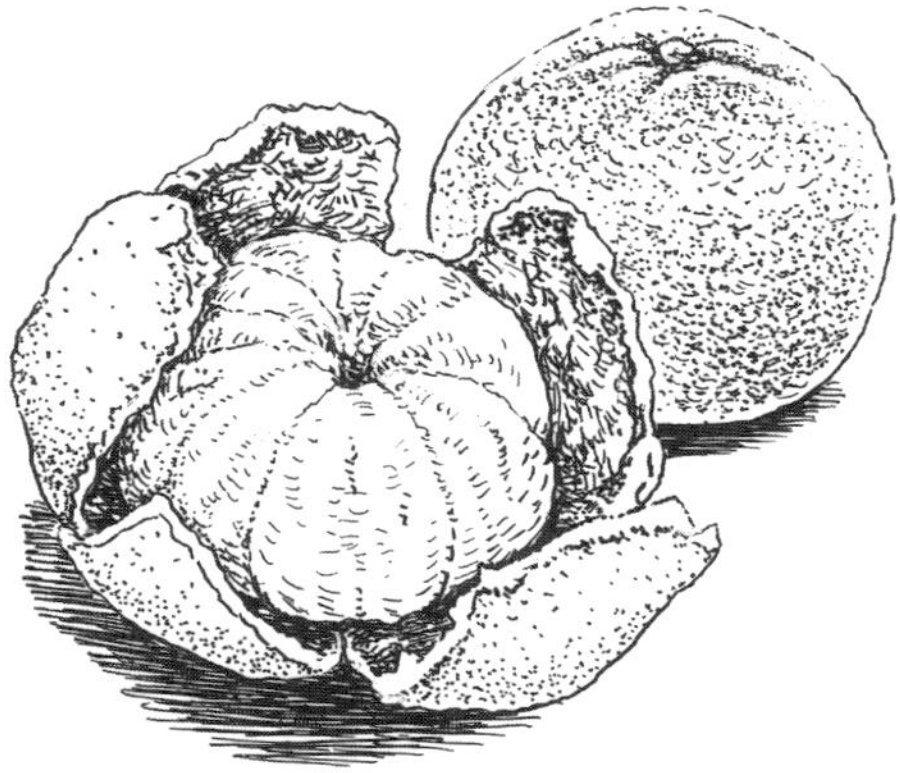

ノーワックスのミカンが手に入ったとき、むいた皮を残す

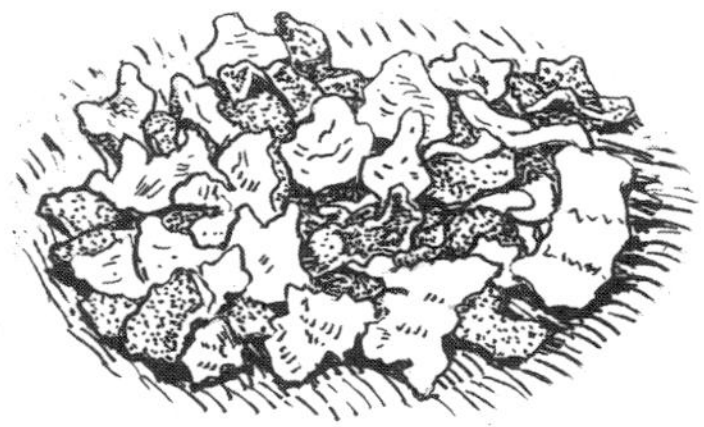

皮を日干しにし、細かく刻んで保存

乾燥した皮を急須に入れて熱湯を注ぎ、5～6分おいて飲む

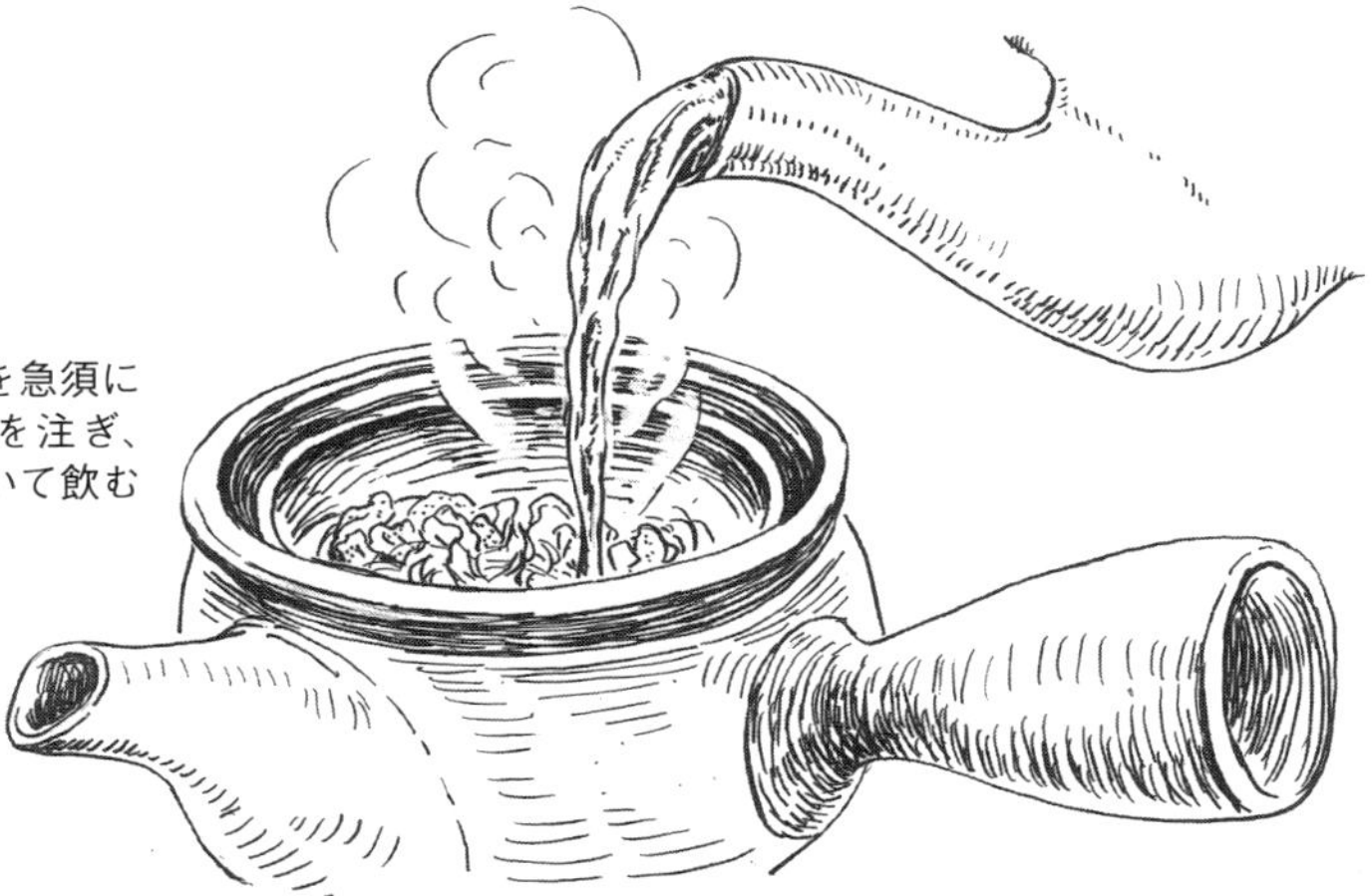

恋心がつのります　バジル（シソ科）

和名はメボウキ。黄緑色のやわらかくおいしそうな葉は、ちぎってサラダに散らしただけでグンと風味を引き立てます。強く甘い香りは、スープなど幅広い料理に使える便利なハーブです。バジリコスパゲティはこのバジルの風味が主役です。

身近におきたいのはやまやまですが、わが家の畑との相性が悪く、何度植えてもいつの間にか消えてしまいます。ミントやレモンバーム、カモミールは、何の手入れもしないのに畑のあちこちに顔を出し、年々勢力を広げているのにね。

男女の仲と同じで、冷たくされると恋心がいっそうつのります。

いろいろ調べてみると、古代ギリシャでは、バジルはののしったり、あざけったり、悪態をつきながら種をまかないと発芽しないといわれたのだそうですし、古代ローマでは、ののしればののしるほどよく茂るといわれていました。なるほどね、悪態が足りなかったようです。今年は、ののしりながら育ててみたいと思います。

［薬用部位］ 葉。

［薬効］ 精神疲労やリウマチ、頭痛などの痛みを和らげます。また消化を助け、食欲を増進させ、強壮剤としても効果があります。胃炎、胃けいれんなど胃腸の弱い人におすすめです。イライラや不安などの神経症や不眠症にも効果があります。

［つくり方］ 生の葉を採り、ハーブティーをつくります。葉は若くてやわらかなうちに摘み、陰干しで乾燥させます。花が咲いたら花穂を摘み、ハーブティーをつくります。花穂も陰干しで乾燥させます。

［飲み方］ 生の葉（もしくは干した葉）に熱湯を注ぎ、こして飲みます。ローズマリー、カモミール、ミントなどと合わせてミックスティーにするとおいしくいただけます。

［利用メモ］ バジルはトマトソース、トマトサラダなどトマト料理との相性がよく、幅広い料理の風味を高めてくれます。最も有名なソースの一つ、ペストーはバジル、ガーリック、オリーブ油、パルメザンチーズ、サンドチーズ、松の実を全部すりつぶした鮮やかなグリーンのソースです。／香りを吸い込むと精神疲労を和らげます。／数枚の葉を5～6時間ワインにつけておけば、強壮剤として使えます。／保存は、葉のやわらかいときに両面にオリーブオイルを塗って冷凍します。または塩漬け、酢漬け、オイル漬けなど。／乾燥させると風味や香りは落ちるので、オイルや酢に漬けて保存します。

［イライラやストレスを解消するバジル茶］

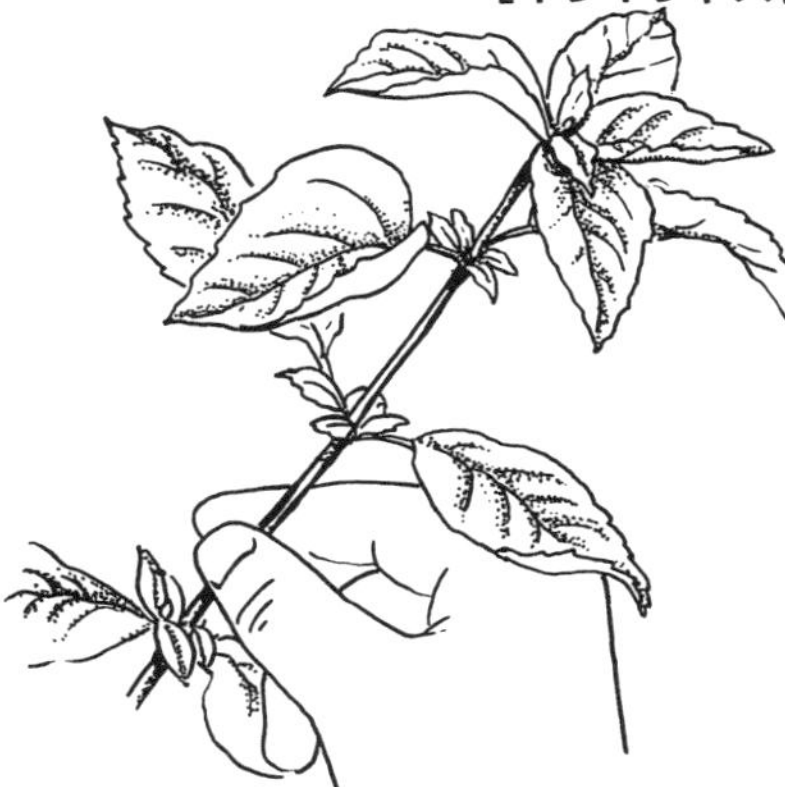

黄緑色のやわらかい
生葉を採る

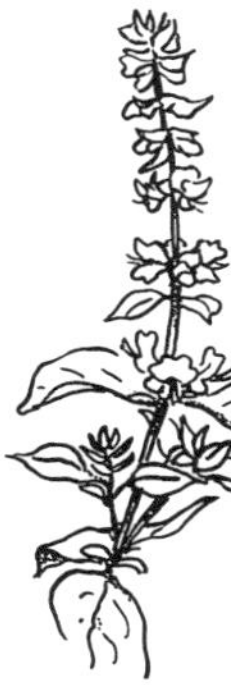

バジルの花穂

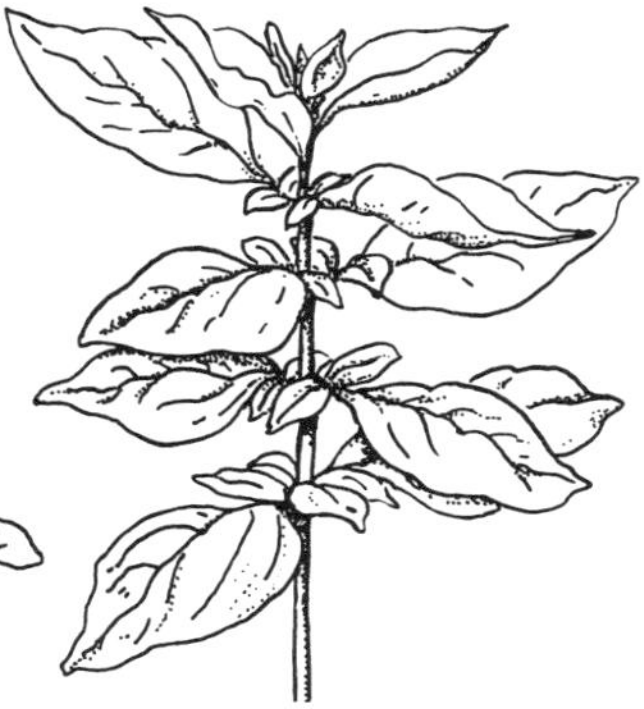

バジルはシソ科の１年草。代表
格のスイートバジルを含め、40
種余りの種類がある

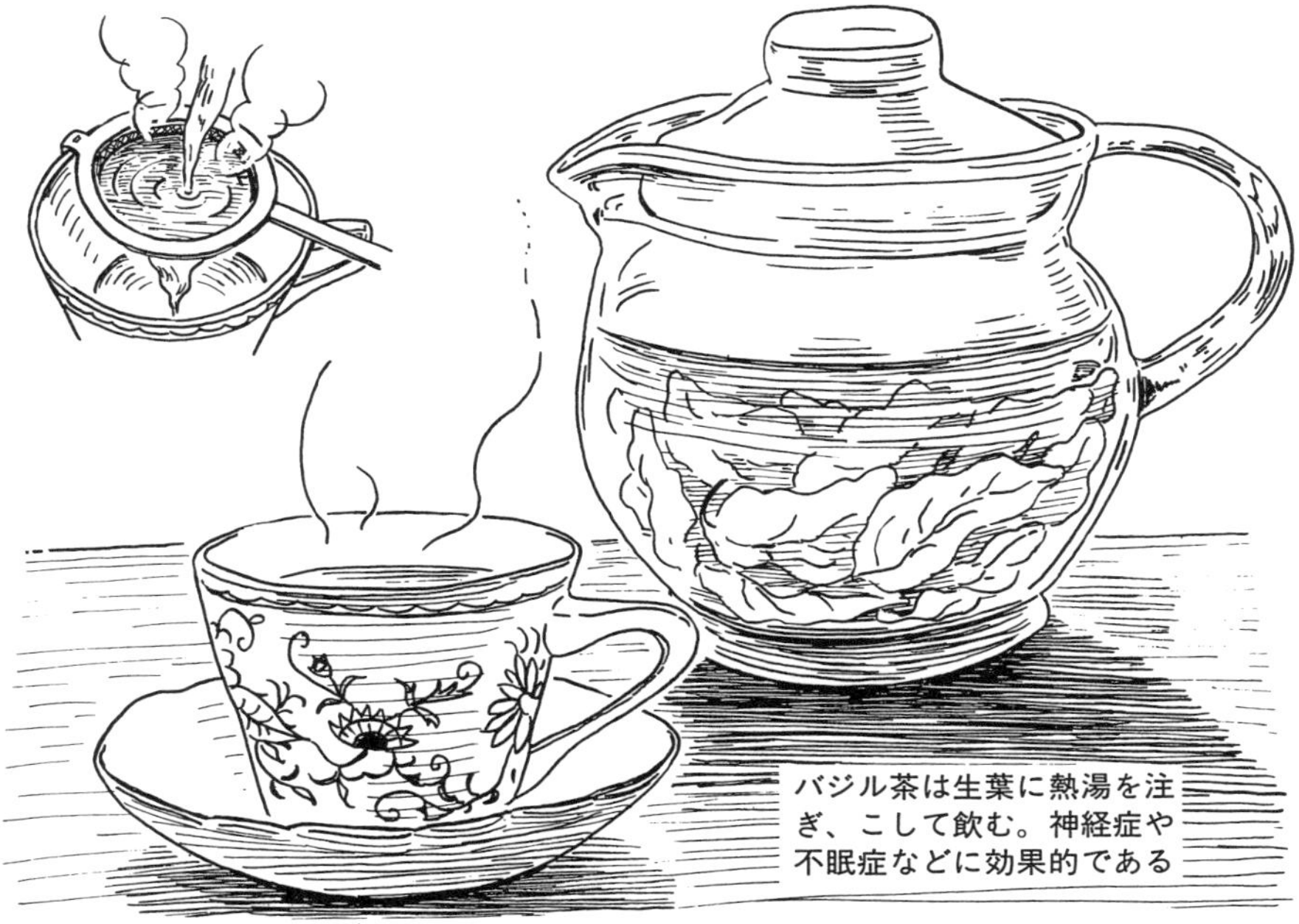

バジル茶は生葉に熱湯を注
ぎ、こして飲む。神経症や
不眠症などに効果的である

刺激的な香り セージ（シソ科）

セージは、ペルシャ、中国、ヨーロッパの各地で、長生きの薬として賞賛されてきたハーブです。脳や筋肉を活性化するとされ、古くから薬として使われてきました。

各地でたくさんの種類が栽培されています。銀緑色の一見冴えない葉のどこに、樟脳（しょうのう）に似たツーンとした刺激的な香りがひそんでいるのか不思議です。

セージはサルビアとも呼ばれます。サルビアはラテン語で「私は健康である」という意味。また、治療する、救い出すという意味もあり、そこから名づけられたともいわれます。

ヨーロッパでは、セージティーは紅茶より古くから飲まれてきました。ティーは最も簡単に芳香が楽しめます。真冬以外は一年中葉を採ることができますから、できれば生の葉でつくりましょう。

【薬用部位】葉。花をつける直前の葉が最も薬効が強いといわれています。

【薬効】消化をよくし、下痢を止めるなど胃腸を整えます。また発汗を促し、熱を下げ、咳を和らげます。そのため胃腸の調子がよくないときや風邪のときに用います。豚肉などの脂っこい料理に入れて食べると、脂っこさを抑えるとともに消化を助けます。さらに神経を和らげ、血液を浄化するといわれ、生理不順、更年期障害などの治療にも使われます。殺菌消毒作用もあります。セージティーは頭が痛いとき、精神的な緊張感が強いときに飲むとよく効きます。

【つくり方】生の葉を採り、ハーブティーをつくります。／保存は花の前に地上部全部を採り、陰干しして乾燥させます。

【飲み方】生の葉（もしくは干した葉）や花に熱湯を注ぎ、こして飲みます。

【利用メモ】部屋にこもったにおいを消すのに使います。葉を燃やしたり、沸騰した湯の中に入れて煮立てます。／葉20gに水3カップを入れて火にかけ、沸騰したら弱火にして半量になるまで煮詰めた液は、髪の毛のリンスやうがい、化粧液として使います。白髪を治し、歯を白くし、歯茎を強くし、また喉の炎症を和らげます。／乾燥した葉をパイプに詰めてタバコのように吸うと、ぜんそくを治すといわれています。／肉料理には欠かせない香辛料です。セージを酢に2～3週間漬けたセージビネガー、オリーブオイルに漬けたセージオイルをつくっておき、料理に利用します。／若葉はてんぷらにして食べます。

[香りの強いセージ茶]

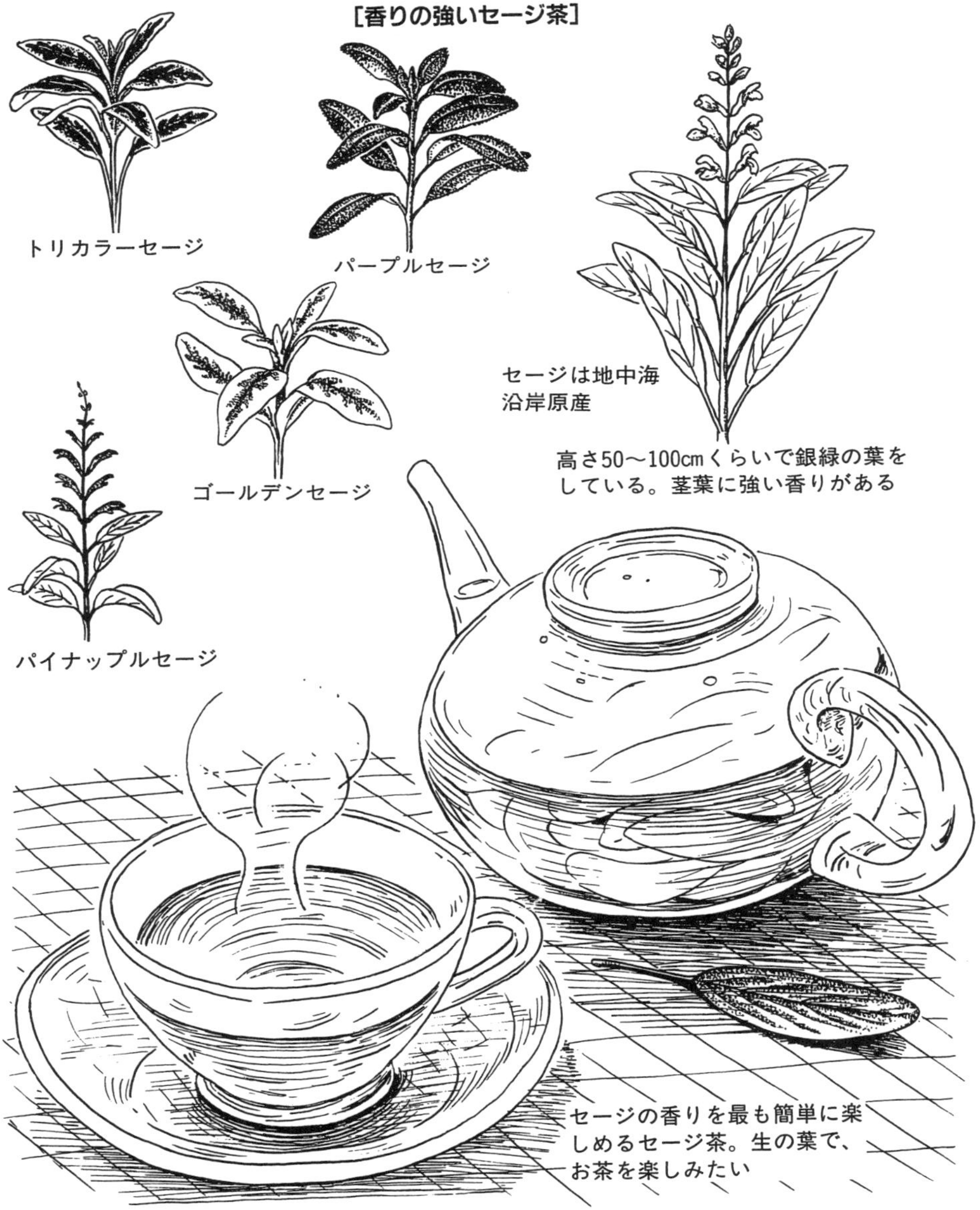
トリカラーセージ
パープルセージ
セージは地中海
沿岸原産
ゴールデンセージ
パイナップルセージ
高さ50〜100㎝くらいで銀緑の葉を
している。茎葉に強い香りがある
セージの香りを最も簡単に楽
しめるセージ茶。生の葉で、
お茶を楽しみたい

心を静める ラベンダー（シソ科）

「大雪ですよ、もう1mは積もっています。今年は例年より早くに根雪になってね、たいへん寒いですよ」

と北海道、中標津（なかしべつ）の酪農家から電話がありました。聞いただけで凍えそうです。送っていただいた新巻鮭のお返しに、福島特産のリンゴを送り、届いたからと電話をもらったのでした。

北海道で長女が暮らし始めたおかげで、縁がなかったところに知り合いがずいぶん増えました。

恥ずかしながら食い意地のはった私にとって、ホントうれしいのは、見たこともないほど大粒の小豆、クリーム色でホクホクのジャガイモ、腕ほど太い足のカニや、ひと味違う鮭などの、とびきりおいしいものが送られてくることです。生産現場は、さすがにおいしいものを食べていますね。

少し前まで、北海道といえばテレビドラマの『北の国から』でした。美しい銀世界と一面のラベンダー畑、厳しい暮らしと人々の濃い情愛、見るたびに泣いて、泣いて、何でこんなに涙が出るのかと思うほどです。

今は紫青色のラベンダー畑の背後に、厳しくも豊かな人々の暮らしの息遣いが感じられます。大雪と聞いて心配になり、娘に電話をかけました。

「大丈夫よ。そんなことよりね、札幌へきてよ。いまイルミネーションが最高にきれいだし、案内したいところがいろいろあるんだあ」

「行く、行く」

なんて、つい言ってしまいました。

富良野へラベンダーを見に行くならともかく、雪だけはイヤだと思っていたのに。ああどうしよう。

[薬用部位] 盛夏から晩夏にかけて採取する花と茎。

[薬効] 頭痛を和らげ、心を静める作用があります。また抗菌作用もあります。

[つくり方] 生の花を摘んでハーブティーをつくります。／保存はつぼみが開き始めた頃に、天気のよい午前中、根元から10㎝上のところを切り、陰干しして乾燥させます。

[飲み方] 生の花（もしくは干した花）に熱湯を注ぎ、こして飲みます。

[利用メモ] サラダや飲み物に添えるか、砂糖をまぶして菓子としてケーキなどを飾ります。／オイルに漬けたラベンダーオイルは、傷や炎症に塗ると効果があります。／酢にラベンダーを漬け2週間ほどおいたラベンダービネガーは、サラダのドレッシングなどに使います。／ホワイトリカーに漬けて、化粧水をつくります。肌を引き締め、さわやかにします。

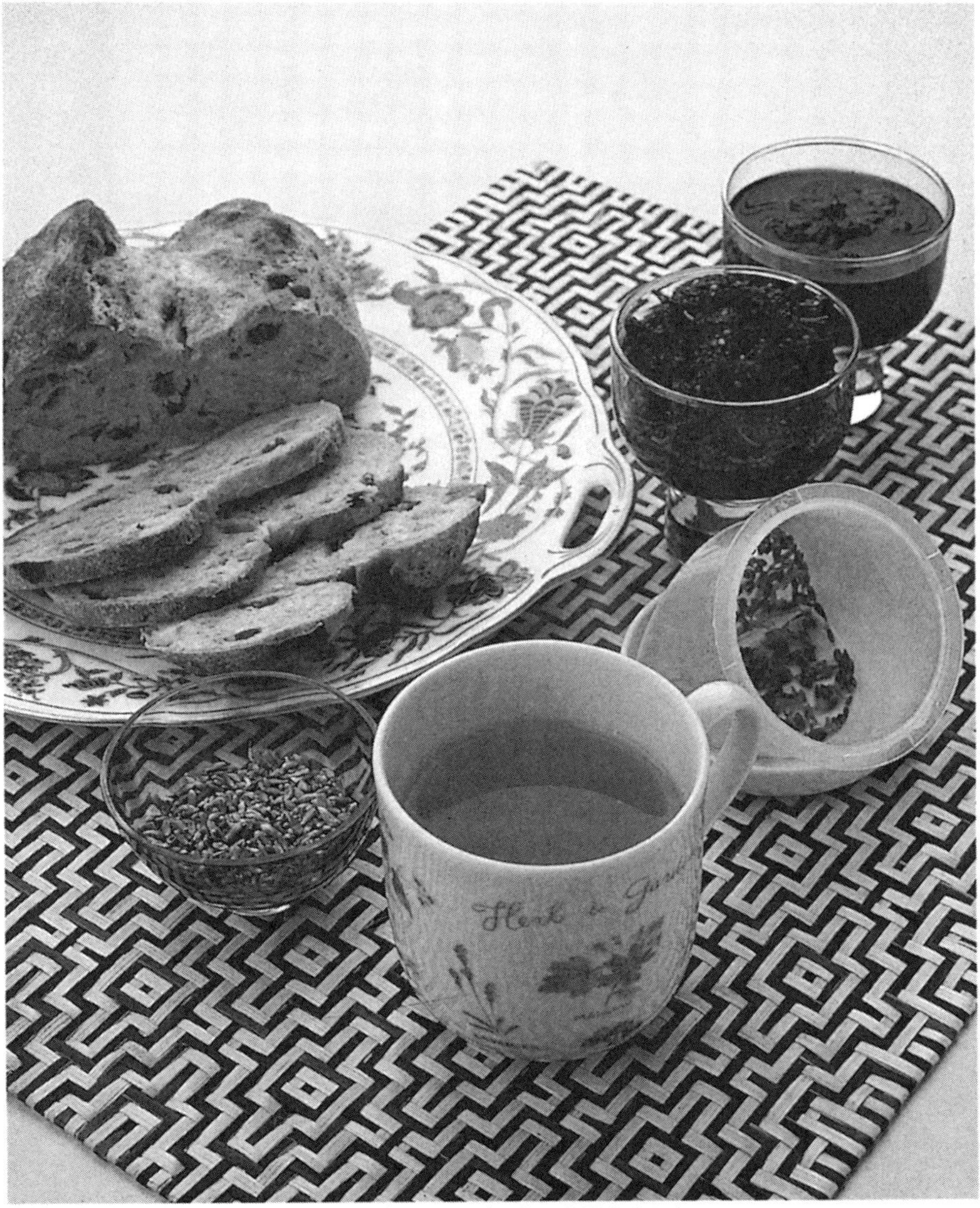

ラベンダーは最もよく知られたハーブ。ラベンダー茶で芳香を楽しむ

妖精たちも大好き　タイム（シソ科）

和名はタチジャコウソウ。ピリッとした中にも甘やかな香りのタイムは、世界中の人たちに愛されています。紅紫色の美しい花も、愛される理由でしょうね。「タイムの香りがする」という表現は、美しい人への最高のほめ言葉でした。妖精が好む草とされ、タイムの香りが漂うところは妖精たちの遊び場と信じられてきました。

調理用の香辛料として使われてきました。しかし美しいものには毒があり、タイムにはチモールという強い防腐・殺菌成分が含まれています。

歯医者さんで消毒鎮痛剤として使うほか、石けん、歯磨き、クリームの防腐剤として、また寄生虫の駆除剤としてよく使われる医薬品です。エジプトでは死体の防腐処理にも使われていました。今日でもカビを防止するため、箱や紙にスプレーして使っています。

タイムを薬として使うときは、葉も茎も地上部全部を乾燥させます。

根分けや根伏せによって容易に殖やすことができます。水はけがよく日当たりのよいアルカリ性の土壌に植え、夏から秋にかけて、ときどき刈り込んで育てます。

［薬用部位］ 地上に出ているところ全部。

［薬効］ 神経を静めるので、頭痛や鬱病、不眠症などに効果が期待できます。また血液の循環をよくするので、疲労を癒し、筋肉痛などを和らげます。さらに消化を助け、食欲を増進させる効果もあります。殺菌・防腐作用があり、ぜんそく、風邪、喉の痛みに有効です。

［つくり方］ 花の時期に地上部全部を採り、陰干しして乾燥させます。冷蔵庫で保管します。

［飲み方］ 生の葉（もしくは干した葉）に熱湯を注ぎ、こして、蜂蜜で甘くして飲みます。

［利用メモ］ スープ、マリネ、ソースなどをつくるときに欠かせない香辛料の一つです。／野菜、肉、卵などどの素材とも相性がよく、長時間加熱しても香りを保ちます。／消毒用アルコールやホワイトリカーに漬けたものは、カビ防止剤として使います。／煮詰めた液は入浴剤として風呂に入れると、血液循環をよくし、冷え性や皮膚の活性化に効果があります。／オリーブオイルに漬けたタイムオイルでマッサージすると、頭痛に効果があります。／濃いめに煮出したティーは、フケ防止用のヘアーリンスや口内洗浄剤として使えます。皮膚を活性化する働きがあるので、シミ取り用の化粧水としても使われます。

[みんなに愛されるタイム茶]

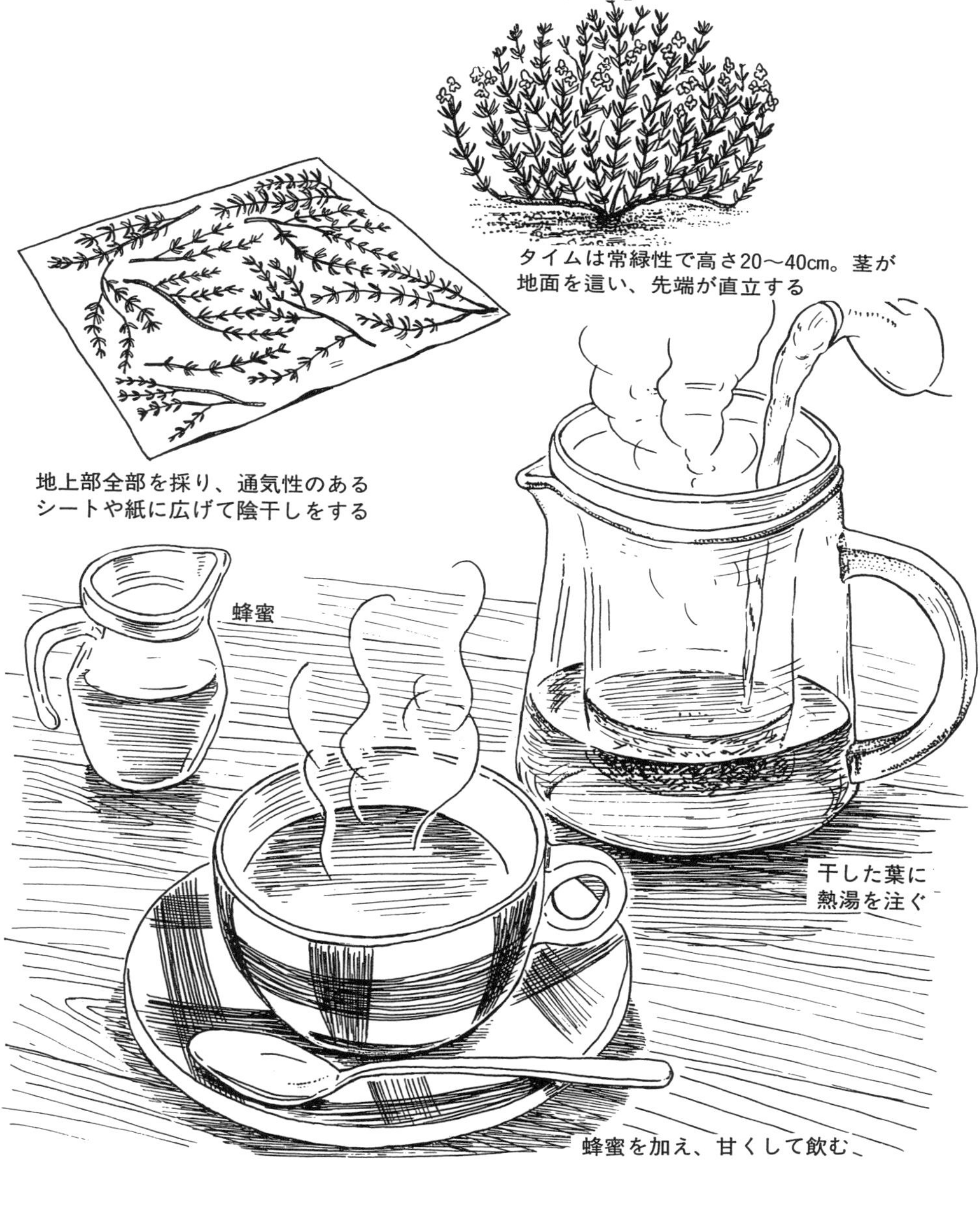
タイムは常緑性で高さ20〜40cm。茎が地面を這い、先端が直立する
地上部全部を採り、通気性のあるシートや紙に広げて陰干しをする
蜂蜜
干した葉に熱湯を注ぐ
蜂蜜を加え、甘くして飲む

●食べて飲んで効く パセリ（セリ科）

和名はオランダゼリ。学生の頃、皿のパセリをパクパクと食べちゃう人を見てびっくりしました。
「おいしいよ。栄養がすごいんだから食べないともったいない」
と言われ、二度驚きました。田舎で育ち、パセリは刺し身の飾りで、食べるものだなんて思っていませんでした。

ちょっぴり大人になって、ビタミンA、Cの量は野菜のトップと知ったり、料理に上手に使われたおいしさを味わったりで、いつの間にか、
「まあ、残すなんてもったいない。ちょうだいね」
と人のパセリまで食べるほどになりました。

ビタミンA、Cのほかにも B、鉄分、カルシウム、マグネシウムなどを豊富に含みます。

昔、パセリのハーブティーはリウマチの薬として使われていました。体の栄養バランスを整えるのにぴったりですから、パセリを薬として飲むことで、貧血などさまざまな病気が治ることは十分に予想できます。

一年を通して収穫できるので、野菜ジュースや青汁の原料に便利です。特有の香りがあって、他のハーブの香りを引き立てる働きもあります。

細かく刻んで、サラダやスープやフライなどにふりかけると、彩りも風味もよくなります。

パセリは春に種をまくと翌年の夏に花が咲き、種が実り、やがて死滅します。一年中収穫したいときは、夏にも種をまくとよいでしょう。パセリは2・4・8月と年に3回種をまけます。

［薬用部位］ 葉。

［薬効］ ビタミン、ミネラルが豊富で、栄養的に優れ、また消化を助け食欲を増進させます。肝臓の働きを強める働きもあります。さらに尿を出やすくします。強壮剤としても使います。引き始めの風邪に有効です。

［つくり方］ 生の葉でハーブティーをつくります。／葉は冷凍または陰干しして乾燥させ、刻んで保存します。

［飲み方］ 生の葉を細かく刻んで熱湯を注ぎ、こして飲みます。

［利用メモ］ 独特の味と香りが料理を引き立てます。刻みパセリはスープ、サラダ、肉料理、魚料理など広範囲の料理に使えて便利です。ただし、加熱すると香りがなくなるので、仕上げに使います。／煮詰めた汁は捻挫やケガ、虫刺されの消毒剤、湿布剤として使います。腫れや炎症には湿布が有効です。／煮詰めた汁は入浴剤やヘアリンスとしても効果があります。

[料理のつけ合わせ返上!!　パセリ茶]

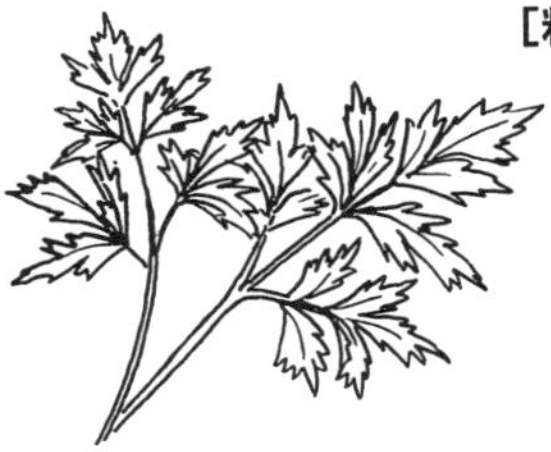

イタリアンパセリ

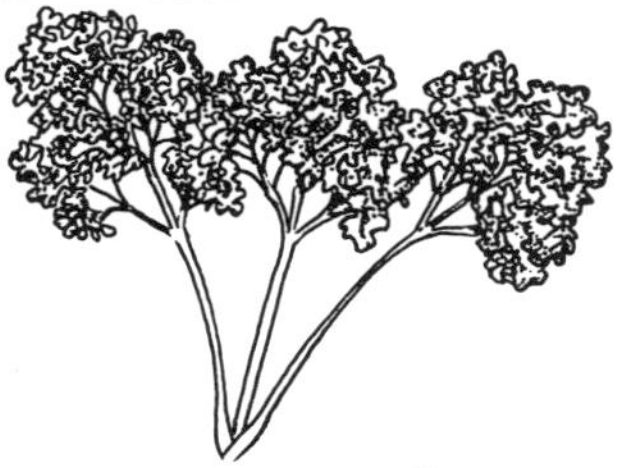

モスカールドパセリ

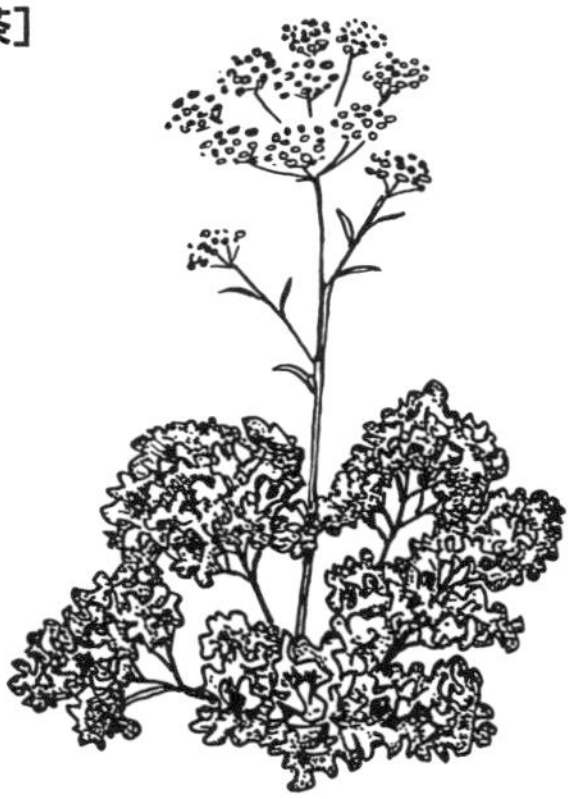

和名はオランダパセリ。特有の香りと細かく切れ込んだ葉が特徴

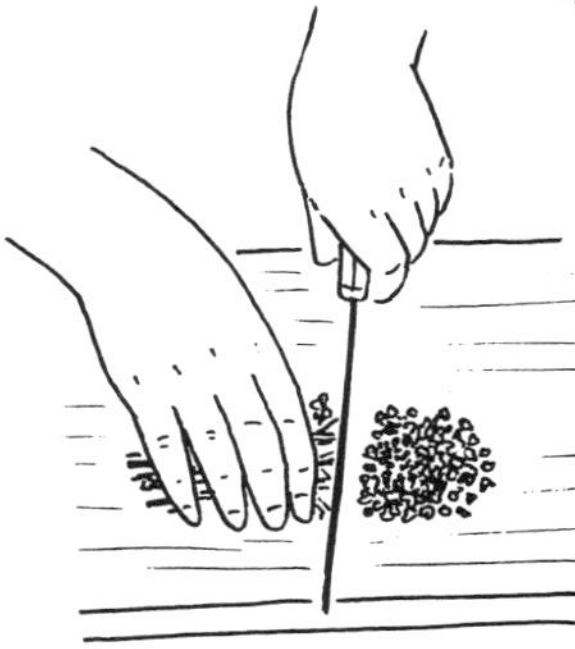

生の葉を細かく刻む

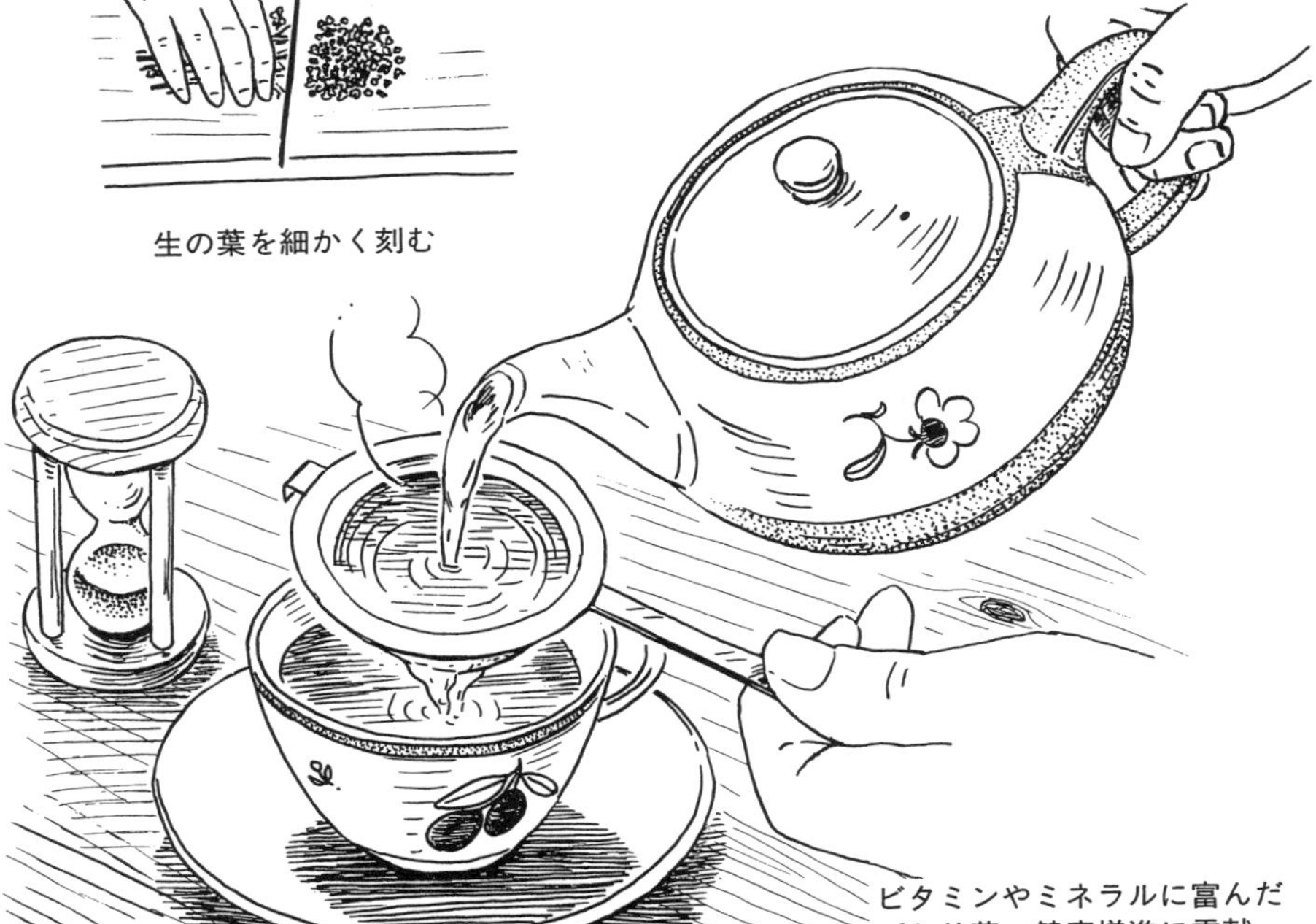

ビタミンやミネラルに富んだパセリ茶。健康増進に貢献

アポロンに捧げる
ローレル（クスノキ科）

和名は月桂樹。光沢のある濃いグリーンの葉が特徴です。春に淡い黄緑色の花が咲き、果実は暗紫色です。

ギリシャ神話に登場する音楽や医療を司る神、アポロンに捧げられ、神殿の屋根は月桂樹でつくられたといわれています。

ローレルはギリシャ神話では、アポロンに追い詰められた美しいニンフ、ダフネの化身です。つまり神木、聖なる木なのです。ですから神託を述べる前などに、この葉を食べたとされています。葉には、ほんの少し麻酔作用がありますから、この世とあの世を結ぶ橋渡しの薬として利用されたのでしょうか。

月桂樹でつくったリースは月桂冠として優れた詩人や競技の勝利者の頭を飾り、最高の栄誉のシンボルでした。

古くから薬として、肝臓病、肺結核、咳などに使われてきました。また流産を引き起こすためにも使われたようです。

ローレルにはさまざまな種類がありますが、スウィートベイ以外の金色の葉のベイや、細い葉のベイには毒があります。

初夏に挿し木で殖やすことができます。ローレルは寒さに弱く、雪、霜が多いところでは栽培は難しいようです。寒い地方では鉢植えにして、冬は室内で育てるとよいでしょう。

［薬用部位］ 葉。
［薬効］ 消化剤、食欲増進剤。
［つくり方］ 生の葉を採ります。葉は一年中摘むことができます。陰干しし、瓶に入れて密閉状態で保存します。最高に香るのは乾燥させて2～3日以内。長くおくほど香りは弱くなります。
［飲み方］ 葉を手でちぎり、熱湯を注いでしばらくおき、こして飲みます。
［利用メモ］ 料理には生、乾燥どちらの葉でも使えます。生の葉には少し苦みがあります。乾燥した葉は甘く強い芳香があります。マリネ、シチュー、肉や魚料理、牛乳を使った料理には欠かせません。酢漬けやオイル漬けによく使われるのは、ローレルの殺菌力を利用するためです、葉に数か所切り込みを入れて使うと、香りがよく出ます。／実から採るオイルは、捻挫、打ち身、リウマチ、耳の痛みなどに使います。捻挫した周辺やリウマチで痛いところをオイルでマッサージします。／煮詰めた液やオイルは入浴剤として使うと体を温めます。また腰の痛みを治します。／虫除けとして小麦粉の中に入れます。／空気を清浄にするために部屋につるします。

●まさに太陽の香り マリーゴールド（キク科）

公園の花壇に植えられているマリーゴールドとは違って、薬草として使われるのは和名キンセンカ、ポット・マリーゴールドと呼ばれる品種です。

直径4～7㎝ほどのオレンジ色の大きな花と厚ぼったい葉。一つの花に見えますが、たくさんの花が集まったものです。日の出とともに開き、太陽のほうを向いて過ごし、日暮れとともに閉じる、まさに太陽の花です。

マリーゴールドの別名は「マリー（マリア）の花」。3月25日のお告げの祭り（レディーデイ）の頃に咲くので、聖母マリアに捧げられる花としてこの名が定着しました。

昔から薬草として知られ、蜂に刺されたときには、花びらでこすると痛みが取れ、腫れません。花のエキスは捻挫や傷、炎症に効果があります。

お茶は風邪を引いたときに飲むと、汗が出て熱が下がります。ふだんは胃腸の調子を整え消化を助けます。また肝臓に働き、調子を整えるので、急性アルコール中毒の治療に使われます。

栽培は比較的簡単です。耐寒性があるので、11月の遅い時期まで花が咲き続けます。枯れた花をこまめに取ると、次々と咲く花を楽しめます。

［薬用部位］花。

［薬効］汗を出す作用があって、風邪を引いたときに用います。また消化を促し、胆汁の出をよくし、肝臓の調子を整えます。

［つくり方］夏、花びらでハーブティーをつくります。／保存用には花びらを陰干しします。低温で乾燥させたほうが色は鮮やかです。

［飲み方］花びらに熱湯を注ぎ、ハーブティーをつくります。／花びら5gに水3カップを入れて火にかけ、沸騰したら弱火にして半量になるまで煮詰めます。

［利用メモ］煮詰めた液で湿布すると、捻挫、傷、炎症によく効きます。化粧水としても使われます。また、この液でうがいをすると口内の消毒ができ、抜歯のときなどに使われます。／蜂に刺されたときには花びらでこすると効果があります。／料理用染料として使います。牛乳に加え黄色いチーズやクリームをつくったりします。／米に花びらを入れて炊くと、サフランを入れて炊いたような鮮やかな黄色いごはんをつくることができます。／オリーブオイルに漬けて抽出したエキスは、肌荒れや髪の毛のマッサージ用にも使われ、肌や頭皮を若返らせます。また、しもやけ、かかとのひどい荒れなどにもよく効きます。／乾燥させた花びらはポプリとしても使います。

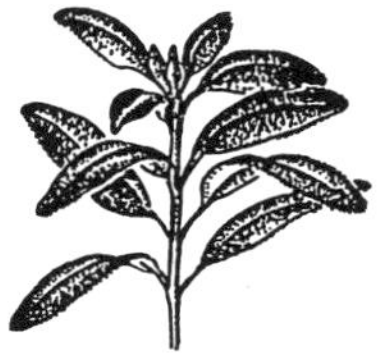

◆コラム　手づくり茶レッスン②

オリジナルハーブ茶はいかが

ミント、カモミール、レモンバームなどの乾燥したハーブ類を野草に混ぜてブレンドティーをつくりました。

「苦い、何これ。飲めない」

と子どもたちに騒がれました。そのまずいこと！　本当に苦くて飲めませんでした。それ以来、ハーブ類と野草茶は混ぜないで別々に飲むことにしています。野草はほとんどのものがおいしく飲めますが、ハーブ類は煎じる、つまりトロトロと煮詰めると苦みが出るようです。ハーブの保存には酢やオイルを使います。これは香りを保存することと、苦みを出さないため。もっともだと思いました。

生のハーブは湯を注いで飲むのが、香りも味も一番のようです。でもお風呂に入れるのは、煮詰めた液にします。

ハーブの栽培は比較的簡単です。ハーブは草なのです。ちょっとしたプランターや植木鉢で、ミントなどを植えておけば、料理にも使えます。しかし家での栽培が難しい人には、簡単に楽しめるティーバッグが市販されていますが、香り、味の面でちょっとお粗末です。むしろ、乾燥したハーブ（ドライハーブ）をおすすめします。

30gくらいの瓶入りで、セージ、タイム、ラベンダーなど種類も多く、紅茶と混ぜたり、ハーブ数種を組合せたりしたオリジナルティーをつくる楽しさも体験できます。ただし、デパートやスーパーなどにそろえてあるのは、残念ながらアメリカ産、ヨーロッパ産のものばかりです。国産のハーブがもっと手軽に手に入るとよいと思います。

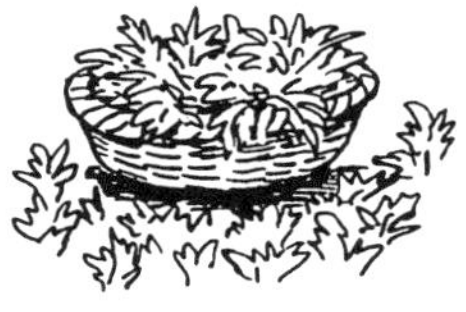

HOW–TO HEALTHY TEA

第3章

あれもこれも野草茶・ハーブ茶

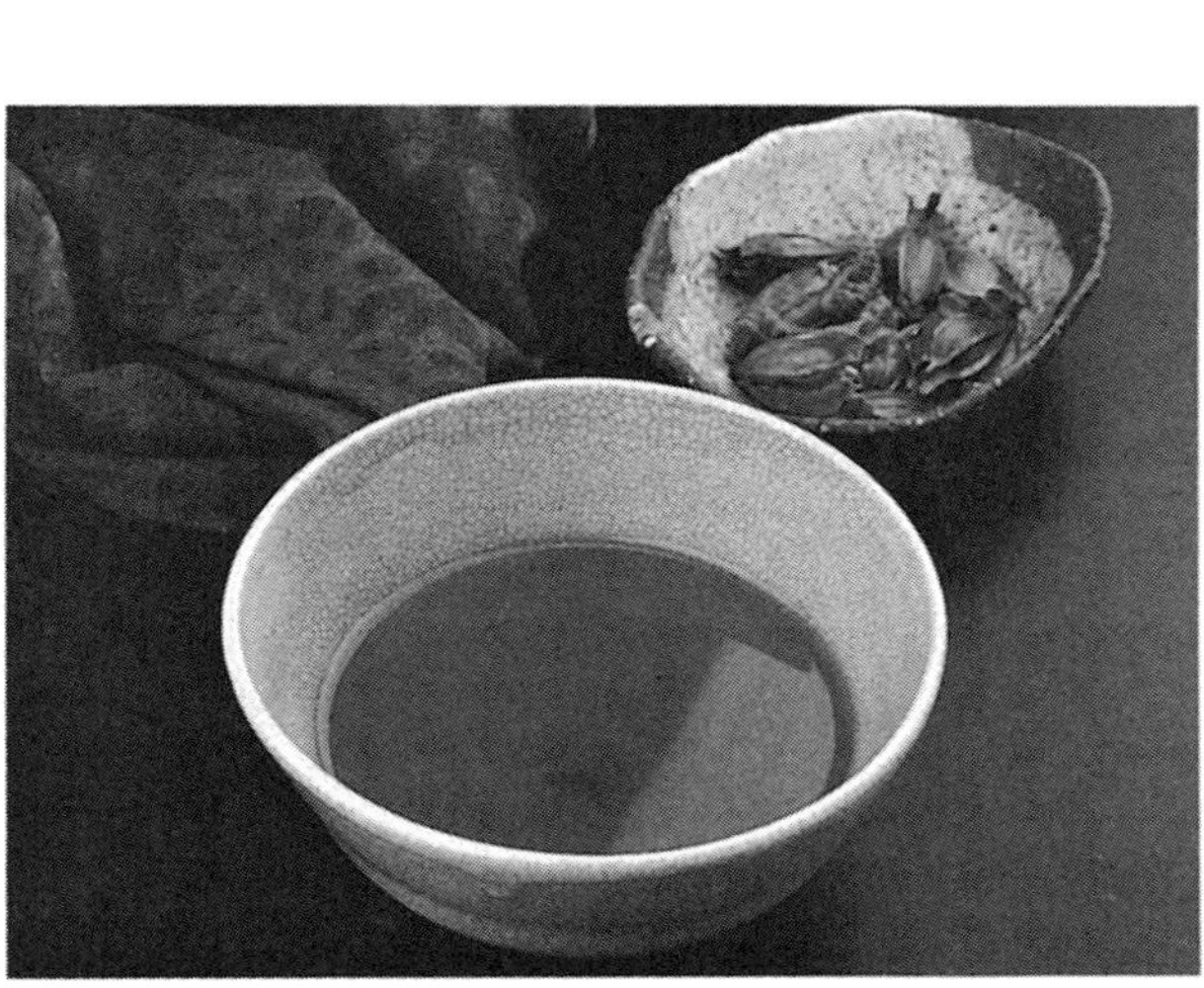

クチナシ茶

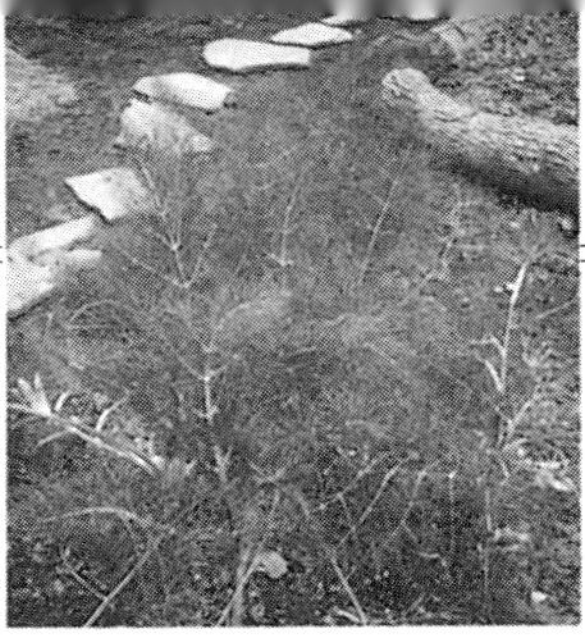

●あれもこれも野草茶・ハーブ茶

大阪府八尾市の甲田光雄先生は、私の命の恩人です。膠原病で両手がふくれ上がり、指を曲げることも開くことも、痛くてできなかった状態の私を診察し、

「治りますよ」

と言ってくれました。

難病が治る、地獄に仏とはこのことでしょうね。

夫や家族は、そんな方法で治るわけがない、やめてくれと大反対でした。友人知人からは、「鍼がいい」「名医を紹介する」「拝んでもらえ」などと、それこそ体がいくつあっても足りないくらいさまざまな道を教えてもらいました。でも私は、どうしても先生のすすめる方法で病気と闘いたかったのです。

体が弱かった子どものために無農薬の米や野菜が欲しくて、生産物を生産者から消費者に手渡す活動を10年以上も続けてきました。無農薬の米や野菜を食べていれば健康になる、そう思って200名ほどの会をまとめて、走り回ってきたのです。

正しく大地のエネルギーをもらえば大丈夫という確信は、揺らぎませんでした。でも一生懸命やってきたことの何が、どこが間違っていたのかを見届けたいと思いました。

食事や野草が、どのくらい効果があるか試してみようと思いました。それで治らなければ、病院で医者にお任せしようと考えました。

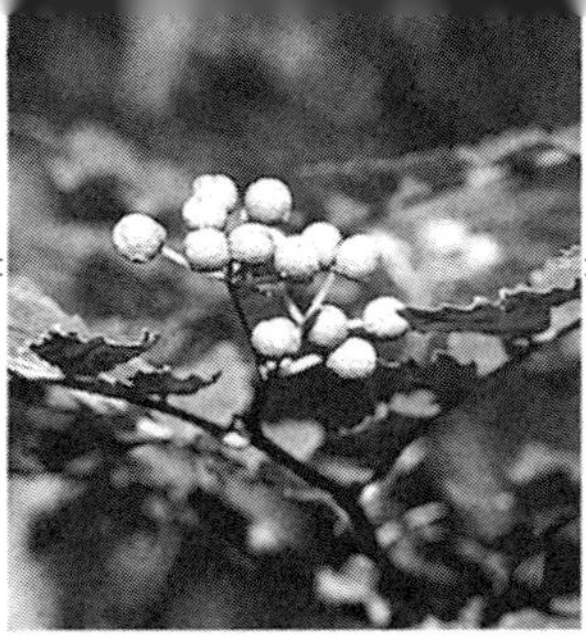

甲田先生の処方は、青汁、柿の葉茶、玄米、豆腐、黒ゴマの食事療法と温冷浴、裸療法、金魚運動、毛管運動、合掌合蹠（がっしょうがっせき）などの体操。この養生法で一か月を過ごし、ウソのように回復し、日常生活で困ることはなく、血液検査の値もほぼ正常値にまでなりました。

あれから四年たった現在、残っている症状は、手指が冷えると指先が真っ白になるレイノー症状だけです。ああ病気の根っこはあるな、用心しなければと思うのですが、そこは愚かで浅はかな凡人の悲しさで、つい友人から誘われると、スキップで懐石料理でもフランス料理でも食べに行ってしまうのです。

それで、できるだけ自宅では玄米、野菜の食事、柿の葉茶と野草茶のブレンドティーを飲み、朝と晩には体操をし、たまのお誘いをいつでも受けて立てるよう、体調を整えています。

甲田先生の養生法の本質は小食。むさぼり食べるのではなく、ほんの少しの食で満足できる、そうすれば人類は殺し合わず奪い合わずに暮らせる、そんな愛と慈悲の思想です。

その教えを受けた一人として、おいしいものに相変わらず執着している私はなんと浅ましいのだろうと、申し訳なく思います。

それで罪滅ぼしに、甲田療法と呼ばれる養生法を多くの方に知らせる講座を開いています。「あなたの病気は治せません」と言われても絶望することはありません。大自然の恵みを体いっぱいに取り入れることで、もう一回命をいただくことができるのですから。

●フキノトウ（キク科）

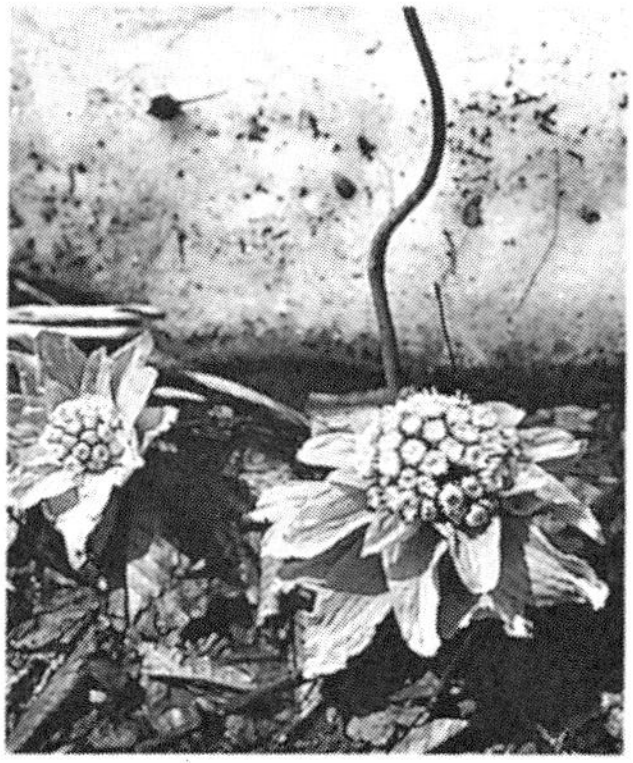

フキノトウ

フキノトウは、冷たい風が吹き荒れる11月頃から、かたいつぼみを丸くして寒さをしのぎ、春を待ちます。

【薬用部位】つぼみ。

【薬効】咳を抑え、痰を取り、胃腸を丈夫にします。

【つくり方】3～4月、開きかけたフキノトウを採り、陰干しします。

【飲み方】他の野草と合わせ、ブレンド野草茶（14頁参照）として飲みます。／1日量10gに水2カップを入れて火にかけ、半量になるまで弱火で煮詰め（煎じ）ます。

【利用メモ】フキノトウはてんぷら、佃煮、フキノトウ味噌などにして食べます。

●ウコギ（ウコギ科）

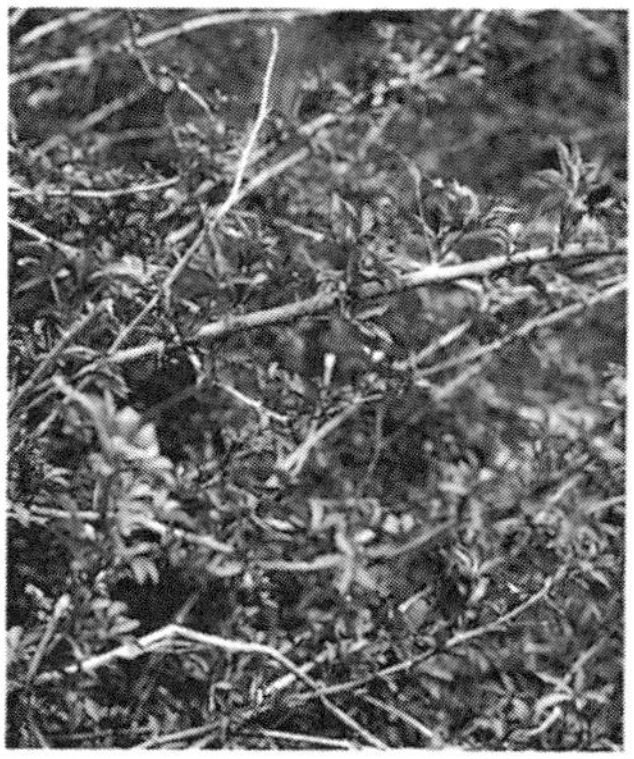

ウコギ

やわらかな若芽を摘んで、サッと湯をかけ、塩をふり、ごはんに混ぜ込んだウコギごはん。彩りの鮮やかさといい、香り高さといい、春のごはんの代表でしょうか。

昔から生け垣に植えられてきましたが、毎年友人のところへ摘みに行きます。ウコギの菜飯を食べると「ようやく春がきた」とほっとします。

中国では不老長寿の薬とされ、漢方では、「肝腎を補い、筋骨を強める」とされます。根を掘り上げ、皮をはがし、日干しにしたものが生薬の五加皮（ごかひ）です。リウマチ、筋骨の痛み、腰痛、水腫、かっけなどの薬に配合されています。

【薬用部位】根、若葉、花、茎。

【薬効】強壮、鎮静、食欲増進。冷え性、関節リウマチ、腰痛や下腹部の痛みに用います。

【つくり方】早春、芽が出る前に根を掘り上げ、水洗いし、日干しにします。また春の若葉、花、茎なども摘んで、日干しにします。

【飲み方】他の野草と合わせ、ブレンド野草茶として飲みます。／1日量10～20gに水3カップを加えて火にかけ、半量になるまで弱火で煮詰めます。3回に分けて食前または食間に飲みます。

［利用メモ］ 滋養強壮、冷え性に効果があるウコギ酒は、ウコギ50g、砂糖10gをホワイトリカー1・8ℓで漬け込み、冷暗所に3か月保存します。

●コブシ（モクレン科）

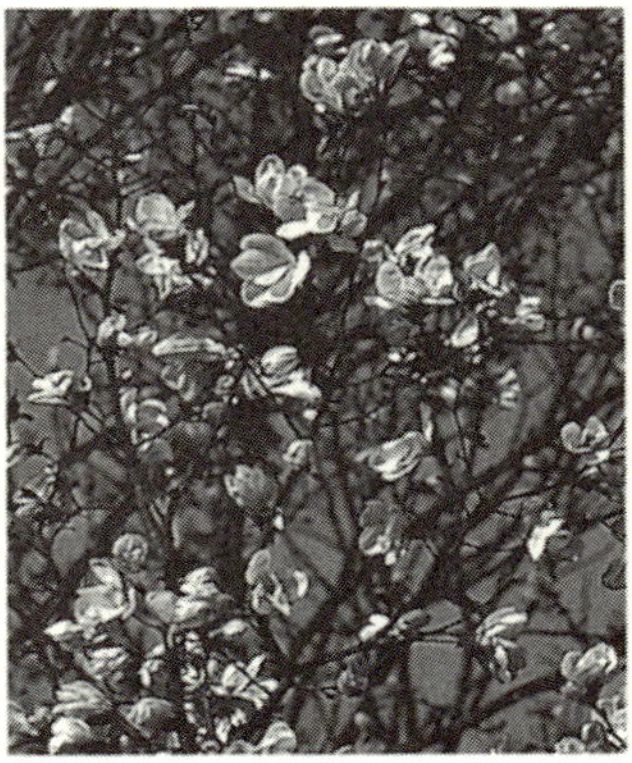

コブシの花

高熱が続き、口の中にコケのようなものができて飲めない、食べられない状態のまま1週間がたちました。

「もう、このまま死んでもいい」

と言ったら、夫に怒られました。幼い子どもたちにも泣かれました。でも私には頑張れる気力がなくなっていました。当時、夢中になって活動していた有機農業の運動のトラブルに疲れ果てたのです。

熱が下がった日に、寒々とした庭を眺めていました。暖かいところで暮らしたい、寒いのはイヤだ、こんな福島から早く出ていきたいと思いながら。白いコブシの花が、寒風に吹きさらされて咲いていました。もう春がきていたのでした。

「コブシの花を、こんなにも喜べるのは、寒い福島に暮らしたからこそ」

と思いました。

子どもたちと転げ回った、花に埋もれる春の野山を思い出しました。

「ここが私の場所、ここでずーっと暮らしていくんだ」

と、心から納得しました。コブシの薬効は格別ですね。

コブシの名はつぼみと果実の形が握り拳（こぶし）に似ているところからつけられました。つぼみは蓄膿症（ちくのうしょう）の薬（生薬名は辛夷（しんい））、煮詰めたものを飲むと鼻が通ってさわやかになるといわれます。

［薬用部位］ 花のつぼみ。

［薬効］ 頭痛、歯の痛み、鼻炎の鎮静、鎮痛、興奮発散、抗菌作用。漢方では「上部の熱を散じ、頭痛、頭重、鼻塞治す」とされ、蓄膿症や鼻炎の薬に配合されています。

［つくり方］ 花が咲く直前につぼみを摘み、陰干しします。

［飲み方］ つぼみ1～2個に熱湯を注ぎ、蜂蜜を入れて飲みます。／他の野草と合わせ、ブレンド野草茶として飲みます。／1日量4gに水2カップを入れて火にかけ、半量になるまで弱火で煮詰めます。3回に分けて飲みます。

［利用メモ］ 染色には葉を使います。媒染剤によって茶色、ねずみ色、若草色など多彩な色に染まります。

●ニッケイ（クスノキ科）

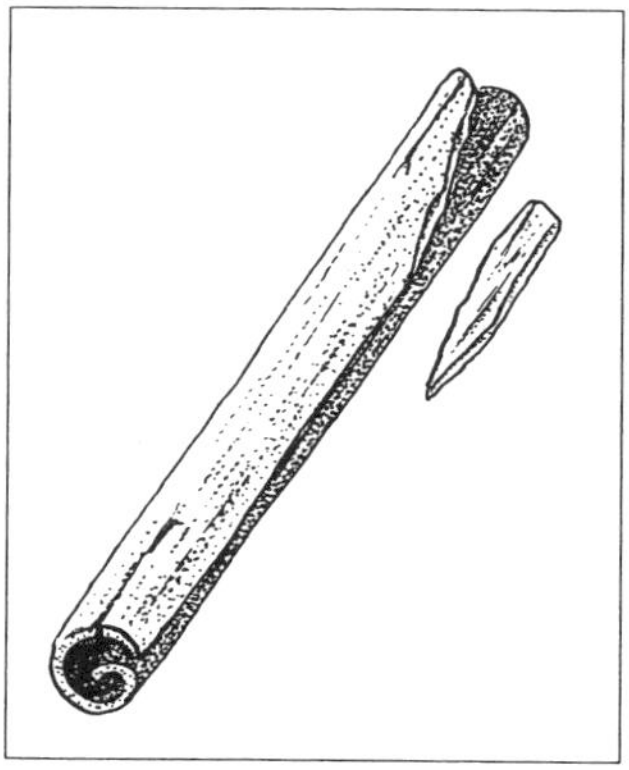

ニッケイ

ニッケイ（シナモン）は特有の強い香りが特徴です。抗炎症作用や細菌に対しての抗菌力があり、健胃薬として用いるほかに、薬の苦さやにおいを消す作用があるため、多種類の薬に調合されています。

薬屋だったわが家の調剤室は、いつもニッケイのにおいがしました。

そんなせいか、幼い頃からお寿司のワサビも、納豆のカラシもへっちゃらで、一番好きな飴は、ハッカかニッキ（ニッケイの別名）。何ともかわいげのない子でした。

もっとも今日のようにたくさんの種類のキャンデーがあったわけではありませんでしたからね。

シナモンの名は、ニッケイの学名のCinnamomumから。ギリシャ語の名前です。

それにしても、漢名は肉桂で、昔からニッケイとかニッキと呼んできたものが、いつの間にか全部シナモンになってしまったのは、なぜなんでしょうか。昔はニッケイは至る所で生薬用に栽培されていましたが、他の農産物同様、輸入されるようになってからでしょうか。

［薬用部位］ 根。

［薬効］ 胃弱、消化不良、食欲不振に。また、くしゃみ、鼻水、鼻詰まりなど風邪の症状の緩和に用います。

［つくり方］ 春、根を掘って水洗いします。根をたたいて皮をはぎ、日干しにします。

［飲み方］ ニッケイ（シナモン粉末でもよい）少々と蜂蜜に熱湯を注いで飲みます。

［利用メモ］ 京都の銘菓、「八ツ橋」はニッケイのお菓子です。／染色には葉や樹皮を使い、赤茶に染めます。この色は『源氏物語』にある香色だといわれています。

●アカザ（アカザ科）

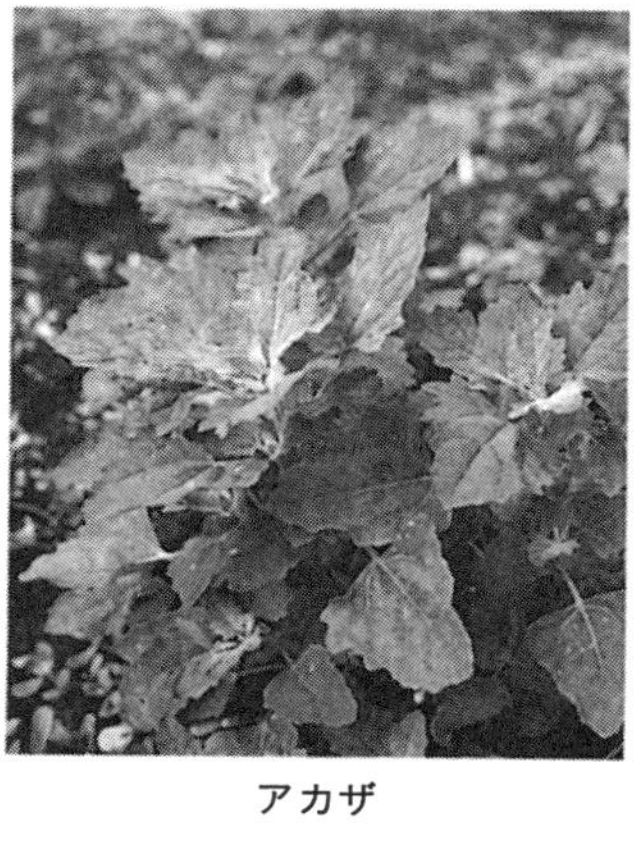

アカザ

アカザの葉のつけ根は鮮やかな紅色、花の穂は緑色です。

若葉や若芽は食べられますが、表面の白い粉はえぐ味が強いので、よく洗い落として食べます。

【薬用部位】地上に出ているところ全部。

【薬効】健胃、強壮、解毒。動脈硬化やぜんそくに、お茶として少しずつ飲みます。

【つくり方】６～７月、花が咲く前に地上部全部を採り、陰干しで乾燥させます。

【飲み方】５～６gを急須に入れ、熱湯を注ぎ、しばらくおいて飲みます。／他の野草と合わせ、ブレンド野草茶として飲みます。／１日量20gに水２カップを加えて火にかけ、半量になるまで弱火で煮詰めます。３回に分けて食前に飲みます。

【利用メモ】虫刺されには、生の葉のしぼり汁を塗りつけます。／若葉、若芽はてんぷら、酢味噌和え、汁の実、炒め物などで食べられます。

●イカリソウ（メギ科）

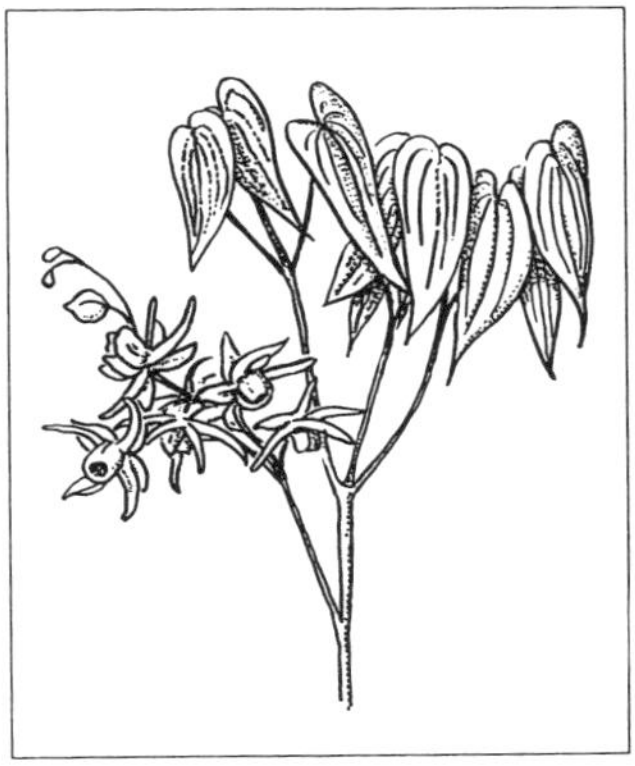

イカリソウ

春に、淡い紅紫の錨（いかり）の形の小さな花が咲きます。知人から１株もらって、大事に育てています。次々殖えるという話なのですが、お茶にされてしまうことがわかるのでしょうか、一向に殖える気配がありません。

イカリソウは健忘症に効果があるとされますが、買い物をすれば財布を忘れてくる、買ったものをおいてくるなどと「老人力」がチョー勝れてきた私としては、できるだけ早いうちに飲まないと取り返しがつかないのではと感じるこの頃です。

【薬用部位】地上に出ているところ全部。

【薬効】強精、強壮薬。倦怠感、無力感のあるときに、また健忘症、神経衰弱、慢性気管支炎、手足のしびれ、不眠症、胃弱、更年期の高血圧などに用います。

【つくり方】開花期（５～６月）、地上部を刈り取り、日干しにします。

【飲み方】乾燥したイカリソウを他の野草と合わせ、ブレンド野草茶として飲みます。／１日量10gに水３カップを加えて火にかけ、弱火で３分の２量に煮詰めます。常用してはいけません。

【利用メモ】強精・強壮剤のイカリソウ酒は、乾燥したイカリソウ２００g、氷砂糖１００g、ホワイトリカー１・８ℓで漬け込み、冷暗所に３か月おきます。１日２回、１回10ccを飲みます。／若葉と花は食べられます。

●アケビ（アケビ科）

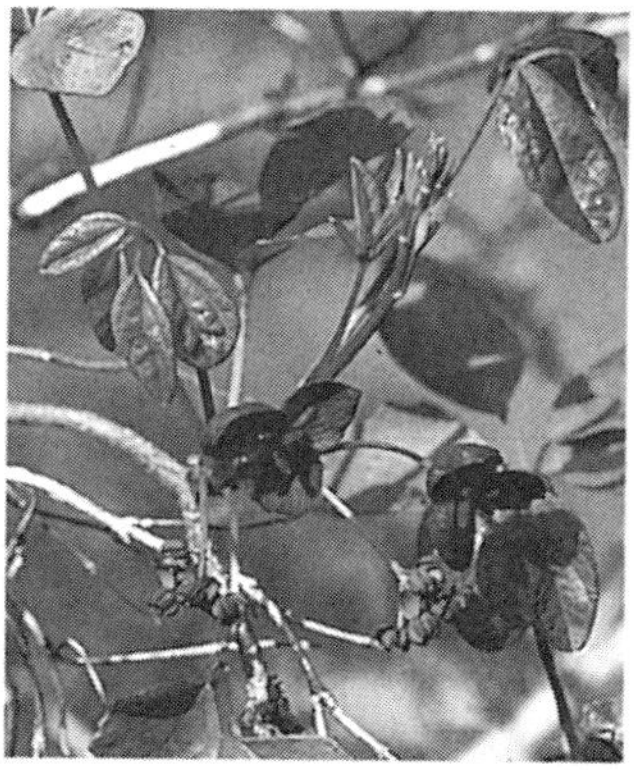

開花したアケビ

春に咲く、濃い紫色の花の可憐さは、たとえようがありません。こんなかわいい花が世の中にあるのだろうかと、驚きました。

甘い果実は有名ですが、この精霊のような花からは想像もできない形と色です。果実は秋に熟して縦に割れ、白い果肉が見えるので、開け実（あけみ）と名づけられました。漢方では「温熱を除き、小便を出す。血行をよくする」としてさまざまな配合で使われています。生薬名は木通（もくつう）。

［薬用部位］茎（ミツバアケビでもゴヨウアケビでも効能は同じ）。

［薬効］消炎、利尿、月経不順、鎮痛、関節リウマチ、神経痛。腎臓の働きが悪いむくみに効きます。

［つくり方］初夏、花の咲いているときに太いツルを切り取ります。皮をはぎ、薄切りにして日干しにします。

［飲み方］少量の乾燥した茎を他の野草と合わせ、ブレンド野草茶として飲みます。／1日量10gに2カップの水を入れて火にかけ、弱火で半量になるまで煮詰めます。3回に分けて食後に飲みます。

［利用メモ］ちょっとかたいですが、春にツル先や若葉が食べられます。／果実は果皮もおいしく食べられます。肉とシイタケ、タマネギなどを炒め、味噌とミリンで調味し、果実に詰めます。それを油で焼くか揚げます。／染色には採集してすぐの葉と茎を使います。／茎は強いので、アケビ細工としてカゴなどをつくります。

●アンズの種（バラ科）

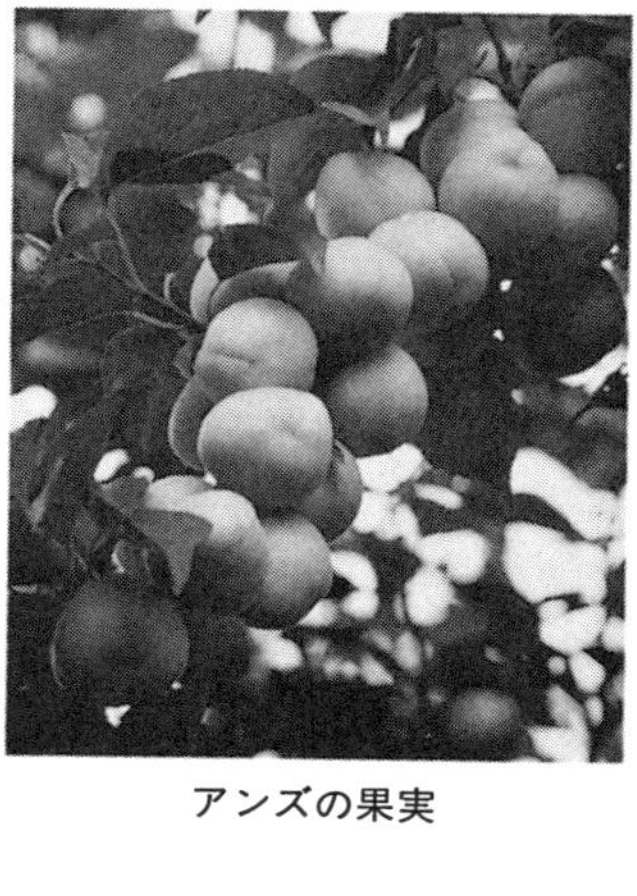

アンズの果実

アンズ（杏（あんず））の幹で染め上げた着物を見せてもらいました。橙色をおびた赤色の鮮やかさに驚きました。

「木は、樹液の中に果実が熟した色や花びらの色を持っているもの」

と教えられました。サクラの木からはサクラの花びらの色を、アンズからは淡紅色の花びらの色や果実の色を染めることができるわけです。

そういえば、そのアンズ色は10年以上も寝かせたトロトロのアンズ酒の色と同じ。それもアンズが本来持っている色なのでしょうね。

アンズは花が楽しめ、実もおいしいので、庭を持てたら真っ先に植えたい木でした。ところが花は咲いても実がならないうちに子どもたちは大きくなってしまいました。アンズの木は、残念ながら霜が降り、寒風が吹くところでの栽培は適さないようです。

漢方では「胸間にある水を去り、喘鳴を治し、咳を止め、浮腫を治す」として、咳止めの漢方薬に配合されています。生薬名は杏仁（きょうにん）。

［薬用部位］ 種。

［薬効］ 利尿、解熱、消化、鎮痛、消炎作用。咳を抑え、痰を取ります。ぜんそくや気管支炎などに用います。

［つくり方］ 種を取り出し、日干しします。

［飲み方］ 乾燥した種1個を他の野草と合わせ、ブレンド野草茶として飲みます。／種5gに水2カップを加え、半量になるまで煮詰めます。3回に分けて飲みます。

［利用メモ］ わきがには、アンズ果肉10g、ミョウバン1gを加え、水1カップで半量になるまで煮詰め、それを患部に塗ります。／果実はジャムや果実酒をつくります。／杏仁粉は熟した果実を土の中に埋め、果肉を腐らせ、かたい殻の中の種を取り出して渋皮をむき、すりつぶして粉にしたものです。杏仁粉でつくられた杏仁豆腐が有名ですが、現在はほとんどのものがアーモンドエッセンスで香りをつけるだけのようです。

●キハダ（ミカン科）

テレビドラマの『おしん』が一世を風靡した頃、脚光を浴びていた山形の銀山温泉に、東京の父母を誘い、家族で旅をしました。そこで初めて見た真っ黄色なキハダ。店の人にすすめられるまま、父母はキハダの湯呑み茶碗を買いました。

「煎じるなどの手間もいらない、この茶碗で湯を飲むだけで整腸作用がある」

というわけです。

父母とも、別に胃が悪いわけではないけれど、体にすごくよさそうな黄色にひかれたようです。しかし、苦い、苦い。キハダは長続きしなかったようです。健胃には、ほんの少量ずつを使

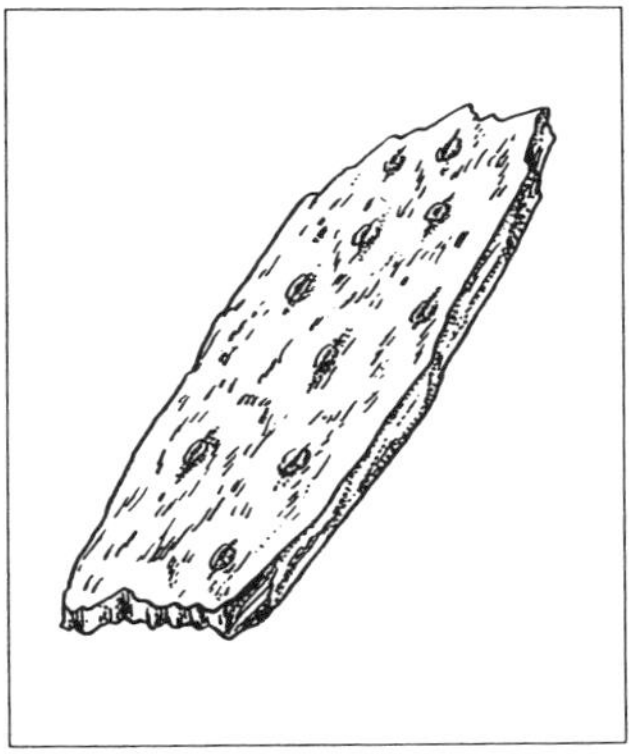

キハダ

います。

キハダは昔から薬として、また染料として使われてきました。生薬名は黄柏、苦いのが特徴です。漢方では「下半身の熱を取り、下痢を止め、腹痛を治す、黄疸を治す」として黄連解毒湯などに配合されています。

【薬用部位】樹皮。

【薬効】健胃整腸、消炎作用があり、胃炎や胃腸の病気、腰痛、下痢、黄疸などに用いられます。

【つくり方】梅雨頃に樹皮をはぎ、コルク層を取り除き、日干しして乾燥させます。

【飲み方】1～2gを急須に入れ、熱湯を注ぎ、2～3分おいて飲みます。/他の野草と合わせ、ブレンド野草茶として飲みます。/1日量2gに水2カップを加えて火にかけ、沸騰したら弱火にして半量になるまで煮詰めます。3回に分けて食後に飲みます。

【利用メモ】打ち身、捻挫、神経痛、リウマチには、粉末を酢または酒で練り、患部を湿布します。乾いたら取り替えます。/煮詰めた液は口内炎のときのうがいに、眼病や目の充血のときの洗眼に使います。/木綿、紙、絹などの染色に使います。

●桃の種（バラ科）

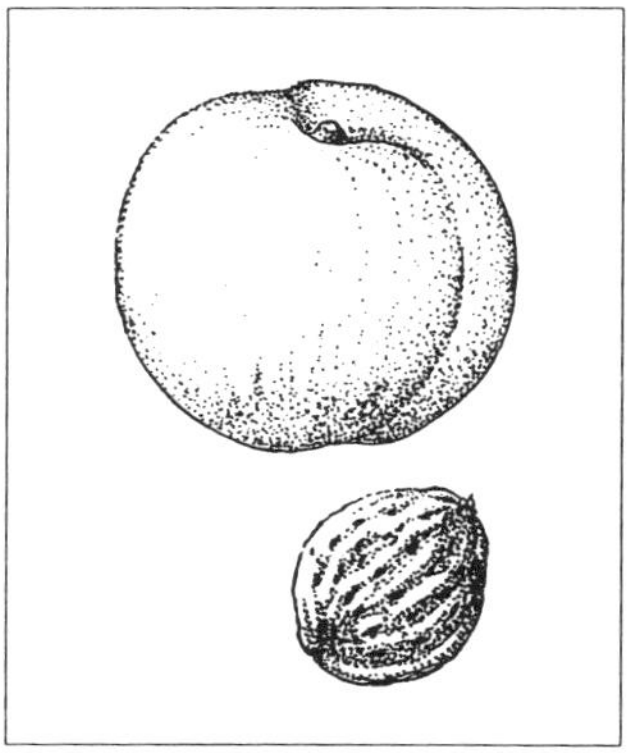
桃

生薬名は桃仁。漢方薬です。血のとどこおりを取り去るとして、足が冷えるのぼせ症で、便秘し、尿量が少ない症状に処方されます。

【薬用部位】種。

【薬効】婦人病。産前産後、月経不順、更年期障害などに用います。

【つくり方】7～8月頃、熟した果実から種を取り出し、日干しにします。

【飲み方】1日量3～5gに水2カップを入れて沸騰させ、半量になるまで弱火で煮詰めます。3回に分けて飲みます。

【利用メモ】葉は入浴剤として使います。子どものあせもや湿疹の薬として知られ、古くから民間療法に用いられています。

●コンフリー（ムラサキ科）

コンフリーは、ヨーロッパでは古くから傷や接骨薬として使われてきました。さらにのどの痛みや肺疾患にも効くとされ、ハーブティーとしても飲まれてきました。

【コンフリーの安全性問題】ところが、コンフリーのハーブティー・カプセル

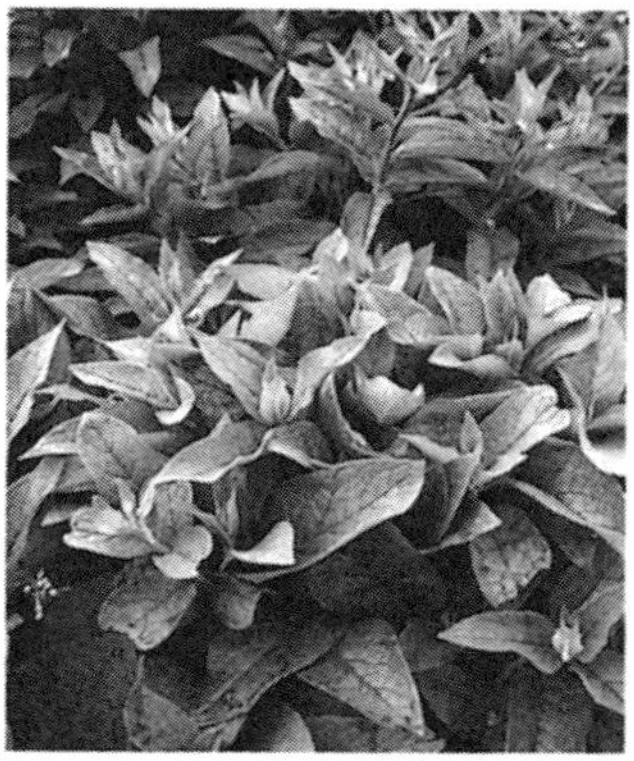
コンフリー

などが原因と思われる肝静脈閉塞性疾患等の健康被害例が海外において多数報告されました。厚生労働省は、平成16年にコンフリーの製造・販売、摂取を禁止し、注意を呼びかけています。じつは日本では、こうした健康被害は報告されていません。厚生労働省は、未然に危険を防止するためとしています。コンフリーで毒性があるとされるピロリチジンアルカロイドを多く含むのは根の部分で、葉に含まれる量は根の10分の1。また「量」の問題があります。ハーブティーを朝昼晩飲むのと、たまに葉の天ぷらを食べるのとは違うのです。しかし残念ですが、葉を用いてのお茶や、天ぷらなどで食べること、葉での湿布、入浴剤としての利用などを「未然に危険を防止するために」中止することをおすすめします。

●ノウゼンカズラ（ノウゼンカズラ科）

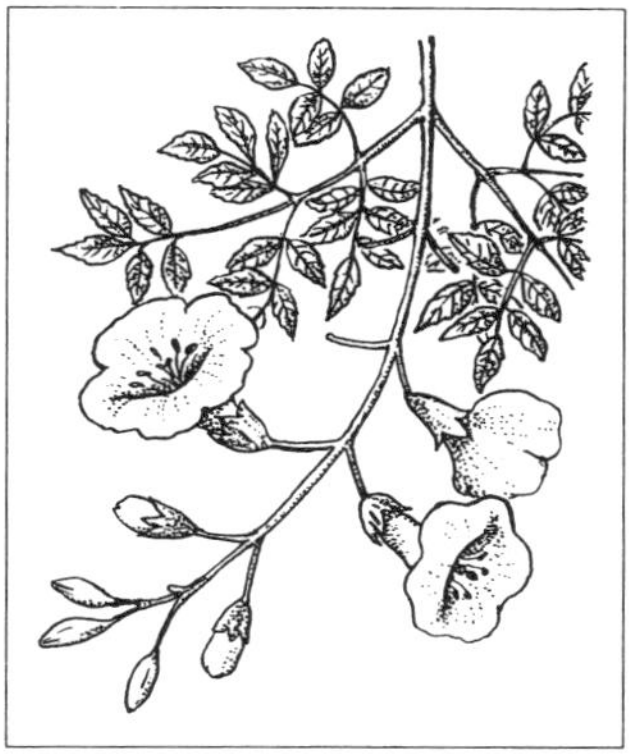
ノウゼンカズラ

夏に鮮やかな橙色の花を咲かせます。生理不順に使う漢方薬に配合されます。生薬名は花は凌霄花（りょうしょうか）、茎葉は紫葳茎葉（しいけいよう）、根は紫葳根（しいこん）です。

［薬用部位］花、根、茎、葉。

［薬効］通経薬。花は月経不順に、茎、葉、根は利尿、湿疹、じんましん、通経、リウマチ性関節炎、痛風に有効です。

［つくり方］花は夏、開花したばかりのものを採り、日干しにします。茎葉は、花の咲いている頃に採り、陰干しします。根はいつでも掘り上げて日干しにします。

［飲み方］2gに水2カップを入れて火にかけ、半量になるまで弱火で煮詰めます。3回に分けて飲みます。

［利用メモ］染色には生の枝葉を使い、アルミ媒染で薄茶色、スズ媒染で赤黄色に染まります。

●ネムノキ（マメ科）

「ねむの木　その下で　ほろほろと泣いた人……」

学生時代に、ネムノキを知らないで歌っていたのですが、本物を見てうなりました。真夏に咲く、淡い紅色の糸状の花は幻想的です。葉も夜になると眠るように閉じてしまいます。

ネムノキ（眠の木）の名前は、ここからつけられました。この美しい花や不思議な葉に魅せられ、さまざまな詩や物語が生まれるのも無理のないことです。

宮城まりこさんが主宰する「ねむの木学園」の名前にも使われていますが、まりこさんはこの花にどんな思いをこめたのでしょうか。

ネムノキは不眠、イライラなどを癒す効果がある漢方薬で、生薬名は合歓皮です。

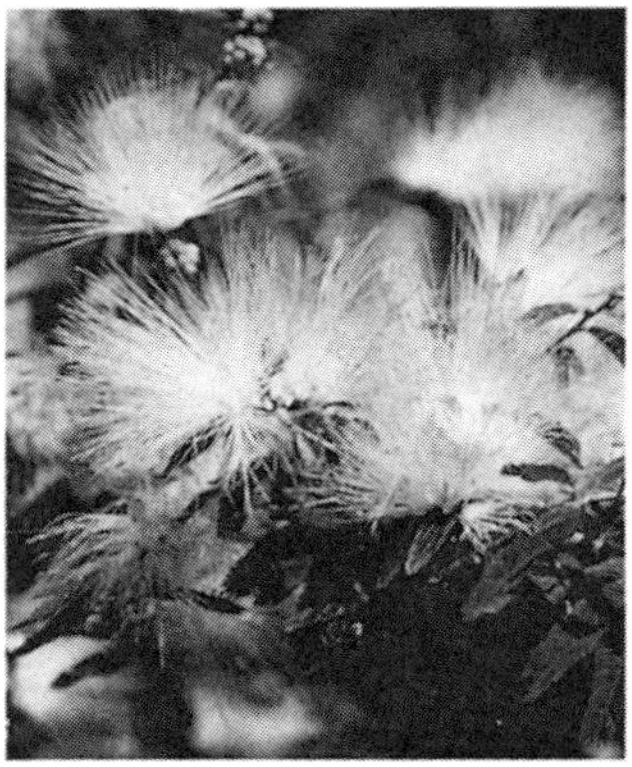

ネムノキの花

［薬用部位］ 樹皮、花。

［薬効］ 鎮静、鎮痛、利尿、強壮、駆虫の効果があります。疲れが取れないときに有効です。

［つくり方］ 夏から秋に樹皮をはがして日干しで乾燥させます（合歓皮）。初夏、開花の初期に花のついた枝を採り、枝葉を取り除き、日干しで乾燥させます（合歓花）。

［飲み方］ 乾燥した合歓皮、合歓花5gを急須に入れ、熱湯を注ぎ、しばらくおいて飲みます。／他の野草と合わせ、ブレンド野草茶として飲みます。／1日量10gに水2カップを加えて火にかけ、沸騰したら弱火にし、半量になるまで煮詰めます。3回に分けて飲みます。

［利用メモ］ 打ち身、骨折、捻挫、関節リウマチには樹皮の煮詰めた汁で患部を洗うか、湿布します。入浴剤としても有効です。／材は屋根板、鍬の柄、飯びつに使われています。

●ホオズキ

（ナス科）

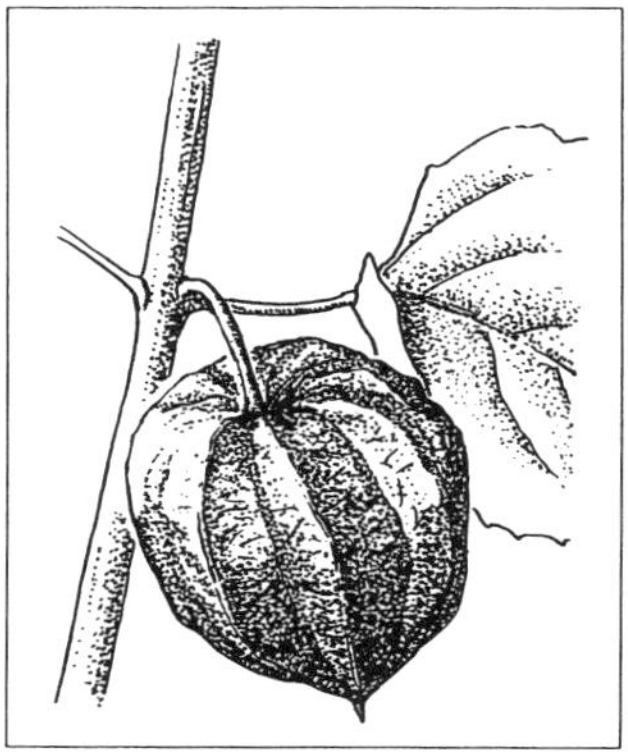

ホオズキ

ホオズキの赤い実の種を取り除き、口に入れて吹き鳴らしたことがありますか？ 不器用な私は、何回やっても途中で破れてしまい、吹き鳴らした経験がないまま、大人になってしまいました。

子どもたちには、そんなことは言えません。さも昔からできたように、やってみせました。ところが悔しいことに、幼稚園の子どもでも上手に種を取り除き、吹き鳴らしてしまうではありませんか。できなかった不器用さにがっくり。

語源は頬付き（ほおつき）から。生薬名は根を酸漿根（さんしょうこん）、地上部全部を酸漿といいます。ホオズキの中国名が酸漿です。

[薬用部位] 根、地上部全部。

[薬効] 抗菌作用、抗腫瘍作用があります。咳止め、利尿、熱を下げる薬として用います。

[つくり方] 初夏、花が咲いたら地下茎と根を掘り上げて水洗いし、日干しにして乾燥させます。地上部全部も花が咲いたら採り、水洗いして陰干しし刻んで保存します。

[飲み方] 5gを急須に入れ、熱湯を注ぎ、しばらくおいて飲みます。／他の野草と合わせ、ブレンド野草茶として飲みます。沸騰したら弱火で5分おき、こして飲みます。／1日量10gに水3カップを加えて火にかけ、沸騰したら弱火にして半量になるまで煮詰めます。3回に分けて飲みます。果実なら3、4個を煮詰めます。／江戸時代には堕胎剤として使われていたので、妊娠中の人は飲まないほうがよいでしょう。

[利用メモ] 若葉と熟した実は食べられます。／生の枝や葉は染色に使われます。

●メグスリノキ（カエデ科）

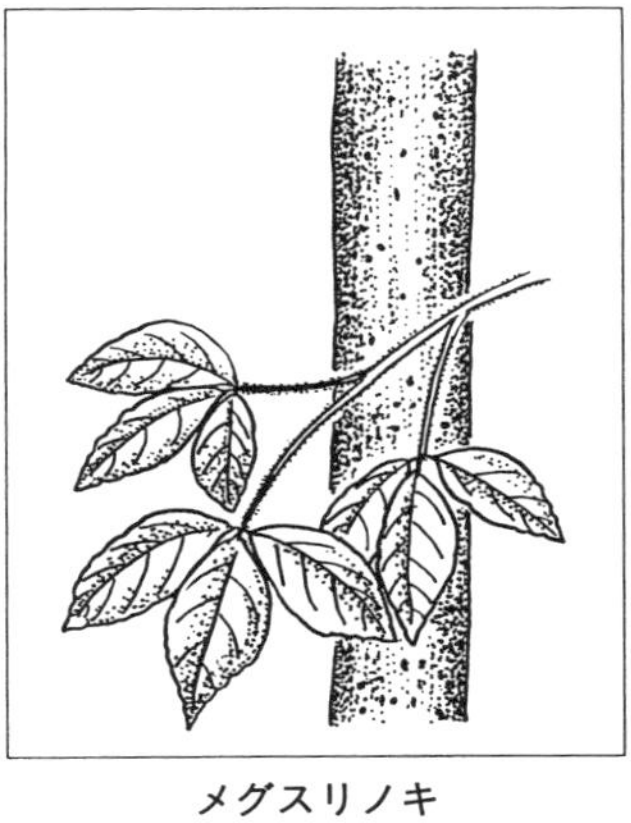

メグスリノキ

福島では「千里眼の薬」と呼ばれています。目の薬として、目を洗うもよし、飲むもよしです。わが家にも1本植えました。というのも最近とみに、辞書や新聞の小さな字がよく見えなくなってきたのです。

幼い頃から目だけは人並み以上によくて、心ひそかに自尊心を満足させていたのですが、ついに老眼鏡をつくりました。使ってみて驚きました。こんなにはっきり見えるとはね。

でも、先日、80歳を過ぎた方に、

「新聞を読むのに、眼鏡はいりません。自分の目で見たいと思って、できるだけ眼鏡を使わないできたせいだと思う」

と言われ、そうか眼鏡にばかり頼ってはいけないかもと思い直しました。それで、メグスリノキを植えたというわけです。

[薬用部位] 木の皮を日干しにします。

[薬効] 消炎、抗菌作用があり、目の薬、洗眼にも用います。肝臓疾患にも効果があります。

[つくり方] 初夏から盛夏にかけて木

の皮をはぎ取り、日干しにします。

【飲み方】木の皮5gを急須に入れ、熱湯を注ぎ、しばらくおいて飲みます。／他の野草と合わせ、ブレンド野草茶として飲みます。／1日量15gに水2カップを入れて火にかけ、沸騰したら弱火にして半量になるまで煮詰めます。3回に分けて飲みます。

【利用メモ】目には、煮詰めた液で洗眼したり湿布したりします。

●ゲンノショウコ（フウロソウ科）

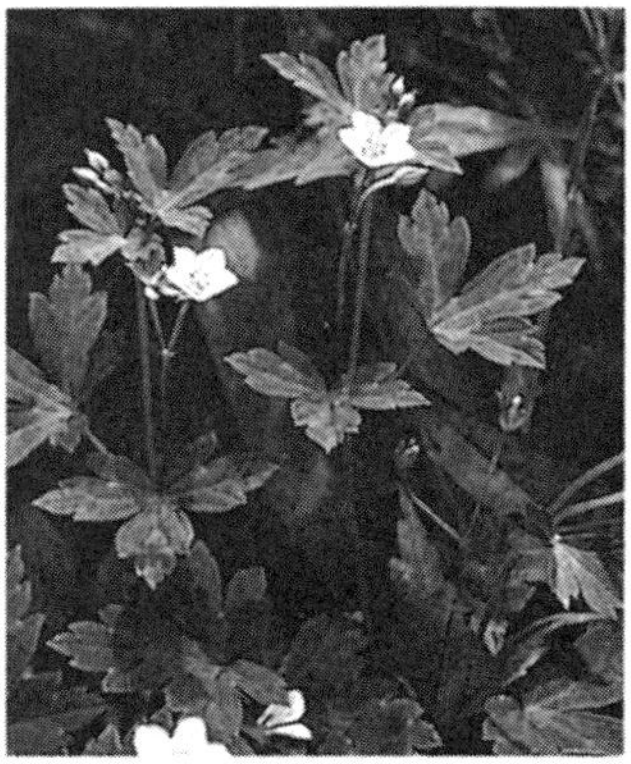

ゲンノショウコ

地面にへばりつくように育ち、小さな白または赤い花を咲かせます。今年こそ大量に採取しようと、殖えて広がるのを楽しみにしているのですが、なかなか殖えません。

名前は「現によく効く証拠」から。その名のとおりよく効くので、生薬名もゲンノショウコ。漢方薬です。胃腸病の薬として用いられます。

【薬用部位】開花期、地上に出ているところ全部（夏から秋）。

【薬効】食あたり、下痢に。また慢性胃腸病などの整腸薬。利尿、強壮作用もあります。

【つくり方】水洗いして、よく泥を落とします。風通しのよいところで陰干しにし、刻んで保存します。

【飲み方】小さじ1の葉を急須に入れ、熱湯を注ぎます。／少量の乾燥した葉を他の野草と合わせ、ブレンド野草茶として飲みます。／1日量20gに3カップの水を加えて火にかけ、弱火でゆっくりと煮詰めて3分の2量にします。3回に分けて食前に飲みます。

【利用メモ】若い葉はてんぷらに。／口内炎や歯痛、扁桃腺炎には、煮詰めた汁でうがいをします。

●フジバカマ（キク科）

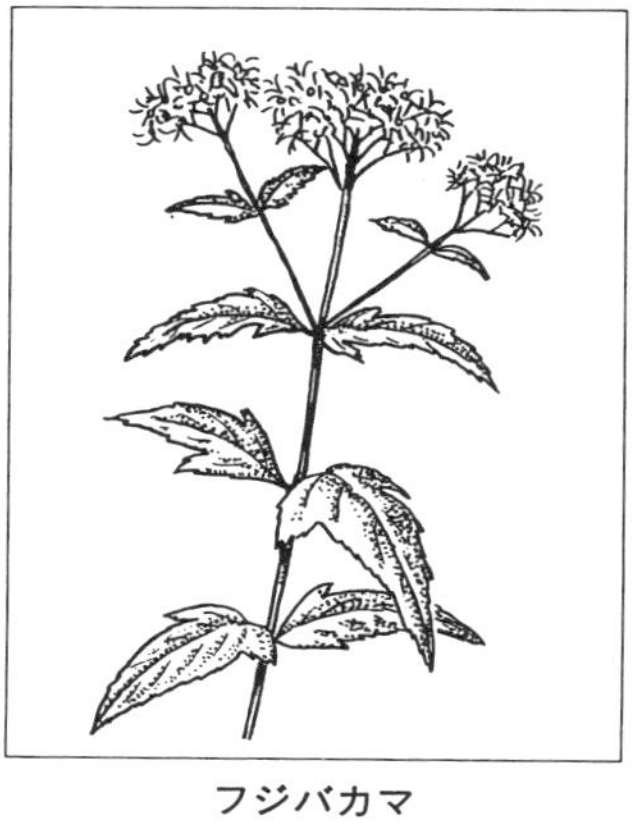

フジバカマ

夏から秋にかけて淡い藤色の花が咲き、葉にかすかな芳香があります。秋の七草の一つですが、絶滅の危機にあるといわれています。

ですから、薬草に使わずに殖やし続けています。

生薬名は蘭草（らんそう）で、中国名でもあります。夏の風邪を治す漢方薬に配合され、発熱、頭痛、関節痛などに効果があります。

【薬用部位】地上部全部。

【薬効】生理不順を治し、口の渇きを癒し、利尿、解熱に効果があります。糖尿病や腎炎のむくみにも用います。

【つくり方】つぼみの時期に、全草を採り、陰干しで乾燥させ、刻んで保存します。乾燥後は香りが逃げないように密閉します。

【飲み方】小さじ1を急須に入れ、熱湯を注ぎ、しばらくおいて飲みます。／他の野草茶と合わせ、ブレンド野草茶として飲みます。／1日量10gに水2カップを加えて火にかけ、沸騰したら弱火にして半量になるまで煮詰めます。3回に分けて飲みます。

【利用メモ】皮膚のかゆみや神経痛には、入浴剤として使います。乾燥させたつぼみ300gを布袋に入れ、水から浴槽に入れます。

●センブリ
（リンドウ科）

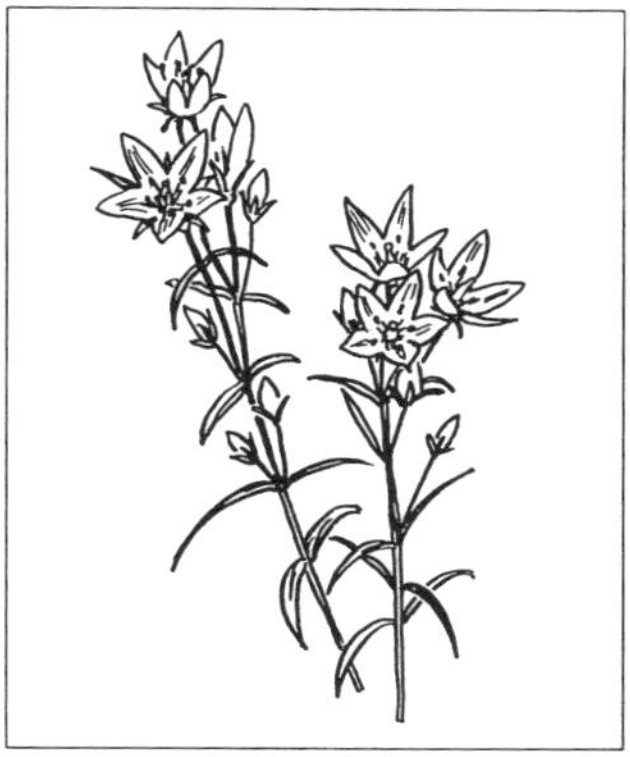

センブリ

茎や葉をかむと、飛び上がる苦さ。名前の由来も、湯を注いで千回振り出してもまだ苦いということから千振(せんぶり)。本当に苦いですよ。

夏から秋にかけて、紫色の線が入った五つに裂けた白い花が咲きます。

生薬名は、よく効くという意味の当薬(とうやく)で、健胃整腸薬として用います。日本薬局方でも当薬として収載されています。

【薬用部位】夏から秋の開花期、地上に出ているところ全部。

【薬効】健胃整腸。唾液、胆汁、膵液分泌が増えるので消化不良や食欲のないときに用います。また塗ることで、育毛、皮膚疾患などにも効果があります。

【つくり方】風通しのよいところで陰干しにし、保存します。

【飲み方】ほんの少量の乾燥した葉を他の野草と合わせ、ブレンド野草茶として飲みます。／1回分0・3gに湯を注ぎ、冷めてから上澄みを飲みます（この飲み方を「振る」という）。1日3回食前に飲みます。

【利用メモ】育毛剤としては、50％アルコールに粉末のセンブリを5％入れ、冷暗所にほぼ1か月おき、液を毛の薄い部分にたらしてマッサージします。毛根を刺激して発毛させる効果があります。お茶も一緒に飲めば、より効果的です。

●クチナシ（アカネ科）

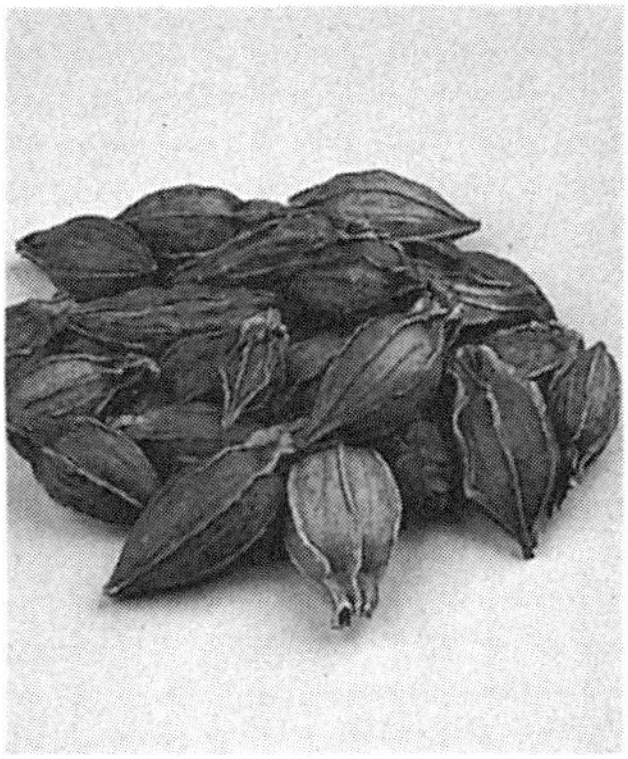

クチナシの乾燥果実

クチナシの果実は、しっかりと口を閉じたまま、つまり口無し。真っ白な香りが強い花は歌謡曲で有名ですが、この果実は昔から栗きんとんや菓子の着色に使われてきました。

中学生の頃、栗きんとんは貴重品でした。正月のおせちの栗きんとんは大人気で、大家族のわが家では「一人一つずつ」などと決められ、たくさん食べることなど夢のまた夢でした。

ある日、栗きんとんのつくり方が書いてある本を読み、自分でつくることを思いつきました。材料はクリ、イモ、砂糖、そしてクチナシ。

そこでクチナシを探して、店という店を訪ね歩きましたが、どこにも売っていません。ついにあきらめて家（薬屋）に帰り、母に話したところ、「家で売っているよ」と、どっさり漢方薬のクチナシを出してきました。あのショックは忘れられません。

えっ、栗きんとん？　もちろん、つくりませんでした。クチナシ探しでエネルギーを全部使い尽くし、おまけにあのショック。そのせいなのでしょうか、クチナシの花や歌にあまり感動しないのです。

【薬用部位】果実。

【薬効】消炎、膿出し、皮膚疾患に用いるほか、止血作用があります。また、不眠を治し、肝臓機能を改善し、熱を下げます。漢方では表、裏の熱を取り、ほてりやのぼせでじっとしていられない状態を除くために用います。

【つくり方】熟する前、黄変したときに採取して陰干しします。乾燥したら密閉容器で保存します。

【飲み方】3、4個の果実を急須に入れ、熱湯を注ぎます。3～4分おいてから飲みます。／乾燥させた少量のクチナシを他の野草と合わせ、ブレンド野草茶として飲みます。／1日量5gに水2カップを加えて火にかけ、弱火で半量になるまで煮詰めます。3回に分けて飲みます。胃の弱い人、衰弱している人は、胃の働きを弱めるので多量に飲まないこと。

【利用メモ】打撲、捻挫、神経痛の痛みや腫れには、果実を粉にし、小麦粉や酢を入れてドロドロになるまで練り合わせ、布や紙に塗布して湿布します。／染料としても使います。／花は刺し身のツマやゆでて和え物に。果実を煮詰めた汁でごはんを炊くと、美しい黄金色にでき上がります。

●アカネ（アカネ科）

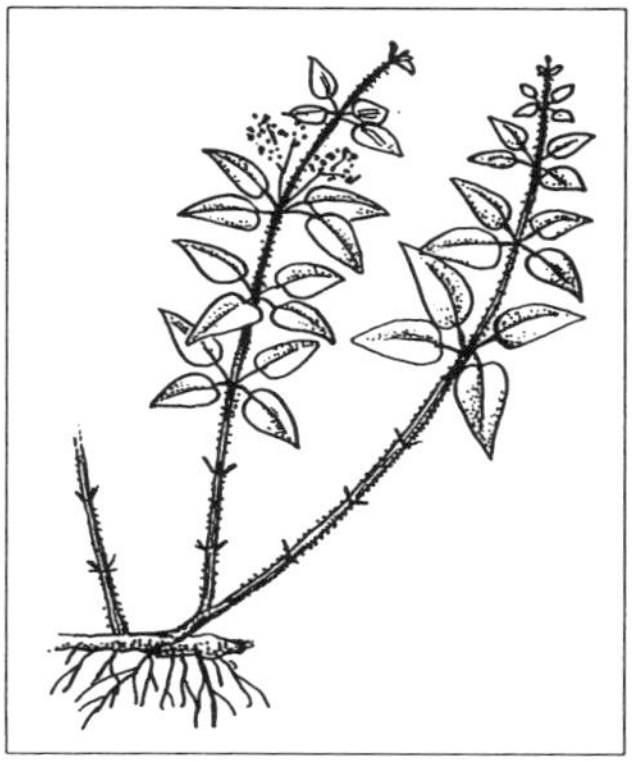

アカネ

「茜さす紫野ゆき標野ゆき野守は見ずや君が袖振る」と『万葉集』（額田王（ぬかだのおおきみ））に歌われた茜。アカネの根は橙色ですが、乾燥させると赤くなります。それで赤根（あかね）です。赤といっても茜色は少し黄色味がかった赤色です。「茜さす」は、夜明けに太陽が出る前の空の色に似ているところから、東の枕詞（まくらことば）として使われました。

　最も古い草木染めの染料として知られますが、赤色を染めるのが難しく、室町時代以降はほとんど使われなくなってしまいました。

とはいえ、額田王の思いに共感するのでしょうか、女の子の名前や、店の名前などに大活躍です。

　茜を見たことがない人は、見ないままのほうが幸せです。実は長い間、どんな素敵な植物なのだろうかと幻想的な姿を想像していたのですが、今は夢破れて、大困り。

　ザラザラの四角く細い茎がツルのように伸びて、まわりの草花にからみつき、ジャングルのようにしてしまう困ったヤツなのです。花も薄黄色で小さく地味です。

　漢方では「熱性の血を止める」茜根（せんこん）散（さん）に配合され、出血性の下痢に用います。

［薬用部位］根、葉、果実。

［薬効］消炎、解熱、止血、月経不順、利尿、慢性気管支炎などの咳を抑えます。

［アカネの発がん性問題］アカネは、漢方薬や民間薬以外にも、食品添加物の色素としてハム・ソーセージ等の畜肉加工品、かまぼこ等の水産加工品、菓子類、清涼飲料水、めん類及びジャム等に使用されてきました。

　しかし、ネズミ（ラット）を用いて試験したところ、腎臓の尿細管に悪性腫瘍の発生が認められました。また、これまでの安全性試験の結果から、遺伝子に直接作用して発がん性を示している可能性が示唆され、平成16年厚生労働省は食品添加物「アカネ色素」を既存添加物名簿から消除し、食品の製造・販売・輸入等を禁止。さらに、私たちが野山のアカネを摘み、お茶として利用することも中止するように求めています。本書でも、野草茶としては取り上げないことといたします。

［利用メモ］アカネ染めは採取後1年以内の根を使います。灰汁媒染で赤色に、アルミ媒染で黄赤色に染まります。

●ウド（ウコギ科）

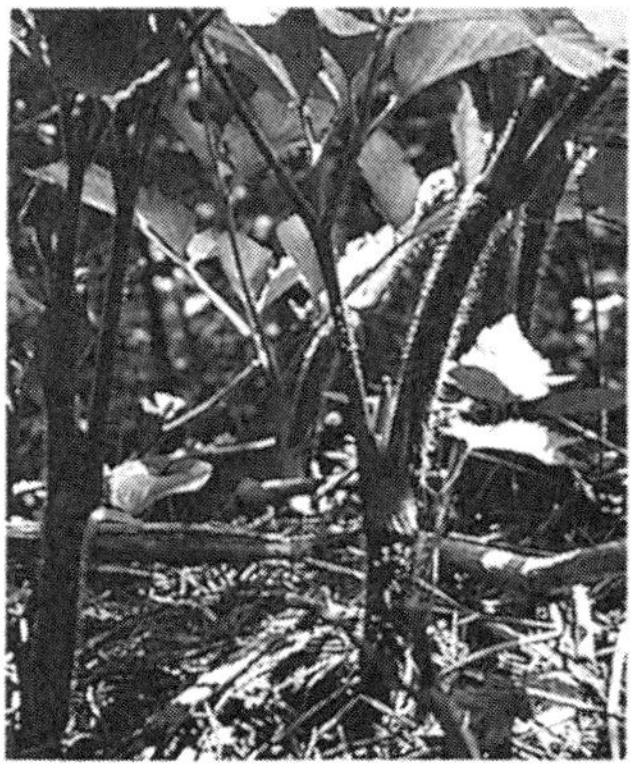
ウド

春、友人が遊びにきました。

「ごはんをつくってあげようか」と言うので、喜んでお願いしたところ、長靴をはいて裏山に登っていきました。

「何するの」

「まあ、任せてよ」

山からウドやタラノメ、コシアブラ、タケノコなどを採ってきて、あっという間に汁と煮物、てんぷらをつくってしまいました。

町で生まれ育った私は、こんな技術を身につけた友人たちがうらやましくてなりません。

春の山菜、秋のきのこ、どれなら食べられるかわからなくて指をくわえています。あちこちから届けられる野山の幸を楽しみながら、こんな技術も少しずつ身につけていきたいと思っています。

でもウドやタラノメは任せてくださいよ。裏山にたっぷりとあるのです。

「ウドの大木」は、体が大きくても役にたたない者のこと。たしかにウドはあっという間に、背丈ほどに大きくなります。

見かけは樹木のようでも草は草。軟弱このうえなく、簡単に折れたり切れたりしてしまうのです。

東北では、真っ白なウドより、香りが強い青々した山ウドを好んで食べます。味噌をつけただけで、ほんのり苦い春を楽しめますが、ニシンやジャガイモと煮るとまた格別に美味です。

軟弱なウドですが、根は薬になります。生薬名は九眼独活（きゅうがんどくかつ）で、「汗を出し、痛みを止める」とされ、漢方では五十肩、体の痛みなどに用います。

【薬用部位】根。

【薬効】発汗、解熱、鎮痛、消炎、利尿作用があります。風邪、頭痛、リウマチ、神経痛に用いられます。茎と根の汁を飲むと、精神安定、強壮の効果があります。

【つくり方】秋に根茎を掘り上げ、水洗いして薄く切り、3～4日ほど日干しにし、その後陰干しで乾燥させます。

【飲み方】乾燥した葉、茎、根などを他の野草と合わせ、ブレンド野草茶として飲みます。／根の乾燥したもの1日量10gに水2カップを加えて火にかけ、弱火で半量になるまで煮詰めます。3回に分けて食前または食後に飲みます。

【利用メモ】茎や葉は、干して乾燥させたものを入浴剤として使います。煮詰めた液を入れてもよいでしょう。肩こり、痔などに効果があります。／ウドの茎は酢の物、煮物、サラダなど、食用にします。ウドの若芽は、てんぷらにするとタラノメと同じ味を楽しめます。／染色には葉や茎を使います。

●オニユリ（ユリ科）

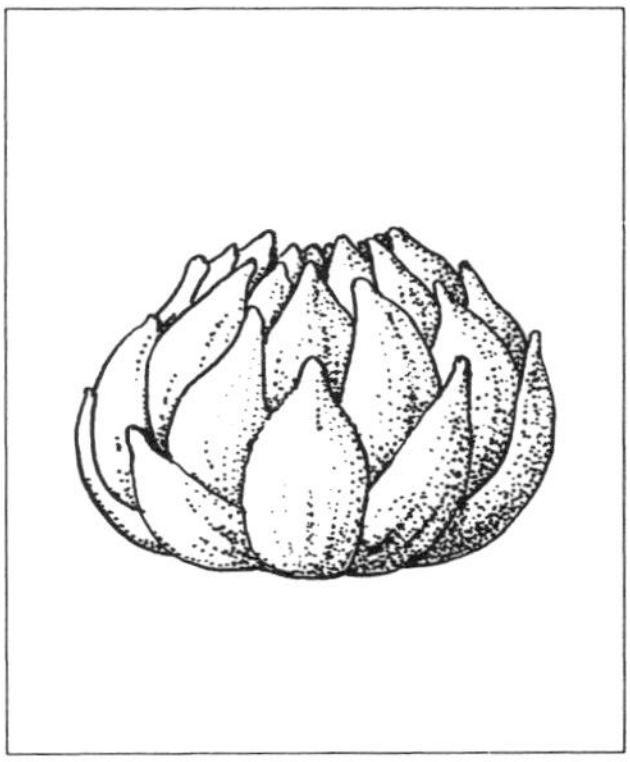
オニユリの鱗茎

鬼百合（おにゆり）というと、毒ではないかと思いがちですが、実は強壮の力が強いことから、つけられた名前です。おせち料理に百合根を使うのも、もっともなこと、れっきとした漢方薬です。

オニユリは夏に紫色の斑点がある真っ赤な花を咲かせます。真っ白なテッポウユリ、白地に赤褐色の斑点があるヤマユリなどは仲間です。

漢方では「肺を潤し、咳を止め、気持ちを静める」とされ、精神の異常や声がかれて出ない人などに用います。生薬名は百合（びゃくごう）です。

［薬用部位］鱗茎。

［薬効］肺を清め、脾臓を養い、渇きを止め、咳を抑えます。ほかに消炎、鎮静、滋養、強壮、解熱、利尿、止血効果があり、肺結核の咳、気管支炎、肺炎に有効です。また日射病、口内炎、鼻血、精神不安にも用います。

［つくり方］地上部が枯れた頃、掘り上げます。よく水洗いし、分割してから熱湯をかけ、日干しにします。

［飲み方］根を刻み、小さじ1程度を急須に入れ、熱湯を注ぎます。／刻んだ根を他の野草と合わせ、ブレンド野草茶として飲みます。／1日量10gに水2カップを加えて火にかけ、沸騰後に弱火で半量になるまで煮詰めます。3回に分けて飲みます。

［利用メモ］ユリの根は縄文時代から食用とされてきました。酢水でゆでると苦みが消えます。茶碗蒸しに入れたり、梅肉和えや揚げ物など、また甘く煮詰めたりして食べます。

●カリン（バラ科）

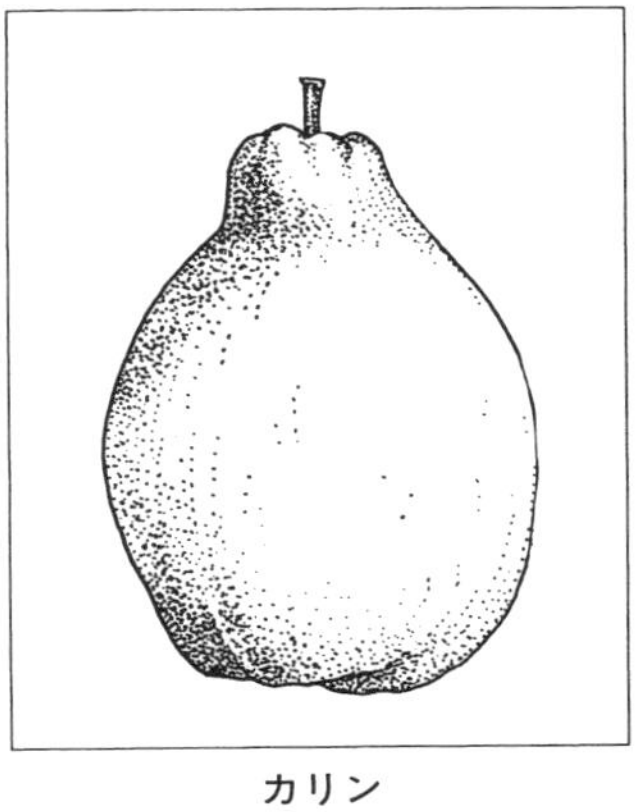
カリン

かぐわしい香りを放つ楕円形の黄色い果実。昔、茶の間のテーブルにあった珍しいくだものを食べたところ、あまりのまずさにペッペッと吐き出しました。カリンでした。

母から大笑いされましたが、食べられないくだものが子ども心に恨めしく、何でこんなものを母が喜ぶのかわかりませんでした。

母はカリン酒をつくりましたが、梅酒のようにはおいしいと思えず、「おいしくない」と言ったら、母は一言、「薬だもん」だって。

生薬名は木瓜（もっか）で、漢方では、けいれんを抑え、整腸、利尿作用があるとして木瓜湯を下痢や腹痛に用います。

【薬用部位】果実。

【薬効】咳を抑え、痛みを和らげ、整腸、利尿、疲労回復に効果的です。下痢やおなかが痛いときに用います。けいれんを抑える効果もあります。

【つくり方】黄色に熟した実を1㎝厚さに輪切りにし、さらに刻んで日干しにします。

【飲み方】乾燥した果実小さじ1程度を急須に入れ、熱湯を注ぎ、3～5分おいて飲みます。／乾燥した果実を他の野草と合わせ、ブレンド野草茶として飲みます。火にかけ、沸騰したら弱火で5分おきます。／1日量10ｇに水2カップを加えて火にかけ、沸騰したら弱火で半量になるまで煮詰めます。3回に分けて飲みます。蜂蜜などを加えるとよいでしょう。

【利用メモ】カリン酒は果実5、6個を輪切りにし、氷砂糖200ｇとホワイトリカー1・8ℓで漬け、冷暗所に半年以上おいて熟成させます。

●クズ（マメ科）

濃い紅紫のクズの花が散り始めると、道路が紅色に染まるほどです。夏の終わり、寒い季節が足早に近づいてくるのを教えてくれます。

生薬名は有名な葛根（かっこん）で、根が漢方薬ですが、花も効果があり、煮詰めた液は二日酔いなどに用います。

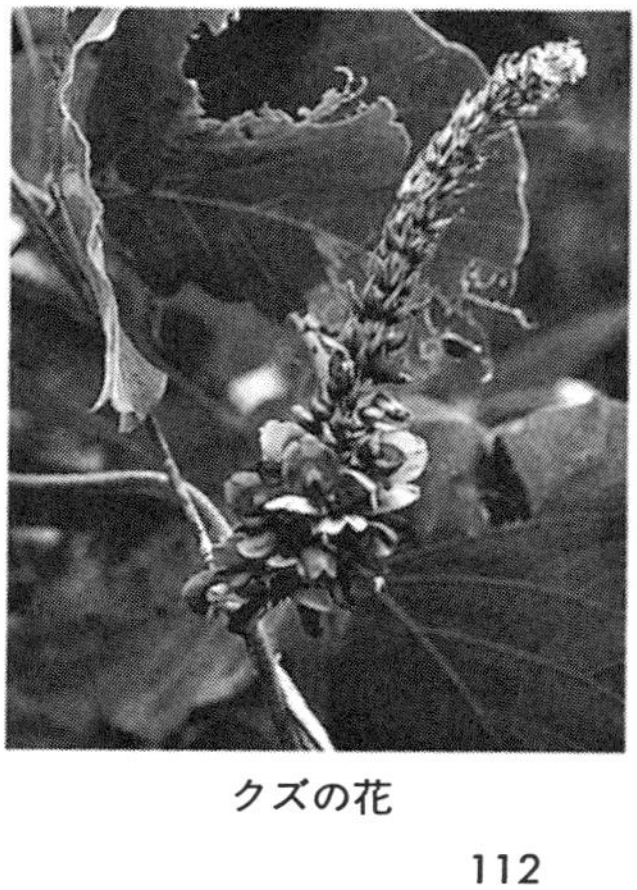
クズの花

葛粉（くずこ）として売られているもののほとんどは、クズの根ではなくイモのデンプンです。本物のクズを手に入れるには、漢方薬の店に行かなくてはならないご時世になりました。

漢方では「首筋から背中の筋肉の緊張をゆるめ、腸の運動を調整して下痢を止める」とされ、葛根湯（かっこんとう）などに配合され、風邪や下痢に用います。

【薬用部位】根、花。

【薬効】発汗、解熱、けいれんを抑えます。発熱し、頭痛、肩こりを伴う風邪を引いたときや、また首筋、背肩のこり、神経痛の痛みに用います。

【つくり方】夏から秋にかけて根を掘り出します。まわりを十分に掘って収穫します。水洗いして薄く切り、日干しにします。花は採って陰干しで乾燥させます。

【飲み方】花小さじ1に熱湯を注ぎ、蜂蜜を入れて飲みます。これを冷やして飲むと、二日酔いに効きます。／乾燥した根や花を他の野草と合わせ、ブレンド野草茶として飲みます。／根は1日量8gに水2カップを加えて火にかけ、沸騰したら弱火にして半量になるまで煮詰めます。ショウガのすりおろしたもの少々を入れ、3回に分けて飲みます。／クズを粉にした葛粉に熱湯と蜂蜜を入れ、よく溶き、とろりとしたらショウガのすりおろしか、しぼり汁を入れて飲みます。

【利用メモ】葛切りや葛まんじゅうなど料理に用います。／染料としては葉を使い、黄色、緑などに染めます。

●ゴボウ（キク科）

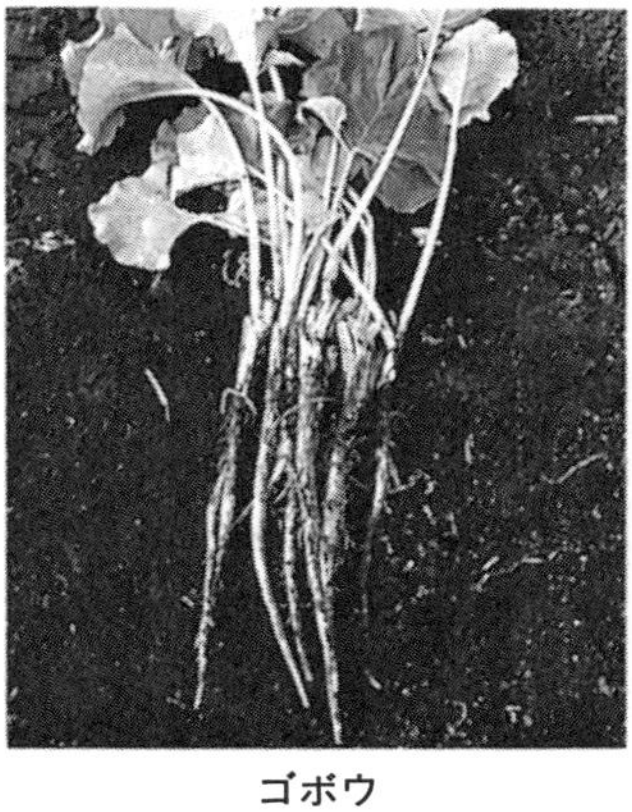

ゴボウ

「ゴボウの花って、すごくきれいなんだから」

と友人に言われ、ゴボウの花を見るために畑にゴボウを植えました。もちろん薬効のある果実を採るためでもあるのですが。

8月になって、背丈よりもはるかに大きく育った茎の先端にトゲトゲの緑色の球が育ち、球に紅紫色の花がヒューと咲き出しました。一つ、また一つと咲いていき、種を採るのを楽しみにしていた矢先に、強風と豪雨で見るも無残にポッキリと折れてしまいました。

植物の栽培は、ダメだったからといって、次に挑戦できるのは来年。一生かかって何回挑戦できるか限られます。しかも努力や知識よりも天候など、どうにもならないことに左右されることも多いのです。

生産現場に遠い人と近い人とでは、おのずと人生観に違いが出てきてしまうのは当たり前ですね。これからの人生は、もっと現場の人生観に近づければと思っています。

【薬用部位】果実。生薬名は牛蒡子（ごぼうし）。葉や根も薬効があります。

【薬効】解毒、消炎、膿出し、利尿、緩下剤として用います。根は食欲増進、胆汁分泌を促進し、発汗、利尿に効果があるとされます。葉のしぼり汁は胸の痛みなどに。葉を煮詰めたものは頭のフケを取るといわれます。漢方では果実は「熱を去り、毒を解し、膿を排す」とされ、扁桃炎、扁桃腺炎に用います。

【つくり方】 秋、成熟した果実を採取し、日干しにします。葉は陰干しにします。根は日干しにします。

【飲み方】 果実、根、葉などを他の野草と合わせ、ブレンド野草茶として飲みます。／果実はいり、1日量8gに水2カップを入れて火にかけ、半量になるまで煮詰めます。3回に分けて飲みます。

【利用メモ】 若い葉は野菜として食べられます／おできの口を開けるのに、果実1粒をそのまま呑むと、口が1個開くといわれます。／土産物屋で見かけるヤマゴボウの味噌漬けは、本来はモリアザミの根。長野や岐阜で栽培され香気が強く歯切れがよいものです。しかし品不足のため、若いゴボウを使うことが多いといいます。

●ツキミソウ（アカバナ科）

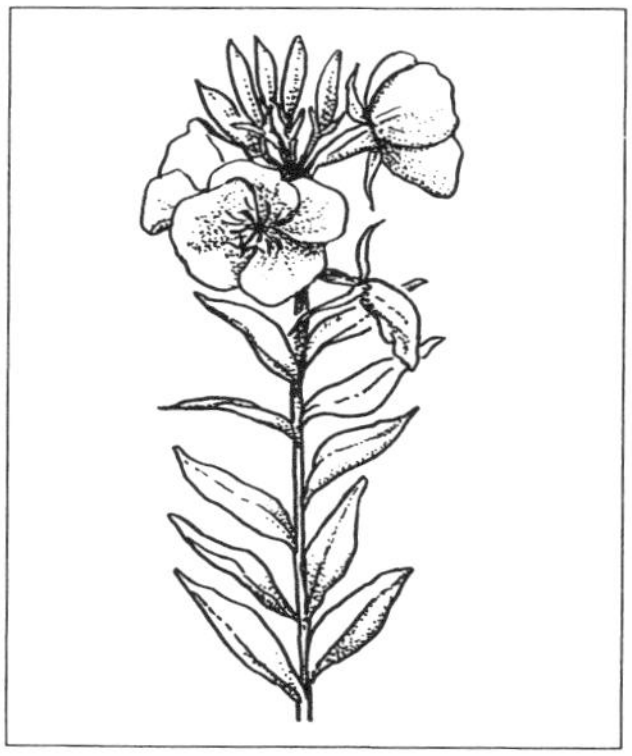
ツキミソウ

可憐な黄色の花が夏から晩秋まで、次々と咲いて、庭を彩ってくれます。

【薬用部位】 種、茎、葉、根。

【薬効】 月経初期の緊張、更年期障害、感染、血栓症の症状を和らげます。咳の発作を抑えます。

【つくり方】 種は熟したら採り、日干しにします。葉は花が咲いたら採り、陰干しします。根は2年目に掘り起こして日干しにします。

【飲み方】 乾燥した（種、茎、葉、根）5gを急須に入れ、熱湯を注ぎ、しばらくおいて飲みます。／少量の乾燥した種、茎、葉、根を他の野草と合わせてブレンド野草茶にします。火にかけ、沸騰したら弱火で5分ほどおいてから飲みます。

【利用メモ】 葉のエキスは、化粧品に使われます。

●アキノキリンソウ（キク科）

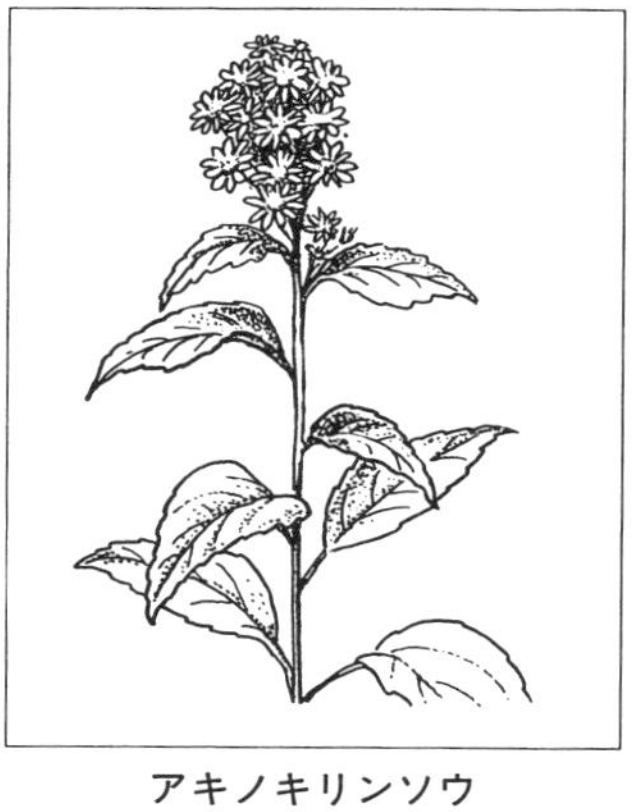
アキノキリンソウ

初秋から秋にかけて黄色い小花が円錐形に集まって咲きます。

【薬用部位】 地上部全部。

【薬効】健胃、利尿。尿の出が悪いときや胃の調子が悪いとき、風邪を引いたときに飲みます。

【つくり方】花が咲いたら、地上部を刈り取り、陰干しします。乾燥したら刻んで缶などに保存します。

【飲み方】５gを急須に入れ、熱湯を注ぎ、しばらくおいて飲みます。／他の野草と合わせてお茶にします。火にかけ、沸騰したら弱火で５分ほどおき、ブレンド野草茶として飲みます。／１日量15gに水２カップを加えて火にかけ、沸騰したら半量になるまで弱火で煮詰めます。３回に分けて、食前に飲みます。

【利用メモ】若芽はてんぷら、ゴマ和えなどで食べられます。

●ナギナタコウジュ（シソ科）

さすがにシソ科、強い香りがあります。秋に薄紫の唇形の花が穂のようにつき、この穂の形が薙刀（なぎなた）に似ているところから名づけられました。中国名は香儒（こうじゅ）です。

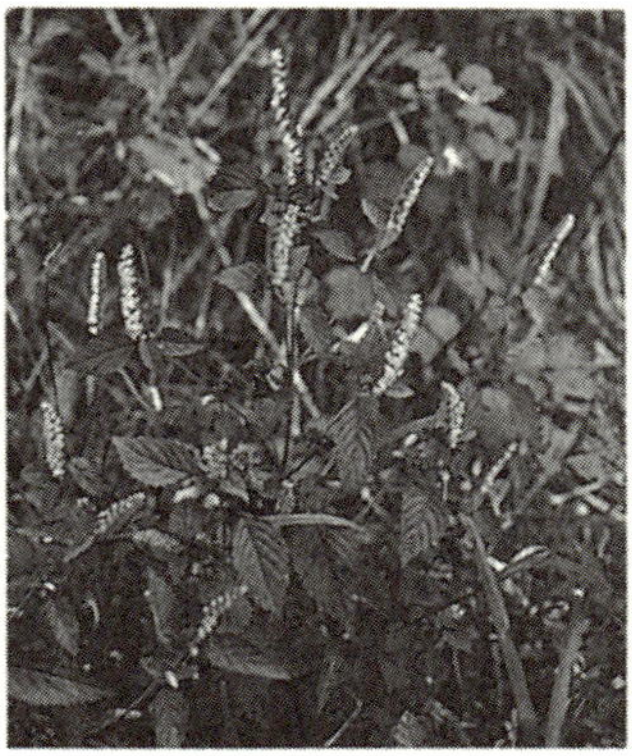
ナギナタコウジュの花

【薬用部位】地上部全部。

【薬効】利尿、発汗、解熱。熱があるときに用います。

【つくり方】秋、花が咲いたら地上部を刈り取り、陰干しします。乾燥した全草は刻んで缶などに保存します。

【飲み方】５gを急須に入れ、熱湯を注ぎ、しばらくおいて飲みます。／他の野草と合わせてお茶にします。火にかけ、沸騰したら弱火で５分ほどおき、ブレンド野草茶として飲みます。／１日量10gに水２カップを加えて火にかけ、沸騰したら弱火で半量になるまで煮詰めます。３回に分けて、食前に飲みます。

【利用メモ】入浴剤として使うと、体が温まります。

●ボケ（バラ科）

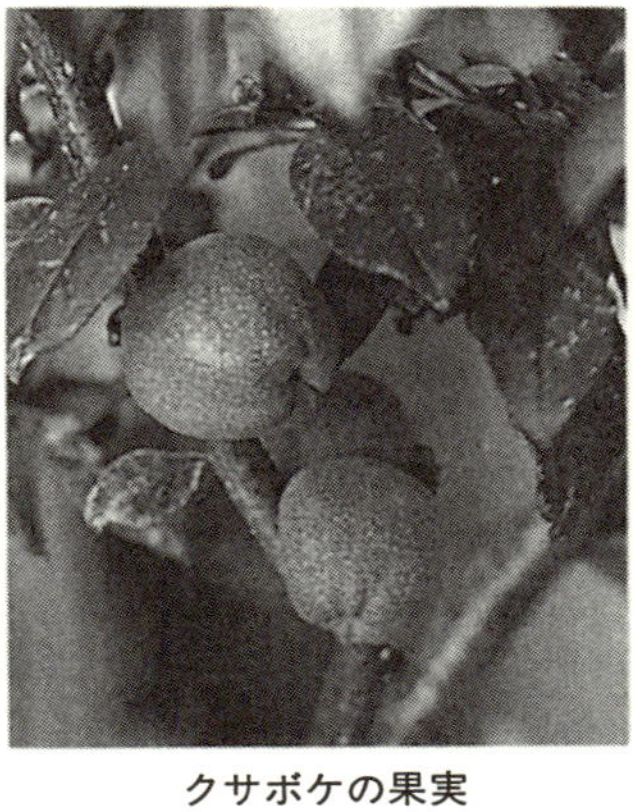
クサボケの果実

ボケというと、ぼやけている、ぼけている、ぼけなすなどを連想し、のどかなイメージが広がります。しかし実際は、ぼけなすどころか枝に鋭いトゲがあり、枝を切り詰めるときなどに、いつも痛い目にあわされ、油断できないヤツなのです。
ボケは中国名の木瓜（もっか）が転訛したものです。
春に薄紅、赤、白などの美しい花が咲きます。秋にミカンくらいの大きさになる果実は、よい香りがするのですが、酸っぱく渋くて食べられません。この果実が薬になります。

【薬用部位】 果実。

【薬効】 強壮、咳止め、利尿やけいれんを抑えます。関節や下肢の痛みに用います。

【つくり方】 秋、果実を輪切りにし、陰干しし、乾燥したら刻んで保存します。

【飲み方】 5gを急須に入れ、熱湯を注ぎ、しばらくおいて飲みます。／他の野草と合わせ、ブレンド野草茶として飲みます。火にかけ、沸騰したら弱火で5分おきます。／1日量5gに水2カップを入れて火にかけ、沸騰したら弱火にして半量になるまで煮詰めます。3回に分けて飲みます。

【利用メモ】 疲労回復、不眠症、低血圧、冷え性、リウマチなどにはボケ酒が有効です。ボケ酒は輪切りにしたボケ800g、ホワイトリカー1・8ℓ、氷砂糖150gで漬け、1年熟成させてから飲みます。／染色には枝葉を使います。

●ザクロ（ザクロ科）

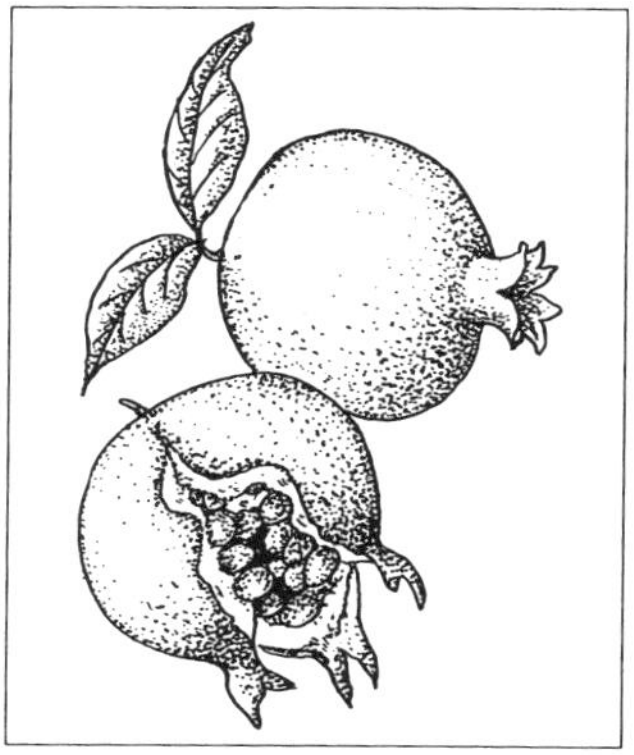

ザクロ

甘酸っぱいザクロを食べたことがない人はいないと思いますが、皮は捨てているのではないでしょうか。その皮が漢方薬として使われている石榴皮（せきりゅうひ）です。
ザクロはたくさんの種を持つので、子宝や実りのシンボルとして大切にされてきました。

【薬用部位】 果実の皮。

【薬効】 駆虫作用があります。子宮けいガン細胞に対して、増殖を抑制する働きもあります。

【つくり方】 秋、果実が熟して開いたときに、果皮をはいで日干しにします。

【飲み方】 1日量20gに水3カップを加えて火にかけ、半量になるまで弱火で煮詰めます。3回に分けて空腹時に飲みます。有毒のアルカロイドを含んでいるので、3日間飲んだら1日休みます。

【利用メモ】 果実酒をつくります。／口内のただれ、扁桃腺炎、虫歯の痛みには、煮詰めた液でうがいをします。

●マタタビ（マタタビ科）

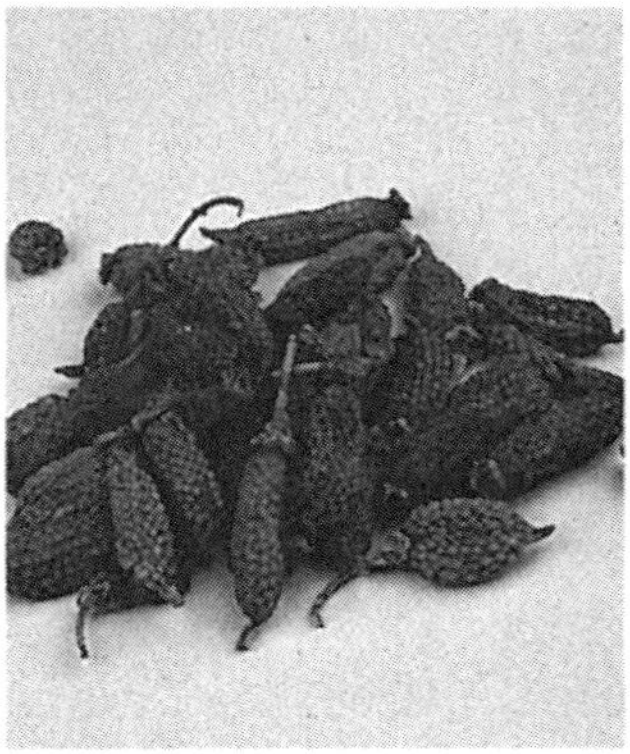
マタタビの乾燥果実

「マタタビが欲しいんだけど、どこかになってないかね？　お茶で飲みたいから」と義母から電話がありました。リウマチで手足が腫れて痛み、起き上がるときなどが不自由です。

運動したり、鍼（はり）に通ったり、お灸をしたり、できることは何でも一生懸命な母で、マタタビも誰かに聞いてすぐに実行してみようと思ったようです。

マタタビの名は「疲れて歩けなくなった旅人が歩けるようになり、また旅ができるようになったことから」は落語のネタで、実際は古名のワタタビがなまったものです。ワタタビは「偽物のタデの実」といった意味です。

猫がマタタビの粉をなめたりすると、興奮し酔っ払ったようになりますが、これはアクチニジン（アルカロイド）が陶酔状態を引き起こしたものです。また、山に自生するサルナシやキウイフルーツは、マタタビ科の仲間です。

母は近くの薬屋で取り寄せてもらい、お茶にして飲んでいます。

［薬用部位］ 果実、葉、茎、木の皮。

［薬効］ 体を温め、血行をよくします。疲労回復、利尿、鎮痛、精力増強、腹痛、腰痛、神経痛、病弱、リウマチの痛みなどに用います。

［つくり方］ 秋、熟した果実を採り、熱湯をくぐらせて中に入っている幼虫を殺し、日干しにします。葉や茎、木の皮は夏の花の時期に採り、陰干しで乾燥させます。

［飲み方］ 5、6粒を急須に入れ、熱湯を注ぎ、しばらくおいてから飲みます。／他の野草と合わせ、ブレンド野草茶として飲みます。火にかけ、沸騰したら弱火にして5分おきます。／果実10gに水3カップを入れて火にかけ、沸騰したら半量になるまで弱火で煮詰めます。3回に分けて飲みます。／胃腸の弱い人には、葉、茎、木の皮5gを煮詰めます。

［利用メモ］ 8月頃に採った果実は塩漬けして保存し、薄く切って食べます。よく熟した果実は食べられます。／マタタビ酒は果実200g、ホワイトリカー1・8ℓ、氷砂糖200gを入れて漬け、3か月ほどおきます。

●サンショウ（ミカン科）

若葉を料理に添えたり、味噌に混ぜて木の芽田楽など、おなじみのサンシ

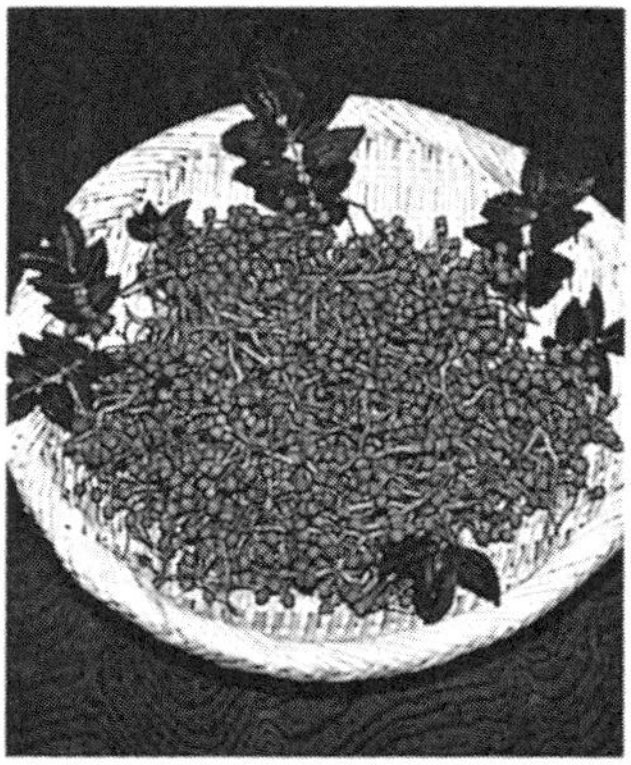

サンショウの実

ョウですが、果皮が漢方薬です。生薬名も山椒（さんしょう）で、痛みを和らげ、咳を抑え、また殺虫薬として用いられます。

［薬用部位］ 果皮。

［薬効］ 健胃整腸、利尿、駆虫作用があります。食欲がないとき、胃下垂、消化不良、回虫駆除に用います。

［つくり方］ 夏から秋、完熟した果実を採って種を取り除き、日干しで乾燥させます。香気が逃げないように、冷暗所で保存します。

［飲み方］ 他の野草と合わせ、ブレンド野草茶として飲みます。沸騰したら弱火にして5分おきます。／1日量2～3gに水2カップを加えて火にかけ、半量になるまで弱火で煮詰めます。3回に分けて食後に飲みます。

［利用メモ］ できものの吸い出しには、葉の汁をガーゼに浸し、患部に当てます。／漆かぶれや水虫、毒虫には煮詰めた液を塗ります。ひびやあかぎれには、煮詰めた液で温湿布します。

●ニガナ（キク科）

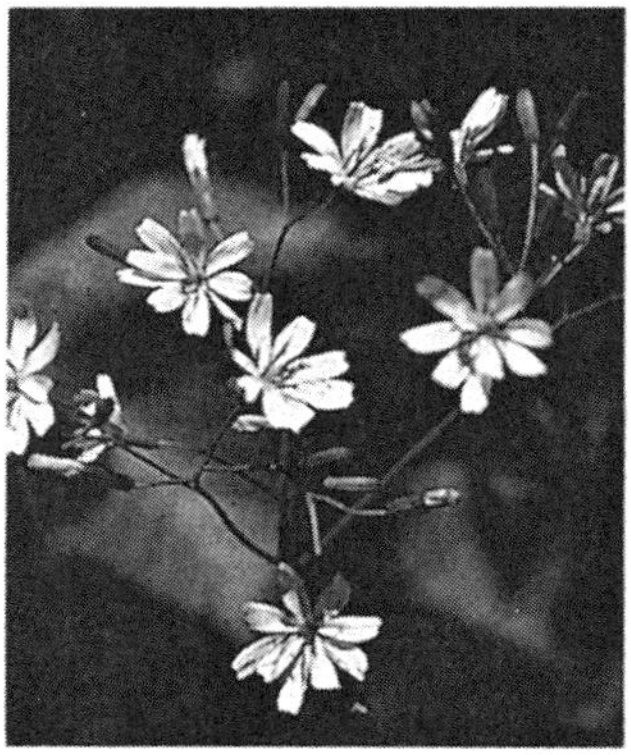

ニガナの花

初夏に、黄色い頭花を次々と咲かせます。茎や葉に苦みのある白い乳状の液を含んでいます。

［薬用部位］ 地上部全部。

［薬効］ 健胃、消炎。食欲がないときや消化不良のときに用います。

［つくり方］ 地上部が消える前に採り、日干しにします。

［飲み方］ 5～6gの葉を急須に入れ、熱湯を注ぎ、2～3分してから飲みます。／少量の乾燥した葉を他の野草と合わせ、ブレンド野草茶として飲みます。火にかけ、沸騰したら弱火にして5分おきます。／1日量15gに水3カップを加えて火にかけ、沸騰したら半量になるまで弱火で煮詰めます。3回に分けて飲みます。

［利用メモ］ 煮詰めた液に塩を加えて鼻を洗います。畜膿症などに用います。

●クルミ（クルミ科）

クルミの実には、良質のタンパク質や脂質が含まれています。

クルミ茶を飲むと便が出やすくなります。ただし、鼻血が出やすい人は控えてください。

【薬用部位】果実。

【薬効】便秘、痔。

【つくり方】クルミをすり鉢やミルで粉にします。

【飲み方】クルミの粉と黒ゴマのいってすったもの小さじ1を急須に入れ、湯を注いで飲みます。

【利用メモ】クルミ酒は足腰の衰えに効果があります。クルミ50gをよく砕き、ザラメを好みの量入れ、熱い日本酒を注いで飲みます。

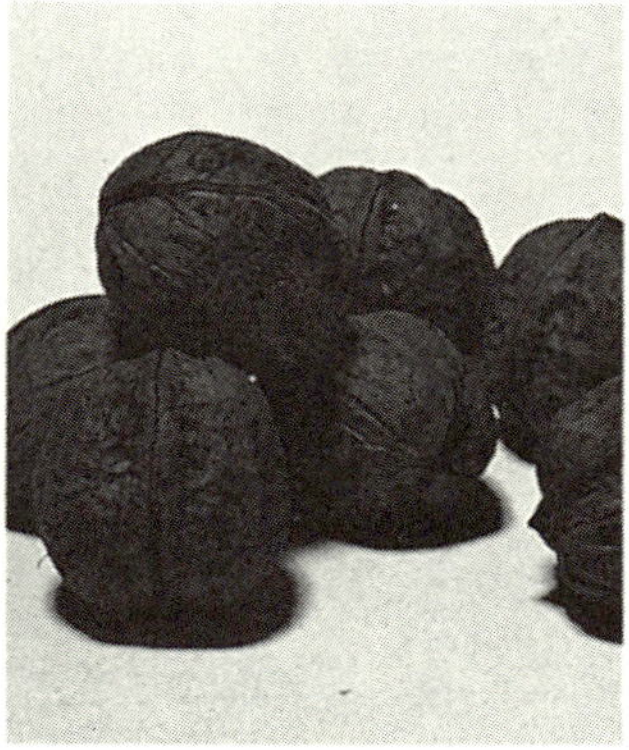

クルミ

●ノイバラ（バラ科）

緩下剤の作用があるので、便秘に悩んでいる人は飲んでみてください。ただし、最初は少量ずつ、体の様子をみながら量を増やしていきます。

【薬用部位】果実。

【薬効】下剤、整腸作用。

【つくり方】完熟前の果実を採り、日干しにします。

【飲み方】１日量果実5粒に水2カップを入れて火にかけ、沸騰したら弱火にして半量になるまで煮詰めます。3回に分けて飲みます。

【利用メモ】食用には、葉と果実を使います。

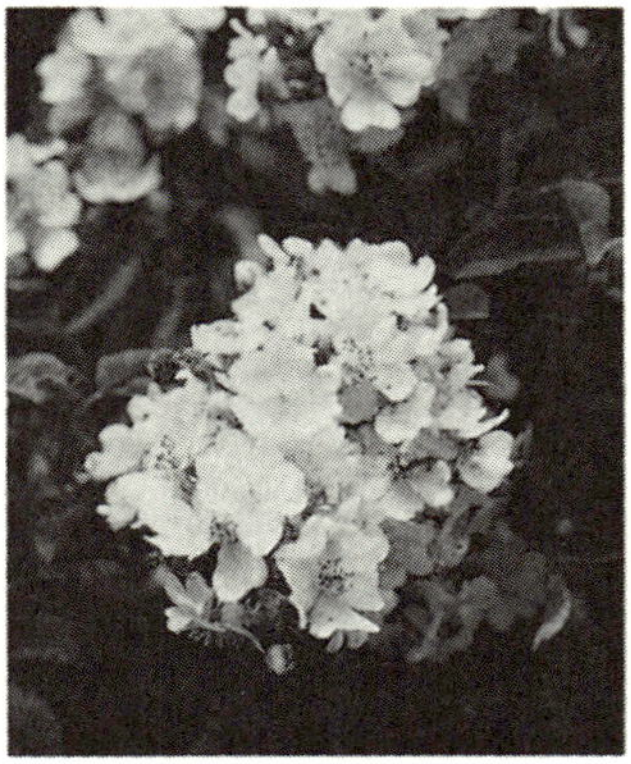

ノイバラの花

●ヤマノイモ（ヤマノイモ科）

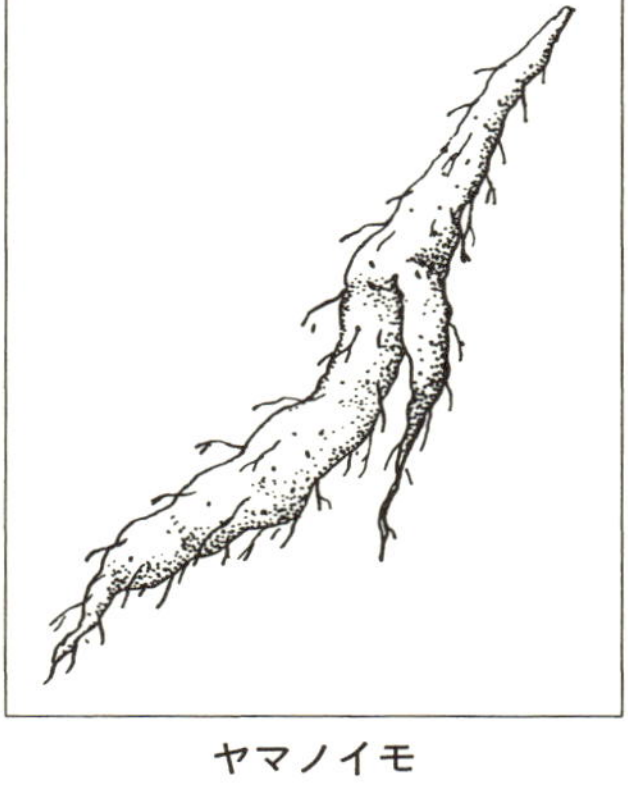

ヤマノイモ

生で食べるトロロ汁。ヤマノイモには、食べたものの消化を助ける、消化酵素のジアスターゼが多く含まれています。昔から滋養分が多い食物として珍重されてきました。

寝たきりの母は脳梗塞で、飲み込めない、かめない状態です。「何でもいいから食べさせないと」と、トロロ汁を活用しています。ごはんやおかずをトロロ汁に包むようにして食べさせるのです。

若いときから胃腸が弱く、すぐに胸やけを起こした母も、トロロ汁は大好物でした。ヤマノイモには、胃腸を丈夫にする効果もありますから、なるほどなのです。

漢方では山薬（さんやく）と呼ばれ、腰から下を温め、腰痛に効果があることから、「八味丸」などの漢方薬に配合されています。八味丸は、中年以降の疲れやすく冷え性の人に使われます。頻尿、白内障、腰の弱り、精力減退に効果があります。

体力が落ちてきたときには、ヤマノイモをお茶で飲んで、エネルギーをもらいましょう。

【薬用部位】根茎。

【薬効】滋養強壮、口の渇きを癒し、血糖を下げる効果があります。消化酵素が多いので胃腸を丈夫にします。慢性の下痢にも用います。

【つくり方】秋、葉が落ちてから掘り上げます。水洗いして皮をむき、薄く切って陰干しした後、日干しにします。

【飲み方】５gを急須に入れ、熱湯を注ぎ、しばらくおいて飲みます。／他の野草と合わせ、ブレンド野草茶として飲みます。火にかけ、沸騰したら５分おいて飲みます。／１日量20gに水３カップを入れて火にかけ、沸騰したら弱火で半量になるまで煮詰めます。３回に分けて飲みます。

【利用メモ】ヤマノイモ酒はヤマノイモの乾燥したもの２００g、ホワイトリカー１・８ℓ、氷砂糖１００gで漬け、３か月熟成させます。

●ハコベ（ナデシコ科）

ハコベは鉄、カルシウムなどのミネラルを豊富に含んでいます。

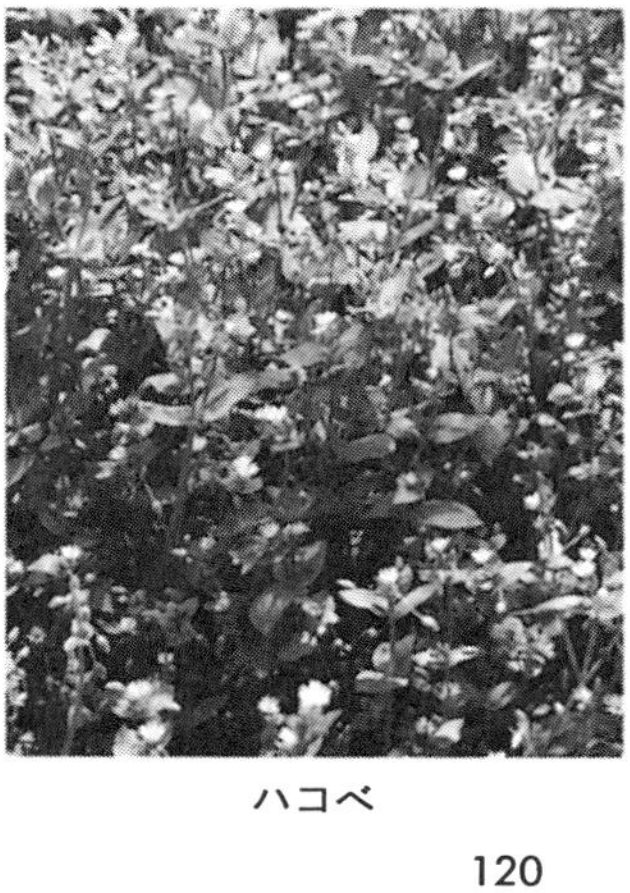
ハコベ

お茶として飲むだけでなく、野菜ジュース、青汁の材料にも利用しています。

【薬用部位】地上部全部。

【薬効】利尿、健胃整腸、母乳の出をよくします。尿の出が悪いとき、歯槽膿漏など歯茎からの出血に用います。

【つくり方】地上部全部を採り、陰干しします。

【飲み方】５gを急須に入れ、熱湯を注ぎ、しばらくおいて飲みます。／他の野草と合わせ、ブレンド野草茶とします。火にかけ、沸騰したら弱火で５分おき、こして飲みます。／乾燥したハコベ10gに水2カップを加えて火にかけ、沸騰したら弱火にして半量になるまで煮詰めます。

［利用メモ］歯の痛みを和らげます。／乾燥させた青ジソと合わせて飲むと便秘に効きます。／ハコベのエキスを乾燥させて粉にし、塩を加えた「ハコベ塩」は歯磨き剤になります。

●クマザサ（イネ科）

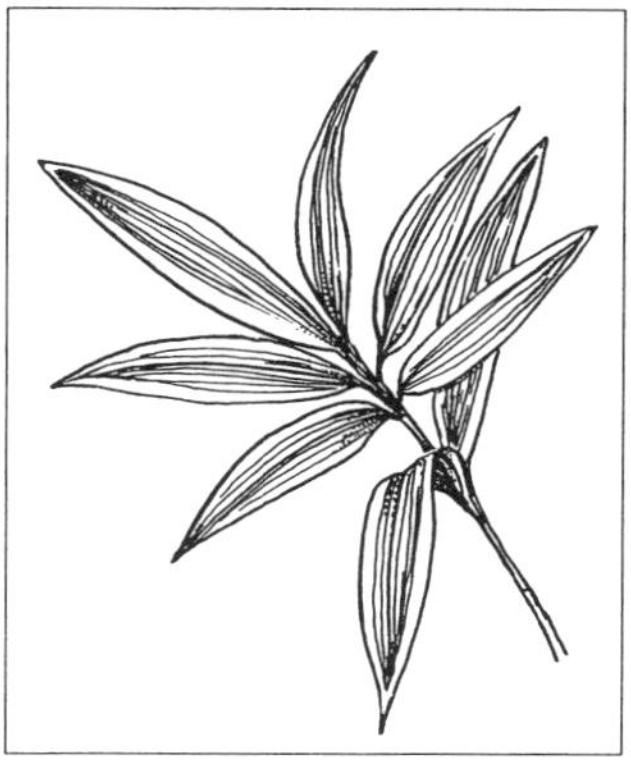
クマザサ

昔から殺菌力があることがわかっていたのでしょう、笹餅、笹団子、笹寿司のように腐らせないために使われてきました。

ビタミンやカルシウムなどのミネラル類が多く含まれていますから、ジュースや青汁に入れて飲むこともおすすめします。

［薬用部位］葉（一年中採れる）。

［薬効］抗菌作用があります。また貧血、高血圧症、動脈硬化症、胃もたれなどに。毎日飲めば脳卒中の予防になります。

［つくり方］生の葉そのまま、または陰干しで乾燥させます。

［飲み方］5gを急須に入れ、熱湯を注ぎ、しばらくおいて飲みます。／他の野草と合わせ、ブレンド野草茶として飲みます。火にかけ、沸騰したら弱火で5分ほどおきます。／1日量15gに水2カップを加えて火にかけ、沸騰したら半量になるまで弱火で煮詰めます。3回に分けて食前に飲みます。

［利用メモ］湿疹、皮膚のかゆみに、入浴剤として使います。

●ツワブキ（キク科）

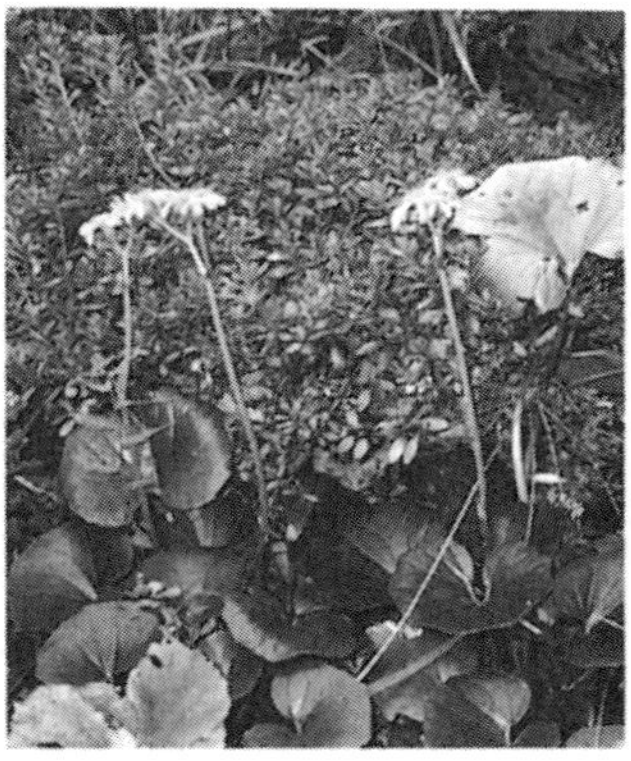
ツワブキ

晩秋から冬にかけて、野山の花がなくなる頃に鮮やかな黄色の花を咲かせます。

漢方薬で使うのは根。生薬名はタクゴで、胃腸薬として使われています。ツワブキの成分、ピロリジンアルカロイドは肝臓、肺に対して毒性があり、肝臓ガンを引き起こします。お茶には葉だけを使います。

［薬用部位］葉。

[薬効] 消炎、解毒、健胃に用います。

[つくり方] 葉を陰干しして乾燥させ、刻んで缶などに保存します。

[飲み方] 葉5gに熱湯を注ぎ、少しおいてから飲みます。/他の野草と合わせ、ブレンド野草茶として飲みます。火にかけ、沸騰したら弱火で5分ほどおきます。

[利用メモ] 打撲、できもの、切り傷、湿疹に、生の葉をあぶってやわらかくしたものを貼ります。痔には、葉を煮詰めた汁で患部を洗います。

●ナンテン（メギ科）

冬枯れの庭に、ひときわ鮮やかな赤い実、鳥たちの格好の餌なのか、いつの間にかなくなってしまいます。

赤い実があるうちは餌が十分にある証拠です。ちゃんと暮らしているなと安心します。

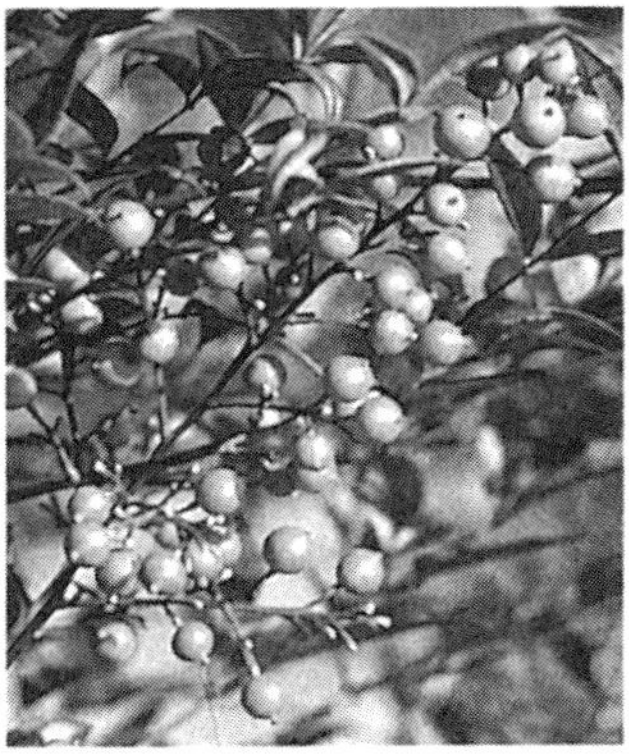

ナンテンの実

生薬名は実は南天実（なんてんじつ）、葉は南天竹葉（なんてんちくよう）です。白い実も赤い実も薬効には変わりがありません。

[薬用部位] 実、葉。

[薬効] 消炎、抗菌、抗アレルギー作用。知覚神経、運動神経麻痺作用があり、ぜんそくや気管支炎の咳を抑える効果があります。

[つくり方] 秋から早春、よく熟した実を採り、日干しにします。夏から秋に花が咲いている頃に葉を採り、日干しにします。

[飲み方] 他の野草と合わせ、ブレンド野草茶として飲みます。火にかけ、沸騰したら弱火で5分ほどおきます。/1日量5gに水3カップを加えて火にかけ、沸騰したら弱火で半量になるまで煮詰めます。3回に分けて飲みます。

[利用メモ] 殺菌作用があることから、赤飯の上や下におく習慣があります。/蜂に刺されたときは、生の葉の汁を患部につけます。/ナンテンは赤い実がいつまでも落ちないので、めでたいとお祝い事や、厄除けに用いられてきました。

●ニワトコ（スイカズラ科）

この木の別名は接骨木（せっこつぼく）。接骨医が、枝の黒焼きに小麦粉と酢を加えて練ったものを患部に当て、折れた骨の治療をしたことから名づけられました。

実は私も、膠原病で手指がぷっくりとふくれ上がったとき、この黒焼きニワトコの湿布をしたのでした。夜寝る

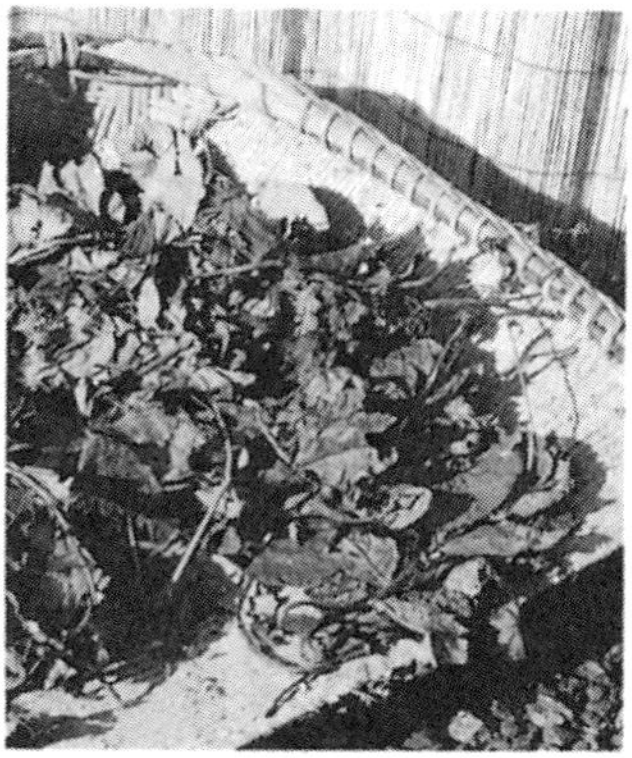
ニワトコの乾燥茶

ときだけの湿布だったのですが、痛くて眠れないほどの炎症が、ウソのように取れました。

湿布は、打ち身や捻挫にも効果があります。神経痛やリウマチなどには、入浴剤として使う方法もあります。

【薬用部位】根、花、葉、茎。

【薬効】解熱、鎮痛、消炎、利尿、止血作用があり、腎炎、むくみに用います。湿布は関節炎、リウマチ、痛風、打撲に効きます。

【つくり方】秋から冬にかけて根を掘り上げて茎を採り、水洗いして日干しにします。4月、開花する前に花を採り、陰干しします。盛夏から晩夏の頃、細く若い枝の葉と枝を採り、陰干しします。

【飲み方】乾燥したニワトコ（根、茎、葉、花）5gを急須に入れ、熱湯を注ぎ、しばらくおいて飲みます。／少量の乾燥した葉を他の野草と合わせ、ブレンド野草茶として飲みます。火にかけ、沸騰したら弱火にして5分ほどおきます。／1日量10g（風邪のときは5g）に水3カップを加えて火にかけ、沸騰したら弱火で半量になるまで煮詰めます。3回に分けて食前に飲みます。

【利用メモ】打ち身や捻挫などの湿布には、水で練って布に5㎜厚さに塗って湿布をします。乾いたら取り替えます。／入浴剤には300gを布に入れ、水から沸かします。煮詰めた液を入れてもよいでしょう。／早春、若芽と花のつぼみは食べられます。サラダ、てんぷら、佃煮にします。

●アオキ（ミズキ科）

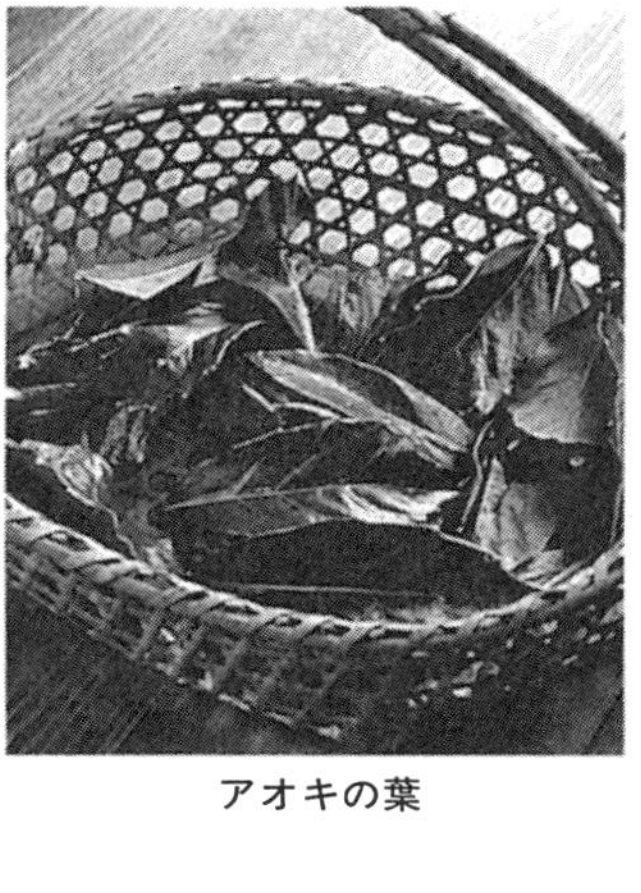
アオキの葉

枝が青いので青木（あおき）と名づけられました。雄株と雌株があって、早春に小さな花を咲かせます。

楕円形の果実は秋から冬にかけて赤、黄などに熟します。果実は雌株に実り、雄株には実りません。

【薬用部位】葉。

【薬効】解毒作用、炎症を抑える働きがあります。膀胱炎、かっけ、むくみに用います。

【つくり方】生の葉を採取し、陰干しで乾燥させ、刻んで保存します。

【飲み方】 少量の乾燥したアオキを他の野草と合わせ、ブレンド野草茶として飲みます。火にかけ、沸騰したら弱火で5分おいて飲みます。／1日量5gに水2カップを加えて火にかけ、沸騰したら弱火で半量になるまで煮詰めます。3回に分けて飲みます。

【利用メモ】 しもやけ、火傷、おできなどには、生の葉を金網にのせて焼き、弱火であぶります。やわらかく黒くなったら、患部に貼ります。また乾燥した葉を粉にし、ごはん粒や小麦粉と練ったものを貼ります。

●マテチャ（モチノキ科）

マテチャとは聞き慣れない名前でしょうか。アルゼンチンやブラジルでは盛んに飲まれているお茶です。

私が住む隣町の川俣町には、毎年10月、全国から100を超えるケーナ愛好家のグループが集まり、2日間にわたって夜中まで演奏が続けられます。「コスキン・エン・ハポン・イン・川俣」です。

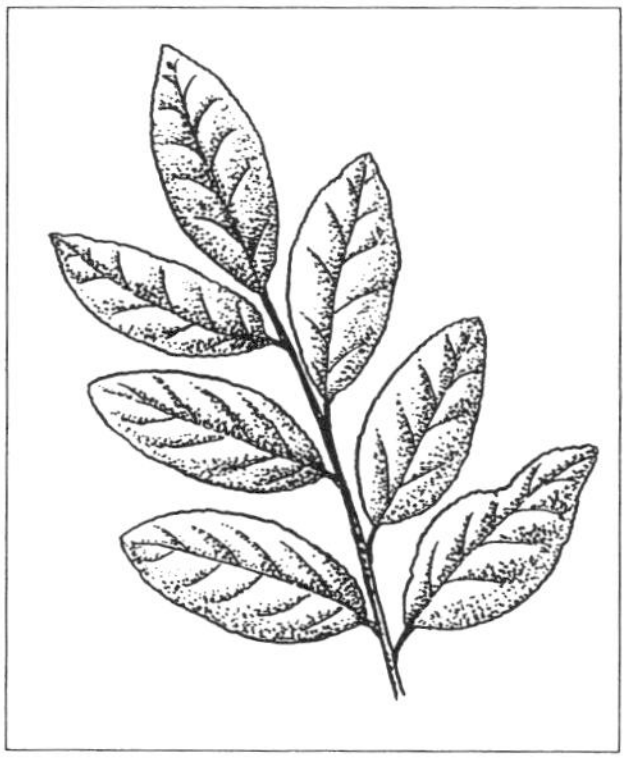

マテチャ

町中にケーナやチャランゴが響き渡り、会場ではマテチャが人気です。カフェインが含まれているので興奮性の効果があり、さらに砂糖でどっぷり甘くしてありますから、祭りのエネルギーはイヤでも高まります。

プロの演奏家も素人の演奏グループも、一つの会場で演奏し、プロには惜しみない拍手が、素人には応援の手拍子が送られ、フィナーレで参加者全員が手をつないで踊ります。

川俣町では、この祭りを国際的にして、世界中からケーナの愛好家を集めようと計画しています。マテチャの効用が多くの人に理解される日も間近いでしょう。

【薬用部位】 葉。

【薬効】 中枢神経興奮作用、強心、利尿、平滑筋弛緩作用があります。

【つくり方】 葉は陰干しして乾燥させます。

【飲み方】 5～6gの葉を急須に入れ、熱湯を注ぎ、しばらくおいて飲みます。好みで砂糖、蜂蜜を入れ、甘くして飲みます。／他の野草と合わせ、ブレンドティーとして飲みます。

●ディル（セリ科）

コスモスの葉よりもっと繊細な細い葉と、真夏に咲くオミナエシのような黄色い小花が特徴です。ほのかな香り

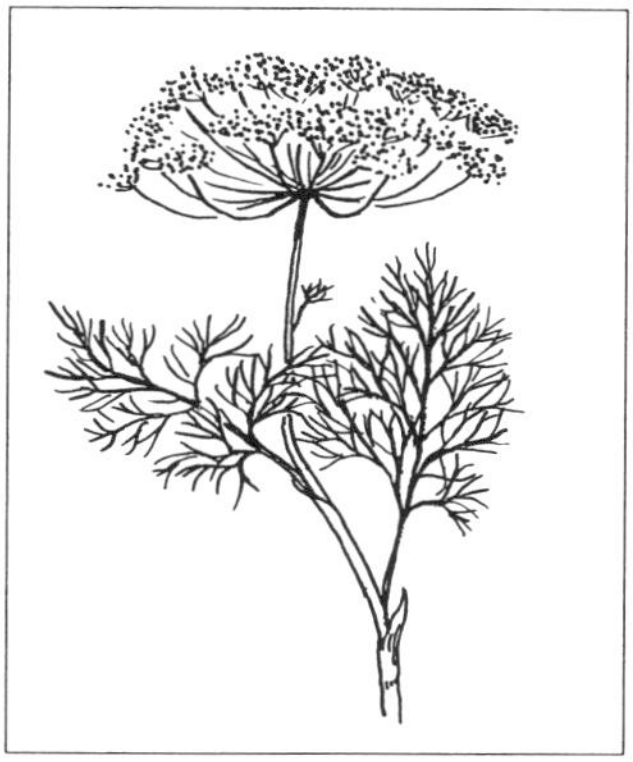

ディル

が上品です。

［薬用部位］ 葉、花、種。

［薬効］ 消化不良、しゃっくり、胃けいれん、腹痛、不眠症に効きます。

［つくり方］ 葉は若いうちに摘みます。花は実が出始めたときに採ります。陰干しで乾燥させます。種は花の部分が茶色になったら採り、布をかぶせてつるし、乾燥させます。

［飲み方］ 種はすりつぶして粉にし、5gを1カップの熱湯に入れて2～3分おいてから飲みます。／生の葉、花5gをポットに入れ、熱湯を注ぎ、2～3分おいて飲みます（乾燥したものなら、小さじ1くらい）。

［利用メモ］ 種はかむと息がさわやかになります。／葉は細かく刻んでスープ、サラダ、肉料理に入れたり、飾りに使います。

●ローズマリー（シソ科）

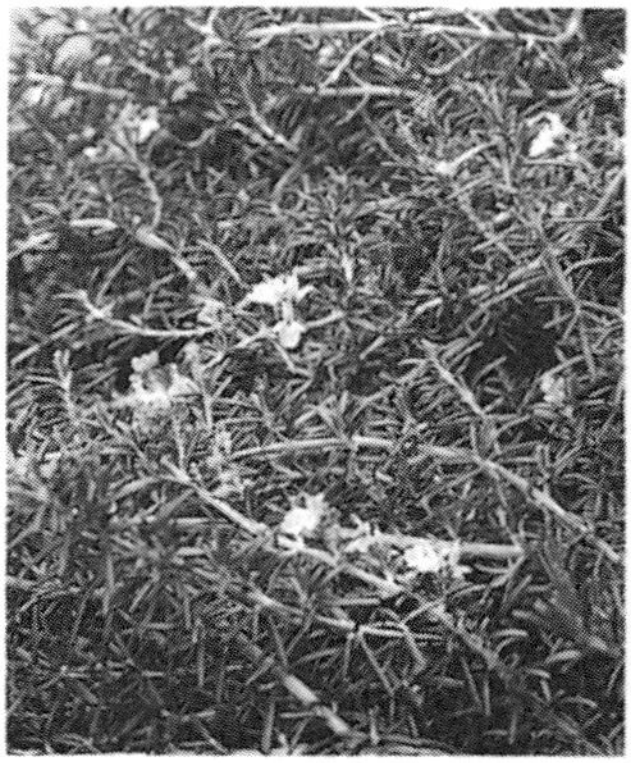

ローズマリー

花言葉は「記憶・あなたの存在は私をよみがえらせる」。乾燥した葉でも香りは失われず、いつまでも残ることから、愛のあかしのシンボルとされ、ローズマリーの花束を花嫁から花婿に届ける習慣があったそうです。

『ロミオとジュリエット』に、ローレンス神父の「ジュリエットの亡骸にローズマリーを置きなさい」のせりふがありますが、死者の会葬にも使われました。墓穴におかれた棺にローズマリーの枝を投げ入れて、忘れないで偲び続けるシンボルとして使われました。

ヨーロッパでは、古くから料理や薬として使われてきたハーブです。ピリッとした香りのお茶、ジャムやパン、クッキーに入れれば甘さを引き立て、肉料理に使えば風味が増します。

［薬用部位］ 葉。

［薬効］ 強壮、鎮静、消化作用。頭痛や風邪に効きます。また心を明るくするなどの、癒し効果もあります。肌を引き締める効果があるので、化粧水にも用います。

［つくり方］ 葉を採り、生のまま使います。保存は、陰干しで乾燥させ、茎から葉をしごき取ります。使う直前にもむと香りが強くたちます。

【**飲み方**】乾燥した葉小さじ1をポットに入れ、2～3分おいて飲みます。
【**利用メモ**】エキスは化粧水に使われます。

●チャイブ（ユリ科）

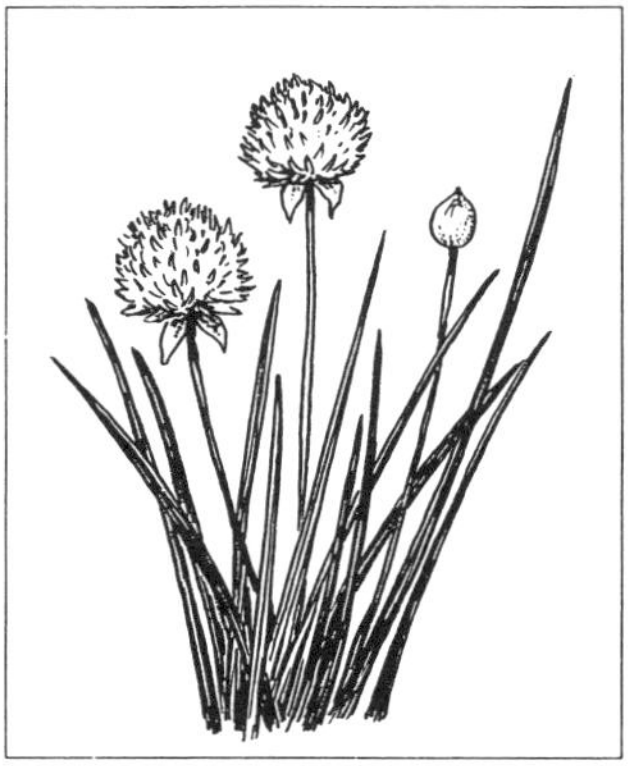

チャイブ

白い球根に細長い円筒形の葉、やはりニンニク、ニラ、エシャロットの仲間だと納得します。初夏に丸い赤紫の花をつけます。タマネギに似た風味で、サラダや料理に散らして、彩りと風味を楽しみます。
【**薬用部位**】葉、花。
【**薬効**】食欲を増し、腎臓を強くし、血圧を下げる効果があります。カルシウムが多く含まれています。
【**つくり方**】生の葉や花を使います。花は開花直後に摘みます。再び生長させるために、株元4～5㎝ほど上の葉や花を採ります。保存には葉と花を陰干しします。
【**飲み方**】生の葉と花、小さじ1をポットに入れて熱湯を注ぎます。
【**利用メモ**】サラダやスープにふりかけて使います。／畑の隅に植えると、アブラムシ除けになります。

●マージョラム（シソ科）

香辛料のオレガノといえば、使ったことがある人もいるでしょう。美しい色の葉には、強い香りがあります。
【**薬用部位**】葉。
【**薬効**】消化を助け、頭痛、リウマチなどの痛みを和らげます。不眠症にも効きます。

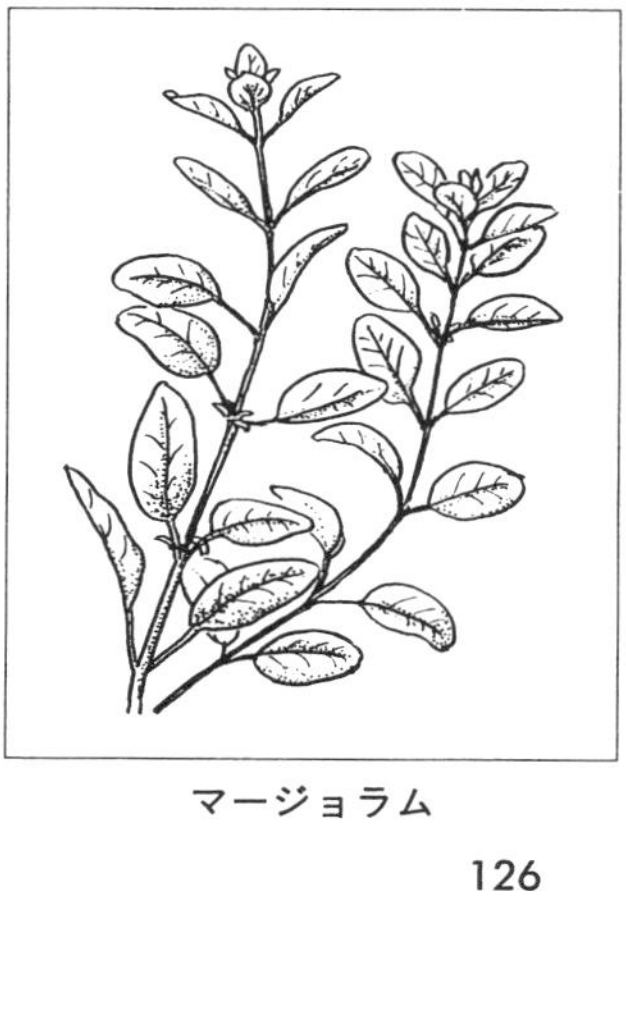

マージョラム

【**つくり方**】花をつける頃に、刈り取り、日陰で乾燥させ、乾燥したら茎から葉をしごき取ります。
【**飲み方**】小さじ1をポットに入れ、2～3分おいて飲みます。
【**利用メモ**】肉料理の香辛料として使われます。

●サフラン（アヤメ科）

太陽のハーブと呼ばれるサフランは、秋、こつぜんと赤紫色の花を咲かせます。花から毒々しいほど真っ赤な

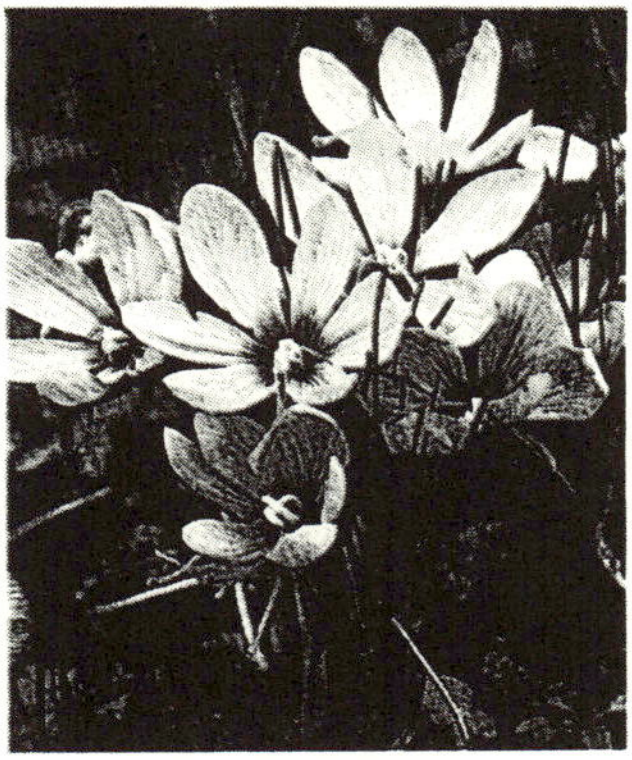

サフランの花

3本の雌しべがこぼれ出ます。この雌しべがサフランとして市販されていますが、世界で最も高価なハーブといわれるのも無理はありません。

花から雌しべを集める作業は、なかなかたいへんです。手作業ですから、いくらも採れません。1gのサフランを採るのに160個の花が必要といわれます。わが家のサフランでは1gがやっとです。花後に濃い緑の細い葉が出てきます。

[薬用部位] 花の雌しべ。

[薬効] 気分をリフレッシュさせ、めまい、動悸を抑えます。婦人病に用います。

[つくり方] 秋、花からこぼれ出ている雌しべを採り、乾燥させます。

[飲み方] 雌しべを3、4本入れて熱湯を注ぎ、2分おいて飲みます。

[利用メモ] パエリア（魚介類の炊き込みごはん）やブイヤベース（サフラン風味の魚介類のスープ）の色と香りに欠かせません。

●コリアンダー（セリ科）

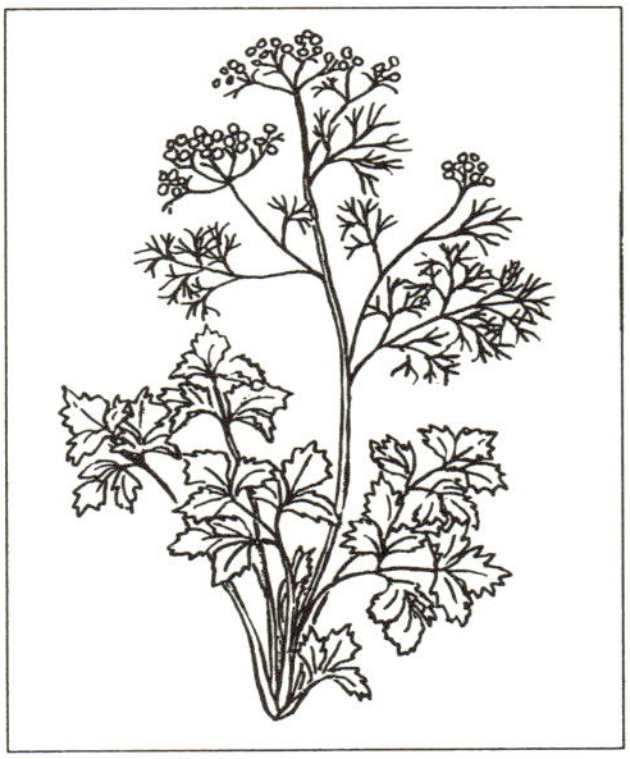

コリアンダー

薬草として3000年の歴史があるといわれ、中国では、この種が永遠の命を与えると考えられていました。

[薬用部位] 種、葉。

[薬効] 消化、強壮、鎮痛作用があります。

[つくり方] 種が茶色に色づいたら採り、ザルに干すか、布に包んでつるしておきます。葉は適宜摘み取って陰干しします。

[飲み方] 葉小さじ1、または種少々に熱湯を注ぎ、2〜3分してから飲みます。

[利用メモ] 種や葉は、料理の香辛料として使います。

●フェンネル（セリ科）

ディルに似た葉で、種から根まですべて食べられるハーブです。花は夏、傘のような形に黄色の小花が咲きます。種は香りが強く、スープやサラダなどの料理に使います。

[薬用部位] 種。

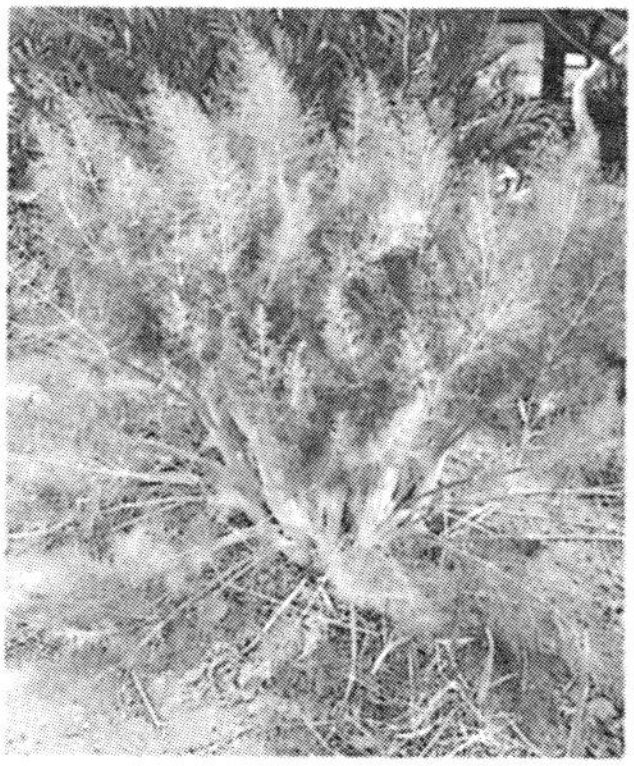

フェンネル

[薬効] 消化、便秘、腹痛に。また寝つきをよくします。

[つくり方] 種は熟したら採り、日干しにします。

[飲み方] 種小さじ1に熱湯を注ぎ、2〜3分おいて飲みます。

[利用メモ] 肌を毛穴の奥まで浄化する入浴剤として使います。／煮詰めた汁は洗眼液に、また湿布すると炎症を抑えます。

●キダチアロエ (ユリ科)

クレオパトラが美容のために使ったとされるアロエですが、火傷の治療効果がよく知られています。

アロエは飲むと、腸壁に刺激を与え、蠕動運動を活発にして排便を助け、下剤になります。妊娠中や体の弱い人は注意が必要です。

[薬用部位] 葉。

[薬効] 下剤。

[つくり方] 葉を採り、トゲを削り、薄切りにします。陰干しで乾燥させます。

[飲み方] 3gを急須に入れ、熱湯を注ぎ、しばらくおいて飲みます。／他の野草と合わせ、ブレンド野草茶として飲みます。／乾燥した葉5gに水2カップを入れて火にかけ、半量になるまで煮詰めます。

[利用メモ] しもやけ、皮膚病、火傷には、生の葉を採ってつぶした液で湿布します。

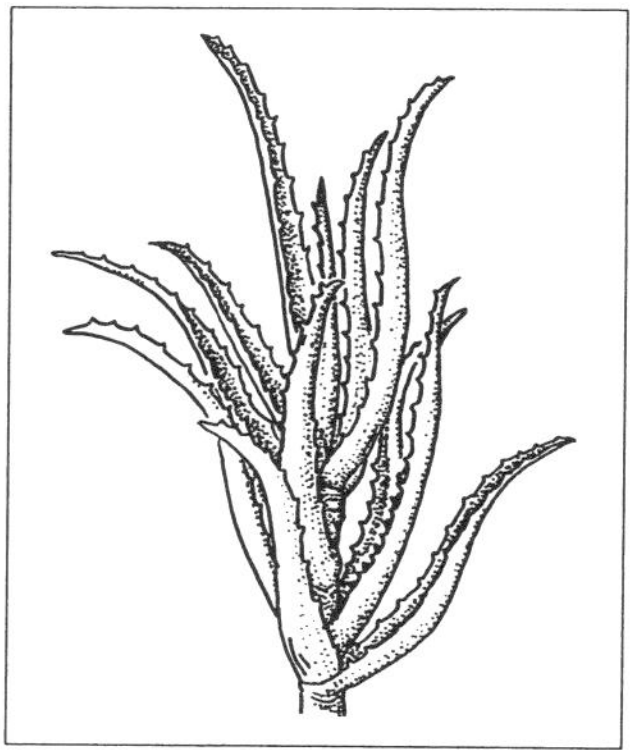

キダチアロエ

◆コラム　手づくり茶レッスン③

山姥の薬はよく効きます

山姥の絵を手に入れました。驚鼻でシワクチャ、よれよれの老婆が真っ黒な服を身にまとい、座っています。

目は真っすぐ前を見つめています。優しさや寛容さは感じられず、孤独な厳しさが漂う絵です。

山の奥で、誰にも頼らずに、一人で暮らしていれば、自然とこのくらいの厳しさは身についてくるでしょうか。

実はこのように生きたいと切実に思っているのです。私の母は寝たきりになって、もう3年。近くに暮らす妹は介護疲れで体調が悪く、

「お母さんより先に私のほうがダメになるかもしれないよ」

とつぶやいています。

なにかにつけて、

「早く死にたい」

などと言っていた母でしたが、おいしいものを食べるのは好きでも、運動は嫌い、面倒なことは嫌いで、結局寝たきりになりました。

私は母のようにはなりたくない、自分の健康を人任せにしないで生きたいと必死で考えています。それで食物や野草のお茶など自分でできることは一生懸命やってきました。野草のお茶が効きすぎて死ななかったらどうしよう、家族や友人たちが誰もいないのに、長生きしても……。

いえいえ、一人で孤独に耐えて、長生きを楽しむ意地悪ばあさんになるぞと、家族には宣言しました。それで日々、山姥の絵をながめています。

「ばあさん、胃の調子が悪いんだけど、何か薬草くれよ」

「やだよ。薬飲むより酒やめな」

「酒飲みたいから、薬草を飲むんだよ」

「わしゃ酒飲むやつには薬はつくらん」

「そんなこと言わないで、お願いだよ。このとおり痛くて眠れねえんだから」

「フン知るもんか。でもねえ、薪(まき)でもつくってくれるなら、ちょっと考えてもいいかねえ」

「つくるよ、つくるよ」

「じゃ、野草茶をつくるか……。はい、できたよ」

「ありがたい。明日にでも元気になったら、薪づくりにくるからな、ありがとうよ」

「イヒヒヒ。酒が嫌いになる薬草とばあさんが若く見える薬草も混ぜてみたけど、明日が楽しみだこと。ウヒヒヒ」

野草、薬草ファンで、こんな山姥になりたい人、山姥同盟でもつくりませんか！

注）太字数字は詳しく解説している頁です。

また、アカネとコンフリーは厚生労働省の禁止措置があったことなどもあり、野草茶としての利用をすすめていません。

素材別さくいん

（五十音順）

ア

カ

サ

タ

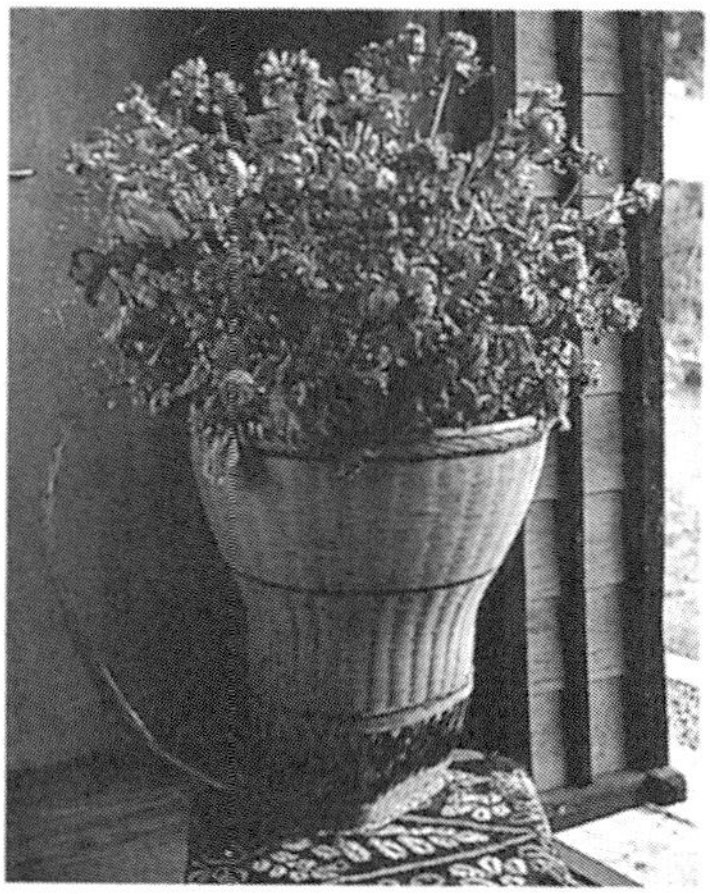

乾燥ベニバナのアレンジメント

＊

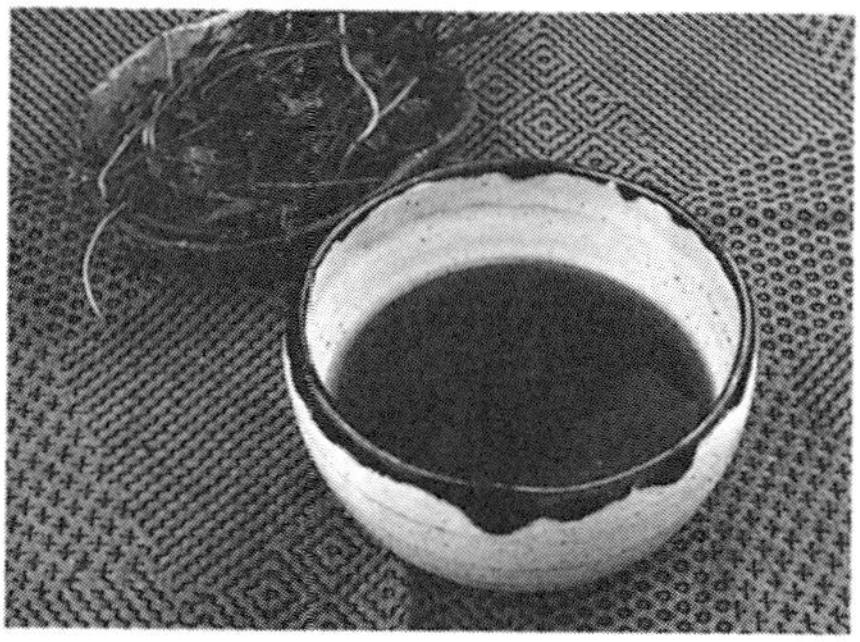

カキドオシ茶で心身をじんわり癒す

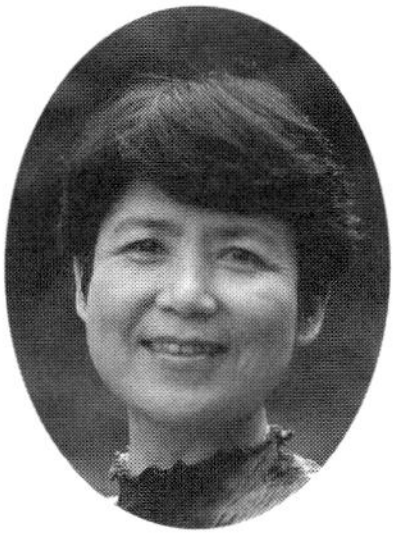

●著者プロフィール
境野米子（さかいの　こめこ）
群馬県前橋市生まれ。千葉大学薬学部卒業後、東京都立衛生研究所にて食品添加物、残留農薬、重金属汚染などを研究。福島県に転居後、土に根ざした暮らし、自然に寄り添う生き方を追究する。
現在、暮らし研究工房主宰、生活評論家、薬剤師。福島市飯野町で築150年の茅葺き屋根の古民家を修理して住み、食・農・環境、暮らしの分野の問題の研究を続ける。また、講演会、講習会などで環境に負荷をかけず、自然食・穀菜食・伝統食をとり入れた食生活、さらにみずからの実体験、実践をもとにした食事療法レシピなどを指導している。
著書に『玄米食 完全マニュアル』、『おかゆ一杯の底力』、『一汁二菜』、『素肌にやさしい手づくり化粧品』、『病と闘う食事』、『病と闘うジュース』（ともに創森社）など多数。

よく効く手づくり野草茶

2015年10月15日　第1刷発行
2023年2月1日　第2刷発行

著　者——境野米子

発行者——相場博也
発行所——株式会社 創森社
〒162-0805 東京都新宿区矢来町96-4
TEL 03-5228-2270　FAX 03-5228-2410
http://www.soshinsha-pub.com
振替00160-7-770406
組版協力——有限会社天龍社
印刷製本——中央精版印刷株式会社

Printed in Japan ISBN978-4-88340-300-4 C0077